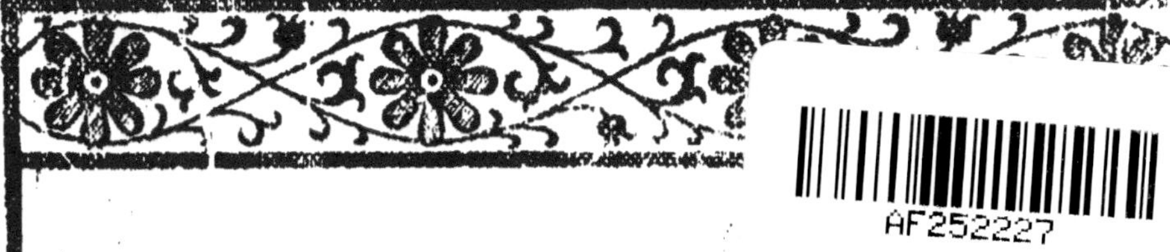

Dᴿ PAUL SOLLIER

L'Hystérie

et

Son Traitement

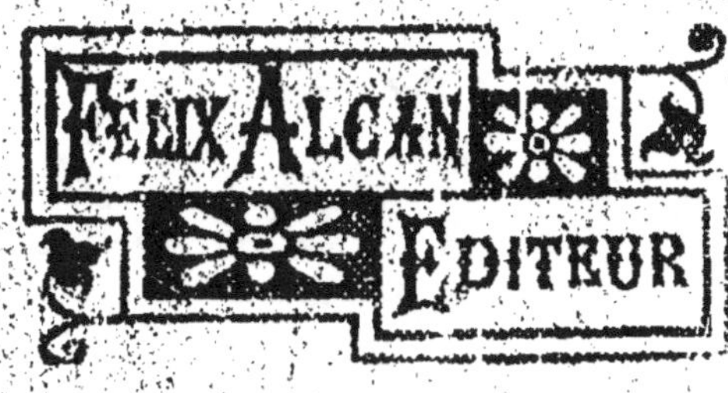

L'HYSTÉRIE

ET

SON TRAITEMENT

L'HYSTÉRIE

ET

SON TRAITEMENT

PAR LE

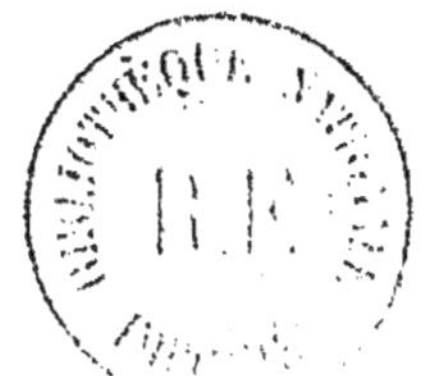

Dʳ PAUL SOLLIER

———

PARIS

FÉLIX ALCAN, ÉDITEUR

ANCIENNE LIBRAIRIE GERMER BAILLIÈRE ET Cⁱᵉ

108, BOULEVARD SAINT-GERMAIN, 108

—

1901

A

M. F. RAYMOND

PROFESSEUR DE LA CLINIQUE DES MALADIES NERVEUSES
A LA FACULTÉ DE MÉDECINE
MEMBRE DE L'ACADÉMIE DE MÉDECINE

Mon cher Maître,

En vous dédiant cet ouvrage, je n'obéis pas seulement à un sentiment de reconnaissance pour l'affectueux intérêt que vous m'avez toujours témoigné.

L'illustre Maître auquel vous avez succédé m'avait fait l'honneur de me charger de l'écrire, il y a près de dix ans. Les recherches que j'ai entreprises au préalable dans ce but n'ont vu le jour qu'après lui, et je n'ai pu en faire hommage qu'à sa mémoire.

En inscrivant aujourd'hui votre nom sur ce travail qui est la conclusion pratique de ces recherches, je ne fais qu'associer une fois de plus vos deux noms qui sont et resteront unis devant la science.

PAUL SOLLIER.

Sanatorium de Boulogne-sur-Seine.

AVANT-PROPOS

Ce livre s'adresse particulièrement aux praticiens.
Il est le résultat de douze ans d'expérience personnelle
dans la pratique du traitement des hystériques, au
milieu desquelles j'ai vécu d'une façon continuelle.
Dans mes recherches antérieures sur la nature de
l'hystérie, dont la connaissance préalable est indispensable pour pouvoir instituer un traitement pathogénique, rationnel, j'avais eu pour but de dégager des
faits déjà connus et des nouveaux que j'avais pu mettre
en évidence, une théorie nouvelle du mécanisme des
troubles hystériques. J'ai poursuivi pendant quatre ans
ces recherches avant de les publier en 1897, de façon
à être absolument sûr des faits que j'avançais, et qui,
depuis, ont été confirmés par les quelques observateurs qui ont procédé de la même manière que moi.

Les résultats de la thérapeutique qui découlait de
cette théorie démontraient en même temps, mieux que
n'importe quelle expérience de laboratoire, le bien
fondé de mes conceptions nouvelles et en justifiaient
l'utilisation pratique.

Mais je n'ai pas jugé que cela fût suffisant, et avant

de publier la méthode thérapeutique que j'estimais la meilleure, j'ai voulu en poursuivre pendant plus long-temps l'expérience. Cette expérience personnelle comprend donc aujourd'hui trois périodes : l'une de 1888 à 1893 dans laquelle j'ai appliqué les procédés empiriques en usage; une seconde de 1893 à 1897, dans laquelle, en cherchant la loi de ces procédés empiriques. j'ai été amené à mettre en évidence un certain nombre de faits nouveaux me permettant de formuler une théorie toute physiologique de l'hystérie en regard de celle toute psychologique qui régnait alors, et à faire usage des procédés thérapeutiques découlant de cette théorie et lui servant en même temps de contre-épreuve. Dans une troisième période enfin, de 1897 à aujourd'hui, j'ai pu multiplier et perfectionner ces applications thérapeutiques. J'ai pu surtout comparer les résultats des procédés empiriques que j'avais employés dans la première, avec ceux obtenus dans les deux dernières. Dans un certain nombre de cas même, cette comparaison a été faite d'une façon très démonstrative chez les mêmes sujets traités successivement par les deux méthodes. Ces résultats ont pour eux la consécration la plus importante, celle du temps, puisque leur persistance porte maintenant sur une étendue de deux à huit ans.

Je puis donc formuler avec plus de certitude les moyens de les obtenir.

Est-ce à dire que les méthodes que je préconise sont nouvelles ? Loin de là pour la plupart ; oui, je crois, pour quelques-unes. Ce que j'ai cherché c'est, d'une part, à montrer comment certains procédés, dont l'efficacité était certaine et reconnue universellement, agissaient, comment leur action s'expliquait avec la théorie physiologique et devait la justifier, comment enfin leur application, un peu vague jusqu'ici, pouvait, en prenant cette théorie pour point de départ, être précisée, réglementée dans les plus petits détails, pour en tirer tout le parti possible. D'autre part, j'ai cherché s'il n'y avait pas d'autres procédés, généraux ou spéciaux, à déduire de la théorie physiologique. J'ai été ainsi conduit à préconiser certains procédés nouveaux, au moins en ce qui concerne leur application au traitement de l'hystérie, et même, dans les cas graves, invétérés, une méthode spéciale.

Je me suis efforcé d'être avant tout pratique. Je ne pouvais cependant pas, exposant une thérapeutique basée sur la pathogénie, me dispenser de rappeler préalablement les diverses théories pathogéniques de l'hystérie. Elles peuvent se ramener à deux : la *théorie psychologique*, condensée dans l'ouvrage si original, si documenté, si fouillé, de M. Pierre Janet sur l'*État mental des hystériques*, et la *Théorie physiologique* formulée dans le mien sur la *Genèse et la nature de l'hystérie*.

Il n'y a pas, à proprement parler, opposition entre nous deux. Sur les faits, d'ailleurs, il ne saurait y en avoir. Nos divergences viennent de leur interprétation, et découlent plus, j'en suis convaincu, de nos conceptions psychologiques et même philosophiques, que de nos vues et observations cliniques. M. Alfred Binet, en rendant compte de mes recherches dans l'*Année psychologique* (1897, p. 677) a précisé nos positions respectives dans les lignes suivantes que je prends la liberté de reproduire, en saisissant cette occasion de le remercier du jugement favorable qu'il a porté sur elles.

« Nous ne pouvons que renvoyer le lecteur au livre de M. Sollier pour qu'il prenne connaissance de toutes les parties du débat. Ce livre est d'une importance capitale, à notre avis. Il ne détruit pas l'œuvre de M. Pierre Janet, mais il la corrige et il la complète heureusement.

« Avant ces auteurs, on a certes beaucoup écrit sur l'hystérie, l'hypnotisme, la suggestion, on a constaté et aussi cherché à expliquer ces phénomènes protéiques.

« Vaguement, dans les explications qui ont été tentées, on a vu se dessiner deux théories différentes : l'une accordant presque tout au raisonnement, à l'idée. Cette théorie-là, elle est brutalement exposée par M. Bernheim, et M. Pierre Janet l'a reprise, modifiée, perfectionnée et nuancée avec un art dont on ne se doutait pas jusque là. Pendant plusieurs années, grâce à ses ouvrages, c'est de ce côté psychologique que la balance a paru pencher, car cette opinion seule avait été mise en pleine lumière.

« Maintenant, par un retour naturel des choses, il apparaît un auteur qui, avec un ouvrage considérable, vient mettre en lumière l'opinion adverse ; celle-ci aussi ne date pas d'hier, mais il fait pour elle ce que M. Pierre Janet avait fait pour la théorie psychologique ;

il la perfectionne au point où nous l'avons montrée ;
il va donc créer vraisemblablement un changement
d'opinion. Ce livre est une date. »

Parti de la clinique pour établir la pathogénie des
troubles hystériques, je reviens aujourd'hui à la clinique
en présentant le traitement de ces troubles qui m'a paru
découler le plus rationnellement de cette pathogénie.
Avec la théorie psychologique, il fallait être plus psy-
chologue que médecin pour traiter l'hystérie ; avec la
théorie physiologique, le médecin reprend ses droits,
et l'hystérie, qui semblait depuis quelques années
devenir inaccessible à la compétence médicale, rentre
dans le domaine de la clinique et son traitement dans
les attributions du clinicien. Si un certain esprit philosophique et une certaine tendance à l'observation psychologique peuvent être utiles pour ce dernier en
face d'une maladie dont une partie des manifestations
sont d'ordre psychique, ils ne sont plus indispensables
lorsqu'il a d'autres moyens que l'analyse psychologique pour vérifier l'état de fonctionnement du système nerveux dont ces troubles dépendent, et qu'il
peut s'apppuyer sur des signes objectifs d'un contrôle
relativement facile.

Les questions de doctrine ne sont donc pas seulement intéressantes au point de vue théorique, elles le
sont au moins autant au point de vue pratique, et les
médecins chargés de les mettre en œuvre, de les appliquer et d'en voir les conséquences réelles, ne sauraient
les laisser de côté. En matière d'hystérie principalement, le point de vue doctrinal ne peut se séparer du

point de vue des applications pratiques. Aussi me suis-je efforcé, tout le long de cet ouvrage, de les associer toujours et de montrer leur utilité réciproque.

Sur bien des questions j'aurais voulu pouvoir entrer dans plus de détails, envisager des cas particuliers, donner plus d'exemples vivants, insister davantage sur les nuances si intéressantes que présente l'évolution intellectuelle et surtout morale des hystériques pendant leur marche vers la guérison, vers le réveil cérébral. Mais il faut savoir se borner.

L'HYSTÉRIE ET SON TRAITEMENT

PREMIÈRE PARTIE

NATURE DE L'HYSTÉRIE

Gilles de la Tourette, dans son excellent *Traité de l'hystérie*, commence ainsi le chapitre consacré au traitement : « Aujourd'hui que l'art médical est devenu une science qui s'attache de plus en plus à remonter aux causes directes des phénomènes morbides, il semblerait tout naturel qu'avant d'exposer les règles d'un traitement rationnel de l'hystérie, nous précisions la nature elle-même de la névrose. Si nous savions exactement, en effet, quel organe est le substratum du processus hystérique, si nous connaissions les altérations dont cet organe est le siège, il est clair que les efforts de notre thérapeutique devraient tendre tout entiers à faire disparaître la lésion anatomique ; nous supprimerions ainsi les effets en détruisant la cause. Malheureusement, à ce point de vue, l'hystérie fait encore partie du domaine des névroses, c'est-à-dire de ces maladies *sine materia,* ou au moins dont la « matière » est encore à déceler ».

Ces lignes, pleines de justesse en 1895, n'auraient plus leur raison d'être aujourd'hui qu'en ce qui concerne la nécessité de connaître la nature de l'affection pour pouvoir en déduire un traitement rationnel. En effet, au point de vue de la nature même de l'hystérie, de nombreuses recherches ont été faites, qui ont abouti à deux grandes théories, la théorie psychologique, représentée principalement par Pierre Janet, qui en a déduit un traitement psychologique de l'hystérie [1], et la théorie physiologique, que j'ai établie dans mon ouvrage sur la *Genèse et la nature de l'hystérie*, paru en 1897 [2].

C'est le traitement fondé sur cette théorie, traitement psycho-physiologique, que je veux exposer ici aujourd'hui. J'ai attendu, pour le faire, de l'avoir expérimenté pendant plusieurs années, d'avoir pu juger ainsi de ses avantages et de ses inconvénients, de la solidité de ses résultats comparativement avec d'autres méthodes, et d'avoir pu enfin voir mon observation confirmée par d'autres auteurs.

Pour bien comprendre les différents procédés employés pour arriver à la guérison de l'hystérie, il est donc nécessaire d'exposer préalablement en quoi consiste le trouble fondamental de cette névrose, et d'exposer par conséquent les deux théories en présence, la théorie psychologique et la théorie physiologique, de montrer laquelle des deux comprend la généralité des phénomènes, laquelle justifie le mieux les résultats obtenus empiriquement jusqu'ici et qui n'en constituent pas moins de véritables expériences de contrôle, laquelle enfin permet le plus d'employer des procédés précis, des règles sûres, des moyens exacts d'évaluation des troubles divers qu'on a à traiter.

C'est à cela qu'on doit tendre en effet si on veut instituer un traitement vraiment rationnel et scientifique de l'hystérie. Jusqu'ici, au contraire, il n'est pas d'affection dont le traitement ait été plus empirique et ait suggéré plus de procédés bizarres, extravagants même, dangereux souvent, plus contraires parfois aux lois physiologiques les plus élémentaires et au bon sens lui-même. Tout cela provient d'ailleurs d'un manque absolu d'idée théorique et pathogénique. Faute de cette idée directrice, la plupart des auteurs qui ont écrit sur l'hystérie en ont été réduits, quand il s'est agi du traitement, à faire une énumération

---

[1] *Traité de thérapeutique appliquée* de A. Robin. Fasc. XV. — Rueff et Cie, Paris.

[2] 2 vol. in-8°. F. Alcan, Paris.

des procédés empiriques reconnus comme les meilleurs, et à prendre pour règle fondamentale de leur thérapeutique le *primum non nocere* qui entraîne souvent le *non agere*. Mais le devoir du médecin n'est pas seulement de ne pas faire de mal ; il doit s'efforcer aussi de soulager, et pour cela de connaître ce qu'il a à combattre.

Tout a été employé, et, ajoutons-le, tout a réussi parfois, depuis la castration jusqu'à l'eau magnétisée, depuis la douche jusqu'à la suggestion, depuis l'hypnotisme jusqu'à la *vis medicatrix naturæ*, c'est-à-dire l'absence de tout traitement. Sans principe directeur on essaie « pour voir », en raison de certaines circonstances particulières. Si on réussit, on érige le moyen employé en méthode générale qu'on se hâte de publier, mais on a soin de taire les insuccès qu'on a ensuite.

Tout ce chaos de procédés hétéroclites, dont on voit encore aujourd'hui surgir des échantillons de temps à autre, n'est cependant pas sans contenir un double enseignement. On peut d'une part démêler ce qu'il y a d'essentiel et de général dans le mécanisme par lequel ils ont paru agir ; et l'on voit souvent, d'autre part, ce qu'il est inutile ou dangereux de faire.

Dans le traitement de l'hystérie, plus peut-être que dans toute autre affection, il est souvent aussi nécessaire de savoir ce qu'il ne faut pas faire que ce qu'il est bon de faire ; et ce n'est pas tout encore, il faut aussi savoir comment faire.

Tels sont les points que nous devons examiner en présence d'un cas à traiter. Nous allons les passer en revue. Mais auparavant nous devons faire l'exposé critique des deux théories actuellement en présence sur la nature et le mécanisme de l'hystérie.

Théories psychologiques de l'hystérie.

La meilleure critique de la théorie psychologique de l'hystérie a été faite par ses partisans eux-mêmes. L'entente est loin de régner entre eux sauf sur un seul point, à savoir que l'hystérie est une maladie psychique.

Le désaccord surgit immédiatement dès qu'il s'agit de savoir quel est le trouble fondamental, caractéristique, dont tous les phénomènes psychiques et somatiques dérivent.

Ce désaccord prouve à lui seul combien est fragile la base sur laquelle sont édifiées les théories psychologiques, et il va nous suffire de présenter successivement ces diverses théories pour montrer comment elles se réfutent réciproquement et sont insuffisantes à expliquer, non pas même l'ensemble des phénomènes hystériques, mais encore la plus grande partie.

C'est Charcot qui, le premier, a considéré l'hystérie comme une psychose, et a émis l'opinion que la modification essentielle qui la caractérise est un état maladif de l'esprit.

De ce que les émotions la déterminent souvent, de ce que la suggestion peut faire disparaître ou produire des phénomènes hystériques, que l'isolement et le traitement moral peuvent influencer heureusement ses manifestations, de ce qu'en un mot l'hystérie peut être provoquée ou guérie par des causes et des moyens psychiques, ce n'est pas une raison pour en conclure que c'est une maladie psychique.

Si l'on raisonnait ainsi, on serait immédiatement en droit de répondre que certaines fièvres la déterminant souvent, et des traitements physiques et mécaniques la guérissant non moins bien que les procédés psychiques, elle n'est qu'une maladie physique.

Cette manière de raisonner serait aussi défectueuse que la première. Toutes les deux, en effet, ont un défaut capital, c'est de ne tenir compte que de certains éléments d'ordre secondaire et de laisser de côté l'essentiel, à savoir le mécanisme par lequel des causes, tantôt physiques, tantôt morales, provoquent des phénomènes identiques, et celui par lequel des procédés tantôt physiques, tantôt psychologiques, les font disparaître. Et cela provient de ce qu'on a envisagé la question d'un seul côté. L'hystérie est, en effet, une maladie à manifestations somatiques et psychiques. Pourquoi vouloir subordonner les unes aux autres au lieu de chercher si elles ne sont pas toutes deux sous la dépendance d'un même trouble cérébral ? Car tout le monde s'accorde aujourd'hui, qu'on soit partisan de la théorie psychologique ou de la théorie physiologique, à considérer le cerveau comme le siège du trouble qui produit les manifestations hystériques, et je crois inutile de discuter ce point.

Lorsque, dans une maladie infectieuse, nous voyons survenir en même temps des manifestations psychiques et des troubles physiques, disons-nous que ce sont les premières qui provoquent les seconds ou réciproquement ? Nous pensons tout naturellement qu'il n'existe d'autre rapport entre les deux qu'une commune origine. Pourquoi donc ne pas raisonner de la même façon lorsque la maladie dont il s'agit a précisément son siège dans un organe qui préside à la fois aux fonctions physiques et aux fonctions psychiques ?

Pourquoi ne pas se demander si ce n'est pas le même trouble qui, suivant qu'il frappe les centres sensoriels, sensitivo-moteurs, ou d'aperception, entraîne des troubles sensoriels, sensitifs, moteurs ou psychiques ? Et ne suffit-il pas même pour produire ces derniers que les premiers existent, ne suffit-il pas que les perceptions sensitivo-sensorielles et motrices soient troublées pour que l'état psychique le soit ? A priori donc un trouble univoque du cerveau permet de faire comprendre les manifestations d'ordres divers de l'hystérie, sans recourir à des hypothèses plus ou moins ingénieuses pour expliquer comment des troubles psychiques peuvent entraîner des troubles physiques ou réciproquement. La seule question à résoudre est de se demander en quoi consiste ce trouble du cerveau. C'est là précisément ce que nous examinerons dans la théorie physiologique.

Pour le moment, abordons l'examen des théories psychologiques. Se borner à dire avec Charcot que l'hystérie est une maladie mentale ne peut pas être considéré à proprement parler comme une théorie pathogénique. C'est une simple manière de voir et Charcot, n'a guère été plus loin, sans chercher à la justifier rigoureusement. Mais cette opinion fut reprise par d'autres et particulièrement par Mœbius et par Strümpell.

Pour ces deux auteurs l'hystérie est une *maladie par représentation*. Que faut-il entendre par là ?

Prenons un cas simple : pour faire un mouvement quelconque, il faut que je me représente la forme de ce mouvement, quels mouvements composants successifs je dois faire, quel effort je dois développer. Que cette représentation soit impossible, je ne pourrai pas exécuter le mouvement commandé. Il y aura donc paralysie du mouvement, et cette paralysie par défaut de représentation, qui ne s'accompagne d'aucune lésion du système nerveux, est ce qu'on appelle une paralysie hystérique.

Prenons un autre exemple : sous l'influence d'un traumatisme léger, mais que j'ai cru grave, l'idée que je suis paralysé surgit et s'implante en moi. Je me représente mon bras paralysé et par conséquent incapable de réaliser aucun mouvement. Par suite de cette représentation que je ne puis chasser, je reste en effet paralysé du bras. C'est encore là une paralysie hystérique. De sorte que voilà une paralysie qui peut être produite ou par défaut de représentation ou par excès de représentation, et qui, dans les deux cas, au point de vue somatique, apparaîtra avec les mêmes attributs et se comportera de la même manière. Dans les deux cas, en effet, on constatera un phénomène commun : l'anesthésie superficielle et profonde de toutes les parties paralysées.

Mais on néglige ce phénomène, qu'on retrouve cependant partout et à tous les degrés, dans les divers accidents hystériques. Tel malade a tel symptôme parce qu'il se représente qu'il l'a ; tel autre a le même symptôme parce qu'il ne peut plus avoir de représentations normales. La représentation est comme le sabre de M. Prudhomme. Ce qui, en tout cas, est capital dans la théorie, c'est que c'est le trouble représentatif qui est primitif et entraîne à sa suite les phénomènes corporels. Or, je crois avoir démontré dans mes recherches antérieures sur la nature de l'hystérie que c'est au contraire la représentation qui est postérieure le plus souvent, ou tout au plus simultanée, au trouble physiologique. J'y reviendrai.

Mais cet argument, quelque péremptoire qu'il soit, peut être discutable, puisqu'il m'est personnel, et fait partie de ma théorie physiologique. Je préfère donc m'appuyer sur les critiques que les autres partisans de théories psychologiques ont soulevées eux-mêmes. MM. Oppenheim, Jolly, Pierre Janet, ont repoussé cette théorie comme insuffisante et trop absolue. M. P. Janet résume ces critiques d'une façon très claire[1] : « 1° Un grand nombre d'accidents hystériques, nettement localisés, des hyperesthésies, des tics, des paralysies, des spasmes, ne semblent en relation avec aucune idée, aucune imagination du sujet... Il y a deux catégories d'accidents hystériques, que l'on distingue surtout facilement en examinant des tics ou des spasmes. Les uns ont lieu *quand le sujet y pense;* ils disparaissent quant le sujet est distrait ou qu'il s'endort; ceux-là peuvent être facilement rattachés à une idée. Mais très souvent le mouvement maladif se produit même *quand le sujet n'y pense pas;* le spasme persiste malgré la distraction, quelquefois malgré le sommeil. Ce ne sont plus là, au moins en apparence, des accidents qui dépendent d'une représentation mentale. »

2° Outre les accidents permanents il y a l'attaque. « Or cette attaque n'est pas un acte simple comme une contraction de la main, c'est un ensemble très complexe de convulsions, de cris, de paroles. Le sujet n'a pas dans l'esprit la représentation de toute cette série de phénomènes; il les ignore même presque dans la majorité des cas, il se réveille de l'attaque sans bien savoir ce qui vient de se passer... ces attaques semblent dépendre de quelque phénomène physique. »

3° « Considérons des accidents plus précisément moraux, des délires, des somnambulismes qui appartiennent incontestablement à l'hystérie; nous ne nous trouvons pas davantage en présence d'une idée fixe, claire et simple. Le

---

[1] *État mental des hystériques. Les accidents mentaux.* p. 263.

sujet ne sait pas ce qui se passe pendant son somnambulisme ou son délire, et il n'y pense pas... En un mot,
même en laissant de côté les stigmates, en ne considérant
que les accidents, il est impossible de les ramener tous à
des modifications corporelles produites par des représentations conscientes. »

Retenons ces critiques parfaitement justes, et qui, dans
la bouche de M. P. Janet, prennent une importance particulière, car nous allons les voir tout à l'heure se tourner
contre ses propres théories.

Reconnaissant d'une part que certains accidents peuvent s'expliquer par des idées fixes, des représentations,
et que d'autre part il est impossible de comprendre de la
même façon certains troubles tels que les attaques et les
somnambulismes, par exemple, M. P. Janet prend un
autre phénomène comme pivot de sa définition de l'hystérie, et s'adresse au somnambulisme, qui, comme l'ont
bien montré Charcot et Gilles de la Tourette, présente les
liens les plus étroits avec l'attaque. Ces deux phénomènes
sont provoqués de la même manière, amènent la même
amnésie suivie de mémoire alternante, donnent naissance
au même *dédoublement de la personnalité*.

Voilà le phénomène capital autour duquel tout va gra-
viter. Que le somnambulisme dure de longues périodes ou
qu'il ne se produise que d'une façon fugitive, « il est toujours le résultat, la manifestation d'un dédoublement de
la personnalité. »

Avant d'aller plus loin, je ne puis m'empêcher de faire
remarquer comment tous les partisans des théories psychologiques prennent sans cesse l'effet pour la cause. Nous
l'avons déjà vu pour la subordination des phénomènes
physiques aux phénomènes psychiques, nous le voyons
encore ici pour le dédoublement de la personnalité. Le
somnambulisme est un phénomène physique; c'est une
forme de sommeil. On le voit s'accompagner de dédoublement de la personnalité : il serait logique d'en conclure
qu'il est la cause de ce dédoublement. Pas du tout, il en
est au contraire le résultat. Pourquoi, comment? C'est

ce qu'il est impossible de pénétrer. En appliquant ce raisonnement au sommeil normal qui s'accompagne de rêves, on serait amené à dire que le sommeil est le résultat, la manifestation du rêve, ce qui serait absurde. Mais continuons.

Grâce à ce dédoublement de la personnalité, où il n'y a pas seulement alternance de deux personnalités s'ignorant l'une l'autre, mais coexistence, le sujet peut avoir dans sa seconde personnalité, qui est subconsciente, des idées qu'il ignore complètement. Ce sont ces idées fixes subconscientes qui peuvent provoquer et entretenir divers accidents. Voici donc la théorie de Mœbius, l'hystérie maladie par représentation, justifiée, mais à la condition de faire intervenir le somnambulisme et le dédoublement de la personnalité. Restent les attaques : celles-ci sont pour la plupart « la reproduction plus ou moins complète d'une émotion, d'une action, d'une idée ancienne dans une seconde existence qui est comparable à un somnambulisme plus ou moins rudimentaire. »

Comment concilier cette manière de voir avec l'opinion émise plus haut par M. P. Janet que les attaques semblent dépendre de quelque phénomène physique, « car, ajoute-t-il, elles sont indépendantes de la pensée du sujet, et il suffit quelquefois pour les provoquer, non pas d'éveiller les idées du sujet, mais de presser un point du corps, l'ovaire où l'épigastre, pour que la décharge se produise ? »

Ou elles sont d'ordre physique, ou elles sont de simples représentations dans l'état somnambulique, lequel est produit soi-disant par le dédoublement de la personnalité, lequel est lui-même un phénomène psychique.

De sorte que maintenant le dédoublement de la personnalité est devenu le pivot de la théorie psychologique : c'est lui qui amène le somnambulisme, grâce auquel le sujet peut agir sous l'influence de représentations inconscientes, tandis que dans l'état de veille il agit sous l'influence de représentations conscientes.

Voilà bien des complications déjà. Mais si on ajoute que « la séparation des deux consciences est loin d'être absolue, et qu'un phénomène qui a été provoqué dans l'une par toute une série d'associations d'idées, peut apparaître brusquement dans l'autre », on conviendra que le problème risque de devenir inextricable. Ce n'est pas tout encore cependant.

Ce dédoublement de la personnalité, regardé également par Laurent, par Breuer et Freud, comme le phénomène fondamental de l'hystérie, est à son tour insuffisant à expliquer tous les phénomènes. C'est M. P. Janet lui-même qui le reconnaît après l'avoir proclamé tel. « Les définitions précédentes, dit-il (celles qui prennent pour base le trouble des représentations ou le dédoublement de la personnalité), ont certainement une grande généralité, elles s'appliquent à la grande majorité des accidents hystériques; mais il est évident d'autre part qu'elles laissent à peu près complètement de côté d'autres caractères également nombreux et très importants, je veux dire les stigmates. » Il précise : « Certains auteurs ont essayé d'appliquer aux stigmates la même explication qu'aux accidents et de les rattacher également à des idées fixes. Cette explication serait simple, conforme aux principes que nous avons adoptés, mais on a vu que nous ne pouvions constater dans les anesthésies ni l'évolution, ni les caractères des idées fixes. On peut les considérer comme la preuve d'un amoindrissement des fonctions nerveuses, d'un épuisement des organes. Ce n'est pas là une théorie, c'est l'expression aussi juste que banale du fait lui-même; reste à interpréter la nature de cet épuisement. »

C'est bien là en effet le nœud de la question, et du moment qu'on reconnaît que les stigmates, c'est-à-dire les phénomènes véritablement fondamentaux de l'hystérie, sont dus à un épuisement nerveux, il serait naturel de chercher en quoi consiste cet épuisement, par quel mécanisme il survient, et si, applicable aux stigmates, il peut servir à expliquer aussi les accidents. Malheureusement M. Pierre Janet se contente de répondre sommairement qu'il ne pense pas que les stigmates soient dus à des lésions locales des appareils sensoriels, des muscles, des nerfs, ni des centres. En ce qui concerne l'altération de ces derniers — altération dynamique bien entendu — j'avoue ne pas comprendre comment on peut la nier quand on admet que l'hystérie est une affection psychique. Peut-il donc y avoir des états psychiques qui ne soient pas liés à des états cérébraux? Les fonctions psychologiques sont-elles indépendantes du fonctionnement de l'écorce cérébrale, comme M. P. Janet a l'air de le croire quand il dit : « Peut-on dire que l'anesthésie tactile, le rétrécissement du champ visuel, se rattachent précisément à un arrêt du fonctionnement des centres nerveux qui servent à cette sensation tactile ou visuelle, ou bien ces anesthésies ne sont-elles qu'une manifestation particulière d'un affaiblissement portant sur toutes les fonctions de l'écorce cérébrale, et se rattachent-elles par conséquent à un trouble des fonctions psychologiques? » Et dans les développements qu'il donne à sa pensée, il ressort que les fonctions psychologiques — fonctions de l'écorce cérébrale — peuvent être atteintes sans que le fonctionnement des centres nerveux de cette même écorce cérébrale soit lui-même atteint. Qu'on transporte cette conception dualiste dans n'importe quel domaine physiologique et l'on verra immédiatement à quels singuliers résultats ou aboutira. Pourquoi donc, je ne me lasserai pas de le répéter, considérer le cerveau comme un organe différent des autres, et penser que chez lui la fonction — pure abstraction — puisse s'en dégager, vivre d'une vie isolée, agir pour son propre compte? S'il en était ainsi, la physiologie cérébrale cesserait d'exister. Il ne faut voir dans cette manière de comprendre les choses qu'une persistance du vieux dualisme spiritualiste, qui n'a pas grand inconvénient à être soutenu dans les écoles philosophiques, mais qui conduit à de singulières conséquences quand on l'applique dans le domaine de la physiologie et de la clinique.

Mais suivons les partisans de la théorie psychologique. Le dédoublement de la personnalité qu'on croyait le trouble fondamental est reconnu lui-même insuffisant, et il faut recourir à un nouveau trouble psychologique pour expliquer les choses : ce trouble c'est le *rétrécissement du champ de la conscience*. Comment la conscience, qui représente une qualité d'intensité des phénomènes psychologiques, peut-elle prendre un caractère d'étendue, c'est ce qui n'apparaît pas très clairement. Il a besoin d'une explication que voici : « Nous avons proposé d'appeler *champ de conscience* ou étendue maximum de la conscience, le nombre le plus grand de phénomènes simples, ou relativement simples, qui peuvent être simultanément rattachés à notre personnalité dans une même perception personnelle. » De sorte que ce n'est même plus une étendue que ce terme représente, mais une quantité de phénomènes. *Pouvoir* ou *capacité de synthèse personnelle* sont des expressions beaucoup plus justes. M. P. Janet arrive ainsi à la formule suivante pour les stigmates : « Les choses se passent comme si les phénomènes psychologiques élémentaires étaient aussi réels et aussi nombreux que chez les individus normaux, mais ne peuvent pas, à cause du rétrécissement du champ de la conscience, à cause de cette faiblesse de la faculté de synthèse, se réunir en une seule perception, en une seule conscience personnelle. »

Le dédoublement de la personnalité qui servait à expliquer les accidents devient la conséquence immédiate de cette faiblesse de synthèse psychologique. De sorte qu'en somme toute l'hystérie, stigmates et accidents, dépend de cette dernière.

A quoi tient cette faiblesse de la faculté de synthèse, c'est ce qui n'est pas mis en lumière, quoique ce soit le seul point important. M. P. Janet recourt à une nouvelle conception plus générale et plus vague encore, à la *désagrégation mentale*, comme explication dernière : « Les choses se passent comme si le système des phénomènes psychologiques qui forme la perception personnelle chez tous les hommes, était, chez ces individus, désagrégé et donnait naissance à deux ou plusieurs groupes simultanés ou successifs, le plus souvent incomplets et se ravissant les uns aux autres les sensations, les images et par conséquent les mouvements qui doivent être réunis normalement dans une même conscience et dans un même pouvoir. » Qu'est-ce que ce nouveau système de phénomènes psychologiques formant la perception personnelle; notre personnalité n'est-elle donc pas formée de la synthèse de tous nos phénomènes psychologiques présents et aussi passés; et la désagrégation de ce système, à quoi tient-elle, encore une fois ?

Du reste les partisans eux-mêmes du rétrécissement du champ de la conscience ne le trouvent pas tous suffisant non plus, et M. Pick, par exemple, considère comme caractéristique de l'hystérie la diminution de la puissance d'attention, le rétrécissement de la perception personnelle auquel il ajoute le rétrécissement de l'impulsion motrice.

On voit combien les partisans de l'hystérie maladie mentale s'entendent peu sur la véritable caractéristique psychologique de la maladie, combien les phénomènes qu'ils prennent pour point de départ sont insuffisants pour expliquer la généralité des faits, comment, après avoir constaté cette insuffisance, ils sont obligés de chercher une explication dans un nouveau phénomène non moins insuffisant, qui en appelle un autre encore pour se justifier, et comment en fin de compte on aboutit à quelque chose d'absolument vague et qui n'a plus rien de spécifique, la désagrégation mentale, qu'on retrouve dans toutes les dégénérescences mentales.

Si on ajoute que, pour expliquer beaucoup de phénomènes, M. P. Janet les rattache tantôt à la distraction, tantôt à l'amnésie, tantôt à l'aboulie (l'insomnie elle-même devenant un trouble aboulique), on conviendra que la théorie psychologique manque vraiment d'unité. S'il faut invoquer tantôt un phénomène, tantôt un autre, pour en expliquer un troisième, on risque fort aussi de donner des explications un peu fantaisistes et auxquelles on adapte tant bien que mal les faits, au lieu de les déduire des faits tels qu'ils se présentent. En rattachant tous les phénomènes à une idée fixe, et en déclarant, lorsqu'on ne la trouve pas, qu'elle n'en existe pas moins, mais est inconsciente, il est évident que tout devient d'une simplicité enfantine.

Malheureusement les faits sont loin de se plier à cette manière de voir, et malgré ces explications s'étayant toutes les unes sur les autres, on en arrive à cette constatation que nous trouvons dans M. P. Janet : « Mais il existe d'autres accidents hystériques dont l'interprétation psychologique est beaucoup moins avancée et même beaucoup moins vraisemblable; nous croyons pouvoir les ranger dans trois catégories principales : 1° les accidents viscéraux de l'hystérie ; 2° les troubles vaso-moteurs et sécrétoires; 3° les troubles trophiques. » C'est-à-dire qu'un bon tiers, sinon la moitié des manifestations hystériques, échappe à une interprétation purement pyschologique, de l'aveu même des auteurs les plus convaincus de cette conception. Alors à quoi bon échafauder tant de subtilités ?

On a fait, il est vrai, jouer un rôle de plus en plus considérable aux *idées fixes* dans le développement de ces divers troubles. Mais c'est une explication vraiment trop simple, en présence d'un phénomène quelconque, de dire que le sujet le présente parce qu'il a l'idée qu'il doit l'avoir, et cela mène à des raisonnements compliqués bien inutilement. On a proposé, par exemple, de l'anorexie hystérique l'interprétation suivante : le sujet a de l'anesthésie stomacale; ne sentant plus son estomac, il en conclut qu'il n'en a plus, et n'en ayant plus, qu'il n'a pas besoin de manger. Or, de ce qu'on ne sent plus un organe, on n'en conclut pas forcément qu'il n'existe plus, et dans le cas particulier ce serait un raisonnement faux que de se croire dispensé de s'alimenter pour vivre, parce qu'on n'a plus un des organes servant à la digestion, alors qu'on peut, dans une certaine mesure s'alimenter par une autre voie. N'est-il pas plus simple de dire : Le sujet, par suite de l'anesthésie de son estomac, a perdu le sentiment de la faim; n'ayant pas faim, il ne pense pas à manger et juge avec apparence de raison que s'il avait besoin de manger il aurait faim.

Rendez à ce sujet la sensibilité de son estomac, l'appétit reviendra et, dès qu'il aura faim, il mangera. Il n'y a pas besoin d'imaginer l'existence d'une idée fixe pour expliquer son refus antérieur d'alimentation.

Je pourrais citer bien d'autres exemples où il n'y a pas davantage lieu de faire intervenir des idées fixes. Mais que penser du rôle de ces idées fixes dans les cas où le sujet ignore lui-même les modifications organiques qu'il présente ? Gilles de la Tourette a montré les modifications du taux de l'urée, l'inversion de la formule des phosphates dans les attaques hystériques ; j'ai mis en évidence aussi les modifications du chimisme stomacal dans les cas d'anorexie hystérique causée par l'anesthésie de l'estomac. Que viennent faire là les idées fixes ?

J'ai d'ailleurs montré par bien des exemples, qui n'ont fait que se multiplier depuis, que l'idée fixe était la conséquence et non la cause de l'état fonctionnel. Je n'en veux pour preuve que ce premier fait : c'est que si, par un procédé physique quelconque, on fait disparaître le trouble fonctionnel, l'idée fixe qui lui est liée disparaît aussi, — et cet autre plus caractéristique encore : c'est que si une cause quelconque, n'ayant aucun rapport avec l'idée fixe ancienne, provoque le retour du trouble fonctionnel, l'idée fixe reparaît aussi. Elle est toujours postérieure, ou tout au plus simultanée, au trouble fonctionnel.

Il y a cependant deux faits qui pourraient au premier abord militer en faveur d'une même théorie psychologique, c'est, d'une part, que même les phénomènes qui échappent à son interprétation peuvent être provoqués par la suggestion, c'est-à-dire par une action toute psychique, et, d'autre part, que certains de ces phénomènes sont identiques à ceux qui accompagnent les émotions, lesquelles sont d'ordre également psychique.

Il faut, pour être impartial, examiner ces deux objections qui valent certainement mieux à elles seules que toutes les explications plus ou moins ingénieuses et subtiles qu'on a proposées et que nous venons de voir. Mais pour répondre à ces deux objections, il nous faut d'abord mettre en évidence certains faits que nous allons avoir à examiner à propos de la théorie physiologique. Ces faits ont trait à la conscience que nous pouvons avoir, dans certains états pathologiques, de fonctionnements et d'impressions dont nous n'avons aucune espèce de conscience à l'état normal, et, par suite de cette conscience que nous en avons, à l'action volontaire que nous pouvons avoir sur ces fonctions, et qui n'existe plus dès que nous sommes revenus à l'état ordinaire (p. 39 et 51).

La discussion viendra donc tout naturellement alors, et en l'abordant maintenant nous risquerions d'être obscur, sans compter l'inconvénient d'être obligé de nous répéter.

On a cherché aussi à rattacher tous les phénomènes de l'hystérie à une *auto-suggestion*, et M. Bernheim (de Nancy) a soutenu cette opinion simpliste tout récemment encore[1], « ses idées, dit-il, ayant été insuffisamment comprises et inexactement rapportées. » L'anesthésie, qui est le trouble fondamental de l'hystérie, est pour lui le résultat d'une auto-suggestion. Déjà en 1886 il soutenait que l'amaurose hystérique n'était localisée ni dans la rétine, ni dans le nerf optique, ni dans le centre cortical visuel, mais dans l'imagination du sujet. Il en est de même d'ailleurs des autres anesthésies hystériques. L'auteur a malheureusement omis de nous dire où siégeait l'imagination, si elle était ou non indépendante du cerveau, et quel rapport elle affectait avec les centres corticaux et les fonctions cérébrales.

Même quand l'anesthésie est survenue à la suite d'une cause génératrice organique, si elle survit à sa cause c'est par auto-suggestion. Pourquoi ? Parce que « l'idée de cette anesthésie reste inscrite dans le cerveau, et que l'image cérébrale du phénomène toujours présente continue à actionner le cerveau qui en est dupe et fait inhibition à la sensation perçue. »

Cherchons à appliquer ces données à un fait quelconque, une paralysie d'un bras, par exemple, survenue à la suite d'un choc nerveux qui a déterminé un trouble vaso-moteur. Pour M. Bernheim, ce trouble vaso-moteur disparaissant, la

---

[1] *L'anesthésie hystérique.* (Revue de médecine, mars 1901.)

paralysie persiste par auto-suggestion. L'idée de paralysie s'est localisée dans l'imagination du sujet — où, pourquoi, comment, nous n'en savons rien — et de là elle *actionne* le cerveau pour produire, non un mouvement comme on pourrait s'y attendre, mais une *paralysie*, de sorte que la mise en activité du cerveau produit un phénomène d'arrêt; voilà qui devient singulier. Mais cette idée ne s'en tient pas là, et elle fait encore inhibition à la sensation perçue, c'est-à-dire aux sensations qui, parties de la périphérie du bras, devraient être perçues par la conscience. Comment une idée localisée dans l'imagination peut-elle arrêter le cours d'une impression nerveuse, où et pourquoi le fait-elle, surtout si la sensation est perçue? Cette psycho-physiologie est trop transcendante pour que je m'aventure à tâcher de la comprendre.

Pour nous les choses sont beaucoup plus simples. Il est faux d'abord que l'anesthésie hystérique survive à l'état vaso-moteur — soit local, soit cortical — engendré par le choc nerveux qui l'a causé. Il n'y a pas d'anesthésie hystérique, et par conséquent de troubles hystériques, sans un trouble vaso-moteur, et il suffit de faire disparaître ce trouble pour ramener la sensibilité et la fonction normale. Rien n'est plus facile à constater par la méthode graphique, en prenant le pouls capillaire avant et après l'anesthésie. Si l'image cérébrale est toujours présente, c'est que l'état du centre cortical qui l'a produite est toujours le même. Réveillez l'activité de ce centre, ralentie ou suspendue, et l'idée disparaîtra aussitôt. Ce n'est pas l'idée de l'anesthésie qu'a le sujet : l'idée qui est liée à l'anesthésie est quelconque et dépend des conditions qui ont provoqué l'anesthésie; l'anesthésie, elle, n'est que la traduction de l'arrêt, plus ou moins complet, du centre cérébral qui a été atteint par ces conditions.

Tout en attribuant à l'auto-suggestion la raison de la persistance des « douleurs, spasmes, vomissements, crises, convulsions, paralysies fonctionnelles, etc., — c'est-à-dire, en somme, de tous les accidents hystériques — qui une fois assimilés par les centres nerveux ont de la tendance à être conservés par eux, alors que la cause initiale n'existe plus » M. Bernheim reconnait lui-même que l'auto-suggestion ne suffit pas à expliquer tous les phénomènes.

La théorie, de son propre aveu, n'est donc qu'une explication possible dans certains cas, et elle n'a aucun caractère général, univoque. Or, la valeur d'une théorie est proportionnelle au nombre de cas qu'elle peut embrasser. La fantaisie de sa base psychologique nous dispense d'ailleurs de nous y arrêter plus longuement.

En résumé, il n'y a pas de théorie psychologique univoque à proprement parler; il n'y a que des essais d'explication, d'interprétation psychologique. Aucune de ces explications n'est suffisante pour donner la clef de tous les phénomènes. La théorie qui embrasse le plus grand nombre d'entre eux, celle de M. P. Janet, est obligée de recourir à tout un enchaînement d'explications aboutissant à une définition des plus vagues et des moins caractéristiques de l'hystérie, et va par conséquent à l'encontre du but qu'on se propose ordinairement dans toute science, et qui est de préciser les définitions le plus possible de façon à ce qu'elles ne puissent s'appliquer à aucun autre ordre de phénomènes que ceux qu'on a en vue. De plus, elle laisse de côté toute une série de faits des plus importants. Enfin elle se contredit elle-même dans ses explications. Nous sommes donc forcés de repousser toutes ces tentatives d'interprétation purement psychologique, que leurs auteurs eux-mêmes se chargent de réfuter réciproquement, et de chercher ailleurs la clef des phénomènes. Il nous faut pour cela revenir sur le terrain plus solide de la physiologie et de la clinique; il nous faut rechercher si un trouble unique frappant le système nerveux ne pourrait pas y déterminer tous les troubles moteurs, sensitifs et sensoriels, vaso-moteurs et trophiques, psychologiques enfin, que nous rencontrons dans l'hystérie. C'est ce que nous allons démontrer tout à l'heure, et nous aurons ainsi l'occasion de formuler de nouvelles critiques contre la théorie psychologique, en même temps que nous donnerons une interprétation plus simple, plus conforme surtout aux faits, moins dépendante aussi de l'imagination de l'observateur, de tous les phénomènes qu'elle est impuissante à expliquer. C'est pourquoi je me suis contenté pour le moment de mettre les différentes théories psychologiques en opposition entre elles.

Est-ce à dire que les phénomènes psychologiques qui ont servi de base à ces théories sont contestables ? En aucune façon. Rien n'est plus exact que le défaut de représentation, le dédoublement de la personnalité, la diminution du pouvoir de synthèse des impressions, que l'affaiblissement de la conscience, que l'existence d'idées fixes. Seulement, au lieu de considérer tous ces phénomènes comme indépendants et fondamentaux, avec certains, ou au contraire comme conséquents les uns des autres, avec d'autres, nous les regardons comme des effets d'une même cause, comme des symptômes d'un même état du système nerveux. Ce ne sont pas les descriptions qu'on a données de ces phénomènes que nous attaquons — personne n'a été plus au fond de leur analyse que M. P. Janet — c'est leur rôle pathogénique. Mais l'on ne saurait contester qu'au point de vue pratique du traitement, qui doit préoccuper avant tout le médecin, et qui est en même temps la justification de la théorie, la pathogénie a une importance primordiale. C'est d'elle que découle le traitement rationnel, et il vaudra ce qu'elle vaudra elle-même.

On a paru croire que je déniais toute valeur aux causes psychiques dans le développement de l'hystérie. Je dois protester contre une pareille interprétation de mes recherches. Ce serait aussi absurde que de soutenir qu'à l'état normal une idée, une représentation, un sentiment, sont incapables de provoquer en nous des mouvements ou des émotions, ou des sensations.

Ce que je prétends seulement, c'est que les manifestations hystériques dépendent uniquement d'un état *physiologique* spécial, permanent, mais susceptible de variations, des centres nerveux, que cet état ait été d'ailleurs amené par des causes d'ordre psychique ou pour mieux dire moral, ou d'ordre physique. C'est ce que je vais tâcher de démontrer maintenant.

Théories physiologiques de l'hystérie.

Je ne citerai que pour mémoire la théorie qui plaçait l'hystérie sous la dépendance de l'appareil utéro-ovarien. Il ne faudrait pas croire d'ailleurs, si invraisemblable que cela puisse paraître, qu'elle soit complètement disparue aujourd'hui. Il n'y a pas encore longtemps que j'ai eu l'occasion de voir une jeune fille à laquelle un médecin avait successivement pratiqué, pour enrayer des attaques hystériques, d'abord la rupture de l'hymen, puis des cautérisations au thermo-cautère du clitoris, et enfin la clitoridectomie ! Et ne voyons-nous pas souvent encore l'ovariotomie ou l'hystérectomie pratiquées pour des accidents purement hystériques, au cours de manifestations multiples du même ordre, qui devraient cependant mettre le chirurgien en garde ! En dehors de l'erreur de diagnostic qui est fâcheuse, il y a l'arrière-pensée, contre laquelle on doit hautement protester, que l'opération pourra agir par suggestion pour faire cesser les accidents nerveux, qui ne sont peut-être que la conséquence des troubles de l'appareil génital. J'ai vu l'année dernière encore une jeune femme anorexique, avec de grandes attaques, anesthésique totale, et qui, pour des métrorrhagies, avec points douloureux aux ovaires, avait été dilatée, puis curetée, et enfin oophorectomisée d'un ovaire, parfaitement sain d'ailleurs — le chirurgien ayant hésité pour savoir lequel il devait enlever et ayant failli, sans l'intervention du médecin ordinaire de la malade, enlever les deux.

Les accidents nerveux n'ayant fait qu'augmenter, ainsi que les pertes, la malade me fut confiée. En trois mois elle était guérie par réveil cérébral, ses pertes avaient cessé et ses règles étaient redevenues parfaitement normales à tous points de vue, et sans aucune douleur. Combien de cas semblables ne pourrais-je pas citer ! Mais nous reviendrons plus loin sur cette question de l'intervention chirurgicale dans l'hystérie

Depuis Briquet, tout le monde s'accorde pour reconnaître que l'hystérie est une névrose et que son siège est dans le système nerveux central. La disparition complète et quelquefois brusque de certains troubles, tels que des paralysies par exemple, sans qu'il en reste aucune trace, même après une durée de plusieurs années, prouve à elle seule que le système nerveux ne présente aucune altération anatomique, qu'il n'y a pas de lésion organique, mais simplement un trouble physiologique qui modifie la fonction du système nerveux. La production artificielle des mêmes phénomènes par la suggestion plaide dans le même sens, et sur ce point il ne saurait y avoir de doute.

Reste à savoir si l'écorce cérébrale seule est atteinte dans ses différents centres sensoriels et sensitivo-moteurs, ou si certains centres inférieurs et même les nerfs périphériques ne peuvent pas participer à la constitution des phénomènes hystériques.

Que les centres inférieurs soient atteints directement et primitivement, c'est possible, mais je n'en ai aucune preuve. Qu'ils le soient indirectement, c'est presque certain et il en est de même des nerfs périphériques. Deux faits paraissent démontrer cette assertion : c'est, d'une part, l'abolition et dans certains cas l'exagération des réflexes, qui indiquent que la moelle est atteinte elle-même par le trouble hystérique ; et, d'autre part, la diminution qu'on observe quelquefois d'une façon très nette dans l'excitabilité électrique des nerfs, dans certains cas de paralysie.

Si l'anesthésie était un phénomène de distraction, purement psychologique, on pourrait comprendre que le muscle fût paralysé, ou parût l'être, on ne comprendrait pas qu'il ne se contractât pas sous l'influence de l'excitation électrique de son nerf moteur. Pour qu'il y ait diminution de la réaction, il faut donc que le nerf ne soit plus dans son état normal.

C'est là un fait que j'ai constaté maintes fois d'une façon très nette.

Il est encore un autre phénomène que signalent beaucoup d'auteurs, c'est que les excitations mécaniques ou électriques portées sur les nerfs périphériques, dans des cas d'anesthésie ou de paralysie, peuvent faire disparaître ces deux troubles, ce qui prouve que la propagation de l'excitation s'est faite jusqu'aux centres corticaux où se fait la perception consciente. Ces centres corticaux étaient donc dans un état physiologique anormal. Que cet état soit déterminé par une influence psychique ou par une action physique, peu importe, c'est toujours à un trouble physiologique de l'écorce cérébrale, tenant sous sa dépendance la fonction dont on constate l'altération, que nous avons affaire. C'est lui qui est capital, non l'influence psychique.

A elle seule, en effet, sans l'intermédiaire des centres fonctionnels de l'écorce, elle ne pourrait provoquer aucun phénomène. Sans elle on conçoit très bien par contre que, le centre fonctionnel étant atteint, la fonction qui est sous sa dépendance soit troublée. Un exemple très simple mettra la chose en évidence. Je reçois l'ordre de lever mon bras droit. Cet ordre évoque en moi une représentation du mouvement à accomplir; cette représentation elle-même est liée à la mise en jeu du centre cortical qui fait fonctionner mon bras droit, centre qui émet à la fois l'énergie nécessaire pour actionner les muscles du bras, et reçoit les impressions émanées des diverses modifications qui s'y produisent. Admettons maintenant que ce centre du bras droit soit dans un état d'inhibition si l'on veut, pour se servir d'un terme qui ne préjuge pas la nature de cet état. L'ordre reçu d'élever le bras ne déterminera aucun ébranlement de son centre. Par là même aucune représentation du mouvement à accomplir ne surgira, et aucun mouvement ne se produira; en même temps qu'il ne pourra transmettre aucune excitation motrice, il ne percevra aucune excitation sensitive et l'on constatera que tout le territoire qui en dépend est anesthésié.

On comprend ainsi très simplement pourquoi l'anesthésie n'a aucun rapport avec les territoires des nerfs périphériques. Elle dépend uniquement de l'étendue du trouble cortical, lequel varie et n'a aucune régularité, empiétant sur les centres voisins ou n'envahissant qu'une partie d'un même centre. Les variations d'étendue de l'anesthésie, ses empiétements quelquefois singuliers, s'expliquent très simplement si on se reporte à la topographie cérébrale.

Si nous considérons maintenant que l'ordre de lever le bras gauche peut être exécuté, et qu'il n'existe pas d'anesthésie de ce bras, on conviendra que la théorie psychologique de l'hystérie maladie par représentation n'est pas soutenable.

En effet, si l'esprit fonctionne pour son propre compte, a des altérations indépendantes de l'état cérébral, comment se fait-il qu'il puisse avoir la représentation d'un mouvement avec le bras gauche et non avec le bras droit ? Existe-t-il deux esprits, un droit et un gauche, l'un qui a perdu, l'autre qui a gardé son pouvoir de représentation ? Et s'il n'y en a qu'un, comment expliquer que cette perte ou cet affaiblissement du pouvoir de représentation ne porte pas sur les deux côtés du corps, et même sur tout le corps ? Comment admettre des altérations des facultés (?) de l'âme et, en outre, que ces altérations ne soient pas générales, mais subdivisées, localisées, avec de véritables territoires comme l'écorce cérébrale elle-même ?

Et si maintenant, par un procédé *mécanique ou physique* quelconque, nous excitons les nerfs périphériques qui vont en fin de compte aboutir au centre moteur du bras, nous voyons que la sensibilité reparaît, c'est-à-dire la conscience, et en même temps le pouvoir de représentation des mouvements du bras, auquel je peux dès lors faire exécuter ceux que l'on me commande. L'ébranlement produit dans le centre moteur cortical a ramené la possibilité de la représentation mentale, sans aucune intervention psychique. N'est-ce pas là une preuve évidente que le défaut de représentation ne tient pas à un trouble de l'esprit, mais à un trouble purement physiologique d'un centre fonctionnel de l'écorce ? J'en ai observé et rapporté maints exemples.

Prenons une autre explication proposée par les théoriciens psychologues : c'est la distraction, l'amnésie, provenant de la désagrégation mentale, qui causent la paralysie du bras droit. Le sujet ne peut pas grouper dans sa personnalité les impressions provenant de son bras droit et de son bras gauche en même temps ; il est distrait, il oublie son bras droit.

Admettons un moment qu'il ne puisse, en effet, se représenter à la fois ses deux bras, et que, s'il fait attention à l'un, il oubliera l'autre. Si vraiment il ne s'agit que d'un trouble psychologique nous devrons constater que, suivant qu'on attire son attention sur son bras gauche ou sur son bras droit, il se paralyse successivement du bras droit ou du bras gauche. On voit en effet — quelquefois — une anesthésie légère se transposer ainsi sous l'influence d'un effort d'attention. On est en droit d'ailleurs de penser que ce n'est pas la sensibilité qui diminue par le fait de la distraction dans un des côtés du corps, mais que c'est l'attention qui l'exalte dans l'autre côté. Mais il n'en est pas de même en face d'une paralysie complète. Et ce n'est pas faute cependant qu'on attire l'attention du sujet sur le membre atteint. Il y a donc autre chose, et la distraction est insuffisante.

Alors intervient l'idée fixe, c'est-à-dire juste l'opposé. Si le sujet persiste à rester paralysé de son bras droit, c'est qu'il est persuadé qu'il ne peut pas le remuer. Cette nouvelle explication est doublement en contradiction avec le défaut de représentation et la distraction. En effet, pour croire que mon bras est paralysé, il faut que je me le représente paralysé. Bien loin que mon pouvoir de représentation soit affaibli, il est donc au contraire exalté, puisqu'il peut arriver à me donner une impression imaginaire et permanente ? D'autre part, cette idée fixe a été surtout constatée dans des cas où, à la suite d'une cause quelconque que je croyais capable de me paralyser le bras, la paralysie est survenue. Or, dans ces cas, l'attention est sans cesse fixée sur le bras que l'on craint de voir se paralyser. Si la théorie du mécanisme de la distraction est juste, c'est l'autre bras qu'on devrait oublier et qui, par suite de cette distraction regrettable, devrait se paralyser. On aurait alors une paralysie des deux bras : de l'un parce que l'on aurait l'idée fixe qu'il va être paralysé ; de l'autre parce que l'on aurait par distraction oublié qu'il existe.

Examinons donc la question en prenant pour point de départ l'anatomie et la physiologie générales du système nerveux.

Notre cerveau peut être considéré comme formé de deux parties, l'une que j'ai appelée le *cerveau organique*, l'autre le *cerveau psychique*. La première partie est préposée aux fonctions motrices et sensitivo-sensorielles, dont les centres sont assez bien connus aujourd'hui. Mais ce n'est pas tout et il faut admettre que toutes les fonctions végétatives et viscérales y ont aussi leurs centres fonctionnels. Ce fait, facile à prévoir puisque certaines influences psychiques, certaines représentations mentales volontaires, ou provoquées par suggestion, sont capables de modifier le fonctionnement des viscères et de déterminer des modifications vaso-motrices, je l'ai démontré à l'aide de nombreux exemples cliniques et expérimentaux. J'ai pu même préciser la topographie de plusieurs centres viscéraux de l'écorce, tels que ceux de la respiration, du cœur, de l'estomac, de l'intestin, de la vessie, des organes génitaux. J'ai exposé en détail ailleurs [1] les procédés expérimentaux employés pour mettre ces faits en évidence, et répondu aux critiques qu'on en avait faites. D'autres observateurs, se mettant dans les mêmes conditions que moi, ont confirmé mes résultats [2].

Toute la partie du cerveau en arrière du lobe frontal est donc constituée par une série de centres d'où partent et où aboutissent toutes les excitations motrices et vaso-motrices, et toutes les impressions sensitives, sensorielles et cénesthésiques. Ces centres sont loin d'avoir des limites précises; ils fusionnent avec leurs voisins à leur périphérie et s'associent avec les autres centres plus ou moins

---

[1] *Genèse et nature de l'Hystérie*, t. I, p. 389, et *Revue neurologique*, 1900, p. 102, 364.

[2] Comar. *Sur le traitement de l'hystérie par le réveil de la sensibilité*. Bulletin médical, 11 nov. 1899.

éloignés au moyen de fibres d'association. Tout notre corps est ainsi représenté sur l'écorce cérébrale, qui se trouve en somme constituée par une foule de petits cerveaux ayant une certaine autonomie et tous associés les uns avec les autres. La répartition corticale de ces centres permet de comprendre comment deux parties du corps, de fonctions tout à fait différentes, peuvent présenter simultanément des troubles dont on ne comprend pas le rapport, tout simplement parce que leurs centres sont contigus dans l'écorce et que le trouble de l'un a atteint l'autre par propagation directe. D'autre part, certains centres éloignés réagissent réciproquement l'un sur l'autre grâce à leurs fibres d'association, un de ces centres s'arrêtant et ne pouvant plus transmettre à celui qui lui est habituellement associé fonctionnellement les impressions qu'il reçoit.

La topographie des centres viscéraux que j'ai donnée et des centres moteurs et sensoriels connus permet de comprendre ainsi l'association quelquefois bizarre de certains troubles hystériques.

Tous les centres du cerveau organique sont reliés avec le cerveau psychique, c'est-à-dire le lobe frontal dans sa partie antérieure, en avant de la frontale ascendante et du pied de la 3e frontale. Ce n'est pas le lieu de discuter ici le rôle du lobe frontal, mais avec plusieurs autres auteurs on doit, je crois, le considérer comme le centre récepteur de toutes les impressions qui arrivent aux divers centres du cerveau organique, l'enregistreur de toutes les modifications dynamiques dont ils sont le siège. C'est là que se fait l'aperception, la conservation et l'évocation des souvenirs[1], la synthèse de tous les états dynamiques qui constituent notre personnalité présente et passée.

Tandis que les centres du cerveau organique ne sont que des centres de réception et de représentation, pouvant agir dans une certaine mesure d'une façon isolée, indépendante, le cerveau psychique ne représente qu'un seul centre qui semble se comporter vis-à-vis des premiers

---

[1] Sollier. *Le problème de la mémoire.* Paris, F. Alcan, 1900.

comme une sorte de récepteur général, et d'accumulateur de l'énergie provenant des divers états dynamiques se produisant au niveau du cerveau organique.

En résumé, toutes les impressions sensitives, sensorielles, kinesthésiques, cénesthésiques aboutissent à l'écorce du cerveau organique et y déterminent dans les divers centres de projection des états moléculaires particuliers. L'énergie résultant de ces variations d'état moléculaire agit sur les centres contigus ou associés, soit moteurs, soit sensitifs, et y détermine des réactions nouvelles, d'une part; d'autre part, à chaque instant, l'ensemble des états dynamiques du cerveau organique détermine dans le cerveau psychique, grâce aux faisceaux d'association, un état dynamique spécial, différent de ceux qui précèdent ou suivent, et correspondant à un état particulier de la personnalité. Chaque fois que le même état dynamique du cerveau psychique se reproduira, chaque fois, pour mieux dire, que l'énergie potentielle qui lui est liée, sera mise en liberté, elle déterminera dans les différents centres du cerveau organique le même état moléculaire qui l'a primitivement engendrée. Ainsi se produiront les représentations qui constituent les souvenirs et, si cette reproduction est assez générale, nos états de personnalité passés reparaîtront complètement. Il n'y aura plus seulement souvenir, il y aura reviviscence.

Donc, dans le cerveau organique centres relativement indépendants, dont l'état moléculaire varie d'une façon incessante, soit sous l'influence du courant nerveux qui lui vient de la périphérie, soit sous l'influence de l'énergie qui émane du cerveau psychique; suivant que c'est l'une ou l'autre, on a affaire à une impression ou à une représentation, qui sont dans un rapport constant avec l'état moléculaire d'une part, et l'excitation capable de le provoquer d'autre part. Chaque fois que le même état moléculaire se réalisera dans un centre quelconque, la représentation de l'impression qui l'a déterminé déjà surgira donc fatalement.

Dans le cerveau psychique, au contraire, pas de centres indépendants, un seul centre récepteur de l'énergie émanée de tous les états moléculaires variables du cerveau organique, emmagasinement de cette énergie à l'état potentiel, les états potentiels successifs ainsi déterminés étant dans un rapport constant avec les états dynamiques multiples générateurs de l'énergie. De sorte que la mise en liberté d'une certaine quantité de cette énergie potentielle va déterminer dans les centres du cerveau organique des états moléculaires exactement correspondants, et, par suite, des représentations correspondant aussi exactement aux impressions qui ont provoqué ces états moléculaires autrefois.

Production d'énergie à la périphérie sous l'influence d'excitations d'ordres divers, amenant des états moléculaires dans un rapport constant avec l'excitation, développement d'une énergie spéciale ou transformation de l'énergie reçue par les centres où ces états moléculaires se produisent, emmagasinement de cette force vive sous forme d'énergie potentielle, qui se trouve ainsi elle-même dans un rapport constant avec les excitations périphériques et les états moléculaires déterminés dans le cerveau organique ; puis mise en liberté de cette énergie potentielle, et, suivant la quantité libérée, provocation des états moléculaires correspondants dans les centres du cerveau organique et par conséquent représentations des impressions correspondantes qui leur ont donné primitivement naissance ; tel est le mouvement de va-et-vient incessant qui se produit dans le système nerveux, tel est le mécanisme schématique qui transforme l'énergie nerveuse en énergie psychique et permet ensuite à cette dernière de reproduire les états organiques liés au développement de l'énergie nerveuse.

Dès lors tous les phénomènes hystériques, qu'ils soient d'ordre moteur, sensitivo-sensoriel, viscéral, vaso-moteur, ou psychique, s'expliquent aisément. Nous allons le montrer le plus rapidement possible.

Ce qui caractérise les troubles hystériques, c'est qu'ils sont essentiellement fonctionnels, tant par leur topographie que par leur évolution, puisqu'ils peuvent toujours disparaître sans laisser de traces. Le trouble organique qui les produit n'est donc pas anatomique, mais physiologique ; il peut être caractérisé d'un mot, c'est un *phénomène d'arrêt* ; peu nous importe pour le moment de savoir à quoi est dû cet arrêt et de quelle nature il est. D'autre part, ce phénomène d'arrêt se produit dans les centres nerveux supérieurs, certainement au niveau de l'écorce cérébrale, et peut-être aussi dans les centres inférieurs du cerveau et de la moelle.

Supposons, dès lors, que ce phénomène d'arrêt frappe un centre moteur. Les excitations que reçoit ce centre, soit du dehors par l'intermédiaire des fibres sensitives, soit du dedans sous l'influence de l'excitation partie des centres d'aperception — lobes frontaux — n'y détermineront plus aucune modification. Aucune réaction ne se produira dans le premier cas, aucune représentation de mouvement à exécuter dans le second, puisque nous venons de voir que les centres sensitivomoteurs et sensoriels ou viscéraux ne sont en réalité que des centres de réception et de représentation : il y aura paralysie sensitivo-motrice.

Si c'est un centre sensoriel ou viscéral qui est atteint, les choses se passeront de la même façon et les impressions extérieures ne pourront plus se transmettre aux centres d'aperception, où a lieu la conscience. Les représentations sensorielles ou des besoins organiques ne pourront pas davantage être évoquées : il y aura abolition de sensation ou de fonction. Ainsi ont raison ceux qui disent que l'hystérie est une maladie par défaut de représentation.

Mais ce défaut de représentation n'a lieu que lorsqu'il y a un arrêt complet de fonctionnement des centres. Supposons que cet arrêt soit moins complet, et qu'il se soit produit à un moment où le centre était dans un état moléculaire correspondant à une certaine représentation ou sensation. Il se trouve immobilisé en quelque sorte dans cet état : la représentation devient ainsi permanente et nous avons alors une idée fixe. Toutes les autres parties du cerveau pourront continuer à fonctionner, à recevoir des impressions nouvelles et à produire des mouvements, cette représentation persistera d'une façon indépendante jusqu'à ce qu'une cause quelconque vienne modifier l'état moléculaire auquel elle est liée. Et ainsi ont raison ceux qui disent que l'hystérie est une maladie par représentation ou par idée fixe. Je reviendrai sur cette dernière plus loin. C'est en effet une des plus importantes explications psychologiques auxquelles on a eu recours, et particulièrement M. P. Janet, pour expliquer l'hystérie.

Supposons maintenant qu'au lieu d'un seul centre, plusieurs soient frappés soit simultanément, soit successivement, et dans une proportion telle que les centres indemnes ne soient guère plus nombreux que les centres atteints. Il est rare que ces derniers le soient assez profondément pour que l'arrêt soit absolu ; le plus souvent ils continuent à fonctionner, mais d'une façon trop insuffisante pour que le centre d'aperception en prenne conscience. Dès lors le sujet agit de deux manières, consciemment pour certaines choses, inconsciemment pour d'autres. Pour les premières, il se sent agir, pour les secondes il constate seulement par ses différents sens externes qu'il agit. Une partie de ses actes, de sa vie, échappant à son contrôle, à sa conscience, il a le sentiment d'être double. Ceux qui soutiennent que l'hystérie est une maladie par dédoublement de la personnalité ont donc aussi raison.

Et ceux qui disent que c'est un rétrécissement du champ de la conscience qui la cause n'ont pas moins raison. En effet, dans ces cas, le sujet n'a plus conscience que de ce qui se passe dans les centres fonctionnant normalement ; tout ce qui se passe dans ceux qui sont frappés d'un arrêt ou d'une diminution de fonctionnement ne détermine pas d'impression consciente dans les centres d'aperception. La quantité des phénomènes conscients est donc diminuée.

Mais ce n'est pas tout encore. Les différents centres pouvant être atteints d'une manière tout à fait indépendante les uns des autres, irrégulièrement et successivement, il en résulte tout naturellement que la coordination des impressions ne peut plus se faire, et l'on a le droit de dire avec certains que l'hystérie est une désagrégation mentale.

Or, notre personnalité est formée à tout instant par l'ensemble des états moléculaires des différents centres de notre cerveau, perçus par nos centres psychiques dans une synthèse consciente. Par suite de l'état variable des centres dont les uns fonctionnent normalement, dont d'autres ne fonctionnent plus que faiblement ou pas du tout, et dont d'autres enfin sont immobilisés dans ur, état spécial de fonctionnement, la personnalité est incomplète, les réactions volontaires se font en vertu de sensations affaiblies, au moyen de mouvements dont la représentation se fait mal. Il n'est pas surprenant que dans de telles conditions le sujet paraisse se comporter d'une façon parfois bizarre, contrastant singulièrement en tout cas avec son ancienne manière d'être. Pour peu qu'il s'y ajoute des représentations fixes n'ayant aucun rapport apparent avec l'état actuel, on ne sera pas éloigné de penser qu'il s'agit là d'une maladie mentale. Ceux qui, d'une manière simpliste, se bornent à dire que l'hystérie est une maladie mentale n'ont ainsi pas tort. Et cela deviendra d'autant plus vraisemblable si, à son tour, le centre d'aperception est atteint dans son fonctionnement, si le sujet perd conscience de tous ses actes, de toutes ses impressions, si sa mémoire se perd — mémoire de fixation et mémoire d'évocation — si, surtout, ce centre subissant des oscillations spontanées dans son fonctionnement, il en résulte l'évocation de représentations anciennes correspondant à des états de personnalité passés, d'où les états seconds, ou les états délirants, si ces modifications sont trop irrégulières pour correspondre exactement à des états anciens de la personnalité.

Que valent maintenant l'amnésie, l'aboulie, la distraction, pour expliquer d'autres troubles que le défaut ou l'excès de représentation, le dédoublement de la personnalité, le rétrécissement du champ de la conscience, la désagrégation mentale, la faiblesse du pouvoir de synthèse personnelle, etc., sont impuissants à faire comprendre? Elles ne sont que l'expression même de l'état cérébral, comme tous ces derniers phénomènes psychologiques, et nullement des causes des troubles hystériques.

L'amnésie n'est, en effet, elle-même que la conséquence de l'état d'arrêt des centres cérébraux. Pour nous rappeler une impression quelconque — une image comme on dit — il faut pouvoir nous la représenter. Si le pouvoir d'évocation, — laquelle a lieu dans le centre d'aperception — fait défaut, par suite de la diminution du fonctionnement de ce centre, la représentation mentale produite par l'état moléculaire déterminé dans les centres moteurs ou sensoriels par l'excitation partie du centre d'aperception, ne pourra se produire, malgré leur intégrité. Si ce sont au contraire les centres moteurs ou sensoriels dont le fonctionnement est entravé, l'excitation évocatrice, — laquelle ne nous donne pas l'image-souvenir, mais permet seulement sa reproduction — ne pourra y provoquer l'état moléculaire correspondant à l'impression qui constitue le souvenir, et il n'y aura pas de représentation. Ce ne sera pas parce que le sujet aura perdu le souvenir du mouvement à exécuter ou de l'image qu'on cherche à évoquer en lui qu'il ne pourra pas l'exécuter ou la reproduire, c'est simplement parce que le centre moteur ou sensoriel ne peut plus fonctionner sous l'influence de l'excitation du centre d'aperception, ou que ce centre lui-même a cessé de fonctionner.

De même pour l'aboulie. La volonté n'est que le sentiment conscient que nous avons des réactions qui se produisent sous l'influence de certaines excitations extérieures ou de représentations. Plus les divers mobiles nous apparaissent nettement, soit qu'ils nous poussent tous dans le même sens, soit que la suprématie des uns sur les autres, contradictoires, se manifeste clairement, et plus nous croyons nous déterminer volontairement. Or, dans l'hystérie, les excitations extérieures affaiblies ne sauraient réagir énergiquement sur des centres moteurs normaux, et si ce sont ces derniers dont le fonctionnement est diminué ou arrêté, les excitations auront beau être puissantes, la réaction sera faible ou nulle. Dans les deux cas le sujet aura donc un sentiment conscient très faible de ces réactions et sa volonté paraîtra très affaiblie.

Pour vouloir fortement il faut se représenter nettement l'acte à accomplir. Comment pourrait-il vouloir quand ses centres de représentation fonctionnent mal, ou que le centre d'évocation de la représentation est lui-même atteint ?

Quant à la distraction, c'est encore une conséquence de l'état d'arrêt ou de moindre fonctionnement des centres et non une cause de troubles fonctionnels. Pour faire attention à une chose il faut la percevoir vivement, il faut en avoir une conscience claire. Comment pourrait-on fixer son attention sur des impressions qui n'agissent qu'à peine sur les centres récepteurs, lesquels les transmettent trop faiblement au centre d'aperception pour que la conscience s'y montre nettement? Lorsque le cerveau est dans l'état hystérique, c'est-à-dire que ses centres ont tendance à s'arrêter facilement, il arrive tout naturellement que, lorsqu'une excitation forte ébranle suffisamment un centre pour le faire fonctionner mieux, les autres, recevant d'autant moins d'excitations, par suite de cette concentration d'efforts sur un seul point, cessent aussitôt de fonctionner. L'augmentation d'attention d'un côté — c'est-à-dire de fonctionnement — amène de la distraction de l'autre — c'est-à-dire une diminution de fonctionnement. Il y a compensation, et la somme totale d'énergie disponible reste la même.

Ainsi s'expliquent les phénomènes de transfert et de suppléance.

J'ai dit plus haut que la possibilité de produire les troubles hystériques par *suggestion* pouvait donner un appui à la théorie psychologique de l'hystérie. Certains auteurs ont même cru voir dans la *suggestibilité* le phénomène essentiel de l'hystérie.

La suggestibilité est en raison inverse de la volonté, et nous venons de voir que les conditions dans lesquelles se trouvent les centres cérébraux ne permettent guère d'exercer la volonté.

Non seulement les représentations des actes à réaliser sont trop faibles, mais la dissociation même des centres de représentation ne permet pas leur contrôle réciproque. Or, lorsque j'ai une idée ou que je reçois un ordre, en même temps que les centres présidant à l'action qui réalisera cette idée ou cet ordre se représentent les mouvements à faire, d'autres représentations en opposition peuvent surgir dans d'autres centres et empêcher la réalisation de l'idée ou de l'ordre. Ici il n'en est plus de même. L'hystérique qui reçoit un ordre a une représentation de l'acte à réaliser plus forte que toutes les autres, par suite de l'engourdissement des autres centres. C'est le seul centre sur lequel j'agis, c'est le seul point sur lequel j'attire par tous les moyens possibles son attention, qui entre en activité, et alors même qu'elle serait faible elle sera encore supérieure à celle des autres centres engourdis et non excités. Si j'arrive à exciter suffisamment le centre de représentation de l'acte à accomplir, le sujet n'aura donc conscience que de cet acte, et il lui paraîtra par conséquent le seul à exécuter, aucun contre-poids n'existant dans des représentations opposées. La suggestibilité n'est que la conséquence de la dissociation des centres de représentation, et la suggestion n'est que l'évocation d'une représentation isolée dans un de ces centres.

Aussi voit-on la suggestibilité disparaître dès que le cerveau recouvre son activité dans toutes ses parties, se réveille en un mot, comme disparaît aussi dans certains cas la possibilité de l'hypnose.

La suggestibilité n'est donc qu'un symptôme résultant, comme l'amnésie, l'aboulie, le dédoublement de la personnalité, etc., de l'inactivité des centres cérébraux. La mise en jeu de cette suggestibilité par la suggestion ne fait donc que développer la tendance du cerveau à agir d'une façon indépendante dans ses différents centres, et, bien loin de pouvoir contribuer à la guérison, lui est plutôt défavorable.

Il n'y a qu'un cas dans lequel elle peut servir, c'est lorsqu'on l'emploie à donner une direction générale au sujet, comme lorsqu'on lui suggère de faire tous ses efforts pour se guérir et rester guéri. Je reviendrai du reste sur cette question à propos du traitement moral. Je ne veux pour le moment que montrer la valeur de la suggestibilité en tant que preuve de la nature psychologique de l'hystérie.

En réalité elle n'est, elle aussi, que la conséquence du trouble physiologique du cerveau, de l'arrêt de fonctionnement des centres corticaux.

Nous voyons donc qu'un seul trouble peut rendre compte de tous les phénomènes hystériques pris successivement pour pivot de la névrose, et concilie toutes les explications psychologiques reconnues précédemment insuffisantes et incapables de s'appliquer à tous les cas. La raison en apparaît bien simple et bien claire maintenant : c'est que tous les phénomènes psychologiques qu'on nous présentait comme des causes sont en réalité des effets, des manifestations du trouble cérébral qui constitue l'hystérie.

Mais il nous faut aller plus loin. Comment ce phénomène d'arrêt peut-il produire une telle diversité de troubles avec des nuances si délicates ; comment se concilie-t-il avec la ténacité de certains accidents, la mobilité de certains autres ; de quelle nature enfin peut-il être pour durer si longtemps dans certains cas, pour apparaître ou se modifier si brusquement sous certaines influences, et même disparaître, dans certains autres ?

C'est pour répondre à ces diverses questions que j'ai entrepris mes recherches sur la *Genèse et la nature de l'hystérie*, parues en 1897. Je les résumerai très brièvement ici dans leurs lignes essentielles, et dans leurs résultats les plus importants, renvoyant pour la démonstration clinique et expérimentale dans ses détails à l'ouvrage que j'y ai consacré.

Je dois dire d'abord que tous les faits que j'ai énoncés alors, je les ai vus confirmés depuis en toute occasion, et j'ajouterai que les rares observateurs qui ont expérimenté ou ont appliqué mes méthodes sont arrivés à des résultats,, je ne dirai pas analogues, mais absolument identiques et superposables aux miens.

Un premier fait attira mon attention, c'est l'insomnie rebelle des hystériques, rebelle et absolue comme je m'en assurai. Or, on résiste moins à l'insomnie qu'à l'inanition, et on ne saurait en tout cas y résister des semaines et des mois, comme on l'observe couramment. Certains faits cliniques et des expériences pendant l'état de sommeil hypnotique me montrèrent d'abord que l'insomnie tenait simplement à ce que les hystériques sont plongées dans un état de sommeil pathologique que, en raison de l'apparence de veille qu'il leur laisse, j'ai proposé d'appeler *vigilambulisme*. Si les hystériques ne dorment pas du sommeil naturel, c'est qu'elles dorment d'un autre sommeil et, comme me le disait une malade, que j'interrogeais sur la cause de son insomnie, pendant l'hypnose : « On ne peut pas dormir deux fois. »

Les belles études du professeur Raphaël Dubois (de Lyon) sur le sommeil viennent corroborer cette manière de voir physiologique. Je ne suis même pas éloigné de croire que le mécanisme du sommeil cérébral qui constitue l'hystérie est analogue à celui qu'il a indiqué chez les hibernants[1].

En même temps je constatais que, si ces hystériques ainsi en état de vigilambulisme étaient réveillées par un ordre violent ou une forte excitation, il se produisait deux choses : d'abord une régression de leur personnalité plus ou moins loin en arrière de l'époque actuelle, et ensuite des modifications de la sensibilité générale, sensorielle et cénesthésique. La première que je cherche à réveiller, le 1er décembre 1893, se réveille en se croyant au mois de novembre 1890. J'en ai réveillé depuis lors qui sont revenues à des états de personnalité anciens de plus de vingt-cinq ans.

Un autre cas, dans lequel je me contentai d'ordonner à

---

[1] R. Dubois. — *Physiologie comparée de la marmotte. Étude sur le mécanisme de la thermogenèse et du sommeil chez les mammifères.* Paris, C. Masson, 1896.

la malade, plongée dans le sommeil hypnotique, de se réveiller complètement, et qui guérit en quatre séances avec retour complet de la sensibilité dans tous ses modes et retour du sommeil normal, me montra : 1° que le réveil n'est complet que lorsque la sensibilité est redevenue normale ; 2° que l'anesthésie traduit par son intensité et son étendue le degré du sommeil cérébral [1].

Je ne puis rapporter ici toutes les considérations cliniques et expérimentales par lesquelles j'ai démontré que les hystériques ne sont que des vigilambules qu'il s'agit de réveiller pour guérir, et dont le réveil amène la disparition des troubles de sensibilité. Je me demandai tout naturellement si la restauration des diverses sensibilités n'amènerait pas le réveil, puisque les deux choses sont corrélatives. Si le réveil ne peut être provoqué qu'en bloc, et par une excitation psychique, par un ordre, qui peut être insuffisant, la sensibilité peut être au contraire rétablie par des excitations variées et partielles. Au début je donnais seulement l'ordre au sujet, dans l'état d'hypnose, de sentir telle ou telle partie de son corps qui était anesthésiée. C'était encore un procédé psychologique et on ne manquait pas de dire que c'était de la suggestion. Cela ne signifie absolument rien, mais avec ce mot on croit tout expliquer. J'ai eu alors recours à d'autres excitations, telles que l'électricité dans certains cas, et surtout à la gymnastique, telle que je l'exposerai plus loin. Or, quelle que soit l'excitation employée les mêmes phénomènes se sont toujours déroulés de la même façon, et j'ai de nom-

---

[1] Il est assez intéressant de voir M. Pierre Janet, qui rattachait autrefois les anesthésies hystériques à la distraction, ou à l'amnésie, etc., s'exprimer ainsi qu'il suit dans des travaux ultérieurs à l'apparition de mon ouvrage sur la genèse et la nature de l'hystérie : « Je ne parle pas maintenant de *leurs anesthésies qui se rattachent à leur engourdissement cérébral...* » A maintes reprises d'ailleurs, dans ses diverses publications, M. P. Janet a modifié ses interprétations de certains accidents hystériques d'une manière conforme à ma théorie. Quoi qu'il n'ait pas cru devoir me citer, je n'en suis pas moins heureux de constater que les faits rapportés par cet observateur distingué viennent à l'appui de ma théorie contre la sienne propre.

breux cas dans lesquels la gymnastique suédoise spéciale que j'emploie a non seulement suffi à rétablir les fonctions physiques, mais a provoqué à un moment donné, exactement comme les autres méthodes d'excitation psychique — ordre de sentir ou de se réveiller — les mêmes phénomènes psychiques, la même régression de la personnalité, puis le retour complet à l'état normal physique et moral.

Je ne décrirai pas ici toutes les réactions qui accompagnent la restauration des diverses sensibilités. J'aurai, en effet, l'occasion d'y revenir à propos du traitement, et de montrer alors comment on doit procéder à cette restauration, quelles en sont les difficultés, à quoi on reconnaît enfin qu'elle est complète.

C'est au cours de ces restaurations partielles de la sensibilité que j'ai eu l'occasion de constater à quoi tenaient les diverses modalités des phénomènes hystériques. Toutes sont dues à des diminutions *permanentes* ou *variables* de la sensibilité. Il n'y a pas de trouble hystérique sans trouble de la sensibilité, et lorsqu'on ne rencontre pas de modification de la sensibilité dans une région qui est le siège d'un accident qu'on croit fonctionnel, il faut être très circonspect avant de l'attribuer à l'hystérie. Entre le degré d'anesthésie où la conscience des excitations portées sur la peau cesse d'exister, et celui où l'inconscience existe même pour les excitations sur les parties profondes, il y a bien des échelons que le sujet, par le fait même qu'il est inconscient, ne peut nous révéler. Entre la perte des sensations profondes et l'abolition complète de toute sensibilité, même inconsciente, il y a aussi bien des degrés que le sujet est encore plus incapable de nous faire connaître. Or, lorsqu'il est plongé dans le sommeil hypnotique et qu'on procède au réveil de la sensibilité par la méthode des restaurations partielles, rien n'est plus facile que de les constater, le sujet en ayant conscience dans cet état au fur et à mesure de la restauration.

Un des faits les plus curieux révélés au cours de la restauration de la sensibilité, c'est-à-dire en somme du réveil du cerveau, est en effet celui-ci : dans l'hypnose le sujet a conscience des moindres modifications de sa cénesthésie ; il peut percevoir la forme, les dimensions de ses organes et quelquefois même leur constitution anatomique. Il a, en un mot, conscience de toutes sortes de sensations organiques, qui, à l'état normal, sont absolument inconscientes, et dont il perd lui-même le souvenir quand il atteint le degré le plus parfait de la sensibilité. C'est ainsi que l'estomac, dont nous n'avons qu'une sensation vague à l'état normal, apparaît, quand il y a réveil de son centre cortical, comme une poche plus ou moins grande que le sujet décrit parfaitement ; il en est de même pour d'autres organes, comme les ovaires ou l'utérus, dont l'existence n'est révélée par aucune sensation consciente ordinairement. En résumé, le sujet, pendant le réveil de la sensibilité, c'est-à-dire du centre fonctionnel de l'organe considéré et anesthésié, est conscient de tout ce qui est ordinairement inconscient et comme fonctionnement et quelquefois même comme état anatomique.

Mais ce n'est pas tout, et à ce fait déjà important s'en ajoute un autre qui ne l'est pas moins au point de vue du traitement, c'est que le sujet peut agir volontairement sur ces fonctions normalement inconscientes. Il peut par exemple faire contracter volontairement les muscles lisses de l'estomac ou de l'intestin.

Plus un centre a été profondément endormi et plus, quand il se réveille, le sujet peut prendre conscience de tout ce qui se passe dans l'organe qui est sous sa dépendance et qui est inconscient à l'état normal. En même temps qu'il en prend ainsi conscience, il peut agir volontairement sur son fonctionnement, alors que celui-ci échappe complètement au contrôle de sa volonté quand il est réveillé.

Ainsi peuvent se formuler ces deux faits qui jettent un jour nouveau sur le mécanisme de l'esprit, sur la conscience, et permettent de comprendre comment, dans certains états hypnotiques ou de vigilambulisme profond, les hystériques peuvent accomplir des ordres où sont en jeu des fonctions qui échappent à toute action de la volonté dans l'état de veille normale, et produire par exemple des phénomènes de sécrétion, de vaso-motricité. Suggestion, disait-on, Soit, mais cela n'expliquait rien. La connaissance de ces faits permet maintenant de comprendre comment peut s'exercer la suggestion, c'est-à-dire simplement l'exécution d'un ordre : c'est que le sujet a conscience d'états organiques dont il ne pourrait avoir aucune connaissance, quelque attention qu'il y mette, à l'état de veille, dans l'état normal du cerveau. Aussi, lorsque le sommeil cérébral est faible, lorsque le réveil se produit, les suggestions de cet ordre deviennent de plus en plus rares, et cessent même d'être possibles.

Par contre, plus l'état hystérique, c'est-à-dire l'état de sommeil cérébral, est prononcé, plus la suggestibilité est grande ; c'est là un fait bien connu, de même que celui de la disparition de la suggestibilité avec la guérison de l'hystérie.

Nous nous expliquons aussi comment telle hystérique, qui peut par suggestion hypnotique accomplir certains actes qui paraissent en temps ordinaire échapper à toute action de la volonté, est incapable d'en exécuter qui se rapportent cependant à des organes soumis normalement à l'action de la volonté. C'est que, suivant le degré de sommeil cérébral, c'est tels ou tels organes dont le fonctionnement devient conscient, et sur lesquels le sujet peut agir.

Nous comprenons maintenant comment le fait de reproduire par suggestion des troubles ayant les caractères de ceux de l'hystérie survenus spontanément, ne constitue plus une preuve de la nature psychologique de l'hystérie.

J'ai pu ainsi établir pour les muscles, les articulations, les viscères, les organes des sens, et le cerveau lui-même, l'ordre de succession des réactions motrices, sensitives, sensorielles et vaso-motrices qui accompagnent chaque degré de sensibilité depuis son abolition complète jusqu'à sa restauration normale. Grâce à ces *échelles de sensibilité*, on peut déduire de l'état de fonctionnement d'un organe quelconque son état d'anesthésie et réciproquement, et de plus inférer, de la manière dont sujet décrit les troubles dont il est atteint, cet état de fonctionnement, car les expressions employées par tous les sujets pour un trouble d'un degré donné sont presque stéréotypées. J'ai pu constater que tous les accidents hystériques, paralysies, spasmes, contractures, troubles fonctionnels viscéraux divers, ou sensoriels, tenaient uniquement à des différences d'intensité ou à des variations de la sensibilité, c'est-à-dire de l'engourdissement des centres cérébraux correspondants.

L'étude des réactions organiques qui accompagnent la perte ou le retour de la sensibilité m'a permis de mettre aussi en évidence le mécanisme des attaques. Toutes les attaques d'hystérie, quelle qu'en soit la forme, attaque de Briquet, attaque syncopale, attaque convulsive, grande attaque, ne sont dues qu'à la perte plus ou moins complète d'abord, à un retour plus ou moins complet ensuite, de la sensibilité. La grande attaque reproduit exactement toutes les réactions qui accompagnent le réveil général de la sensibilité, y compris les variations de la personnalité qu'on n'expliquait guère, et elle les reproduit non seulement dans leur physionomie, dans leur aspect extérieur, mais encore dans leur évolution, dans leur succession. Nous avons ainsi l'explication physiologique du déterminisme de ces attaques, et de tous les phénomènes d'apparence quelquefois bizarre qu'elles présentent. Non seulement les attaques générales, mais les attaques locales sont dues à des pertes suivies de retour partiel de la sensibilité ou simplement à des retours spontanés, sans perte préalable, et j'ai pu déterminer pour chaque espèce à quel degré d'anesthésie correspondaient leurs diverses manifestations.

Grâce au procédé de réveil de la sensibilité que j'exposerai plus loin, j'ai pu montrer que le cerveau n'agit pas seulement sur les fonctions de relation, mais encore sur les fonctions de nutrition, et que tous les appareils, tous les organes y sont représentés dans des centres spéciaux qui peuvent être mis en action par la volonté du sujet pendant l'hypnose. J'ai pu également montrer les rapports qui existent entre l'état de sensibilité des viscères et leurs fonctions, et mettre en évidence l'influence du cerveau sur les sécrétions et la vaso-motricité. Des expériences[1] ont montré que les sécrétions ne sont pas seulement modifiées dans leur quantité et leur qualité, mais encore dans leur constitution chimique, et que ces modifications sont concomitantes des troubles de la sensibilité.

J'ai ainsi établi pour chaque viscère son échelle de sensibilité et parallèlement celle des troubles subjectifs dont ils sont le point de départ et des troubles fonctionnels qui les accompagnent. J'ai pu ainsi rattacher à des degrés divers d'anesthésie viscérale certains phénomènes dont on était loin de soupçonner la cause, tels que l'angoisse, l'angine de poitrine, la dyspnée, etc.

Un des faits les plus intéressants que j'ai mis en évidence est la possibilité de déterminer expérimentalement sur le vivant la localisation, non seulement des centres cérébraux connus, mais encore d'un certain nombre d'autres, jusqu'ici inconnus, tels que les centres fonctionnels de tous nos viscères. Chaque fois en effet qu'un organe recouvre sa sensibilité, il se produit du côté du cerveau des sensations spéciales, douloureuses ordinairement, en un point localisé, et en même temps la sensibilité du crâne dans la partie correspondante reparaît après avoir été, elle aussi, douloureuse. Il est facile de constater, quand il s'agit des membres, dont les centres corticaux sont bien délimités et connus, que ces phénomènes douloureux se passent bien à leur niveau et que, lorsque la fonction est rétablie, la région du crâne correspondant au centre sous-jacent a recouvré sa sensibilité. Lorsque les mêmes phénomènes se produisent, quand on opère sur des viscères comme l'estomac ou le cœur, on est en droit de conclure que c'est également dans leurs centres fonctionnels que se produit la douleur, et que la région du

[1] *Influence de la sensibilité de l'estomac sur le chimisme stomacal.* En collaboration avec Parmentier. *Arch. Physiol.*, 1894.

crâne qui recouvre en même temps sa sensibilité corres.
pond à ces centres fonctionnels viscéraux. J'ai aujourd'hui
un nombre de faits si considérable, et qui tous concordent
avec la topographie que j'ai donnée autrefois de ces centres
corticaux des viscères, que le fait me paraît hors de
doute. Les observateurs qui se sont mis dans les mêmes
conditions que moi sont d'ailleurs arrivés aux mêmes

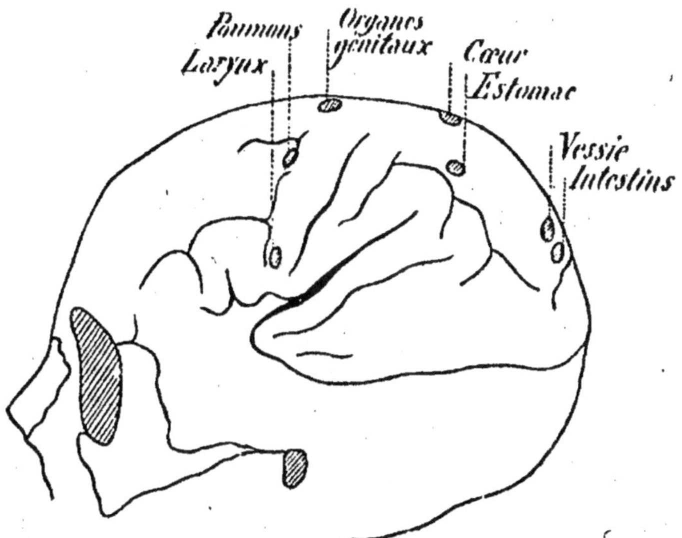

Fig. 1. — Schéma des centres viscéraux corticaux.

(Cette figure, empruntée à la *Genèse et nature de l'hystérie*, doit être légèrement
modifiée en ce qui concerne les centres respiratoires du larynx et des poumons, dont
la situation est plus voisine et plus en avant de la frontale ascendante).

constatations [1]. De plus, la topographie même de ces centres
nouveaux montre qu'ils se trouvent précisément dans la
zone latente dont la destination était jusqu'ici inconnue.

L'étude des réactions liées au réveil du cerveau montre
qu'elles sont de trois sortes : motrices, sensitives et psy-

---

[1] Sollier. *Localisation cérébrale des troubles hystériques*. Revue
neurologique, 1900.

Comar. *Cénesthésie cérébrale et amnésie hystérique*. Revue neurologique, 1900, p. 548.

Vial. *Traitement mécanique de l'hystérie*. Arch. neurol., 1900,
t. IX, p. 212.

chiques. Les premières sont les mouvements de tête,
secousses, oscillations, etc., qui accompagnent le retour de
la sensibilité dans toutes les parties du corps ; les secondes,
à part quelques sensations particulières, n'ont rien de bien
spécial et sont celles qu'on rencontre aussi dans la restauration de la sensibilité de presque tous les organes.
Mais les seules intéressantes sont les dernières, les réactions psychiques. Elles surviennent quand les lobes frontaux commencent à se réveiller, après que tout le reste
de l'organisme a recouvré la plus grande partie de
son fonctionnement et quand, par conséquent, les parties
moyenne et postérieure du cerveau et du crâne ont
recouvré leur sensibilité. On voit survenir alors de la confusion des idées, puis la régression des souvenirs et de la
personnalité jusqu'au début de l'hystérie, à plusieurs
années en arrière ordinairement ; puis le sujet redescend
le cours de sa vie année par année, mois par mois, semaine
par semaine, quelquefois même jour par jour et heure par
heure pour les derniers temps. Après quoi la clarté, la
netteté se font dans son esprit, et la volonté, la conscience de soi reparaissent en même temps, le tout accompagné d'un sentiment de bien-être et de satisfaction qui
se traduit ordinairement par du rire. Le sujet se réveille
alors, et si on a poussé le réveil assez loin, il est absolument normal.

Au fur et à mesure que le réveil du cerveau que j'ai
appelé psychique se fait, la personnalité se reconstitue
donc, ce défaut de synthèse dont on voulait faire la cause
de l'hystérie disparaît par conséquent, puis l'attention,
la volonté et le caractère s'affermissent à leur tour.

En un mot, nous voyons tous les phénomènes hystériques disparaître quand on restaure la sensibilité des
organes, phénomènes moteurs ou viscéraux quand il s'agit
des membres ou des viscères, phénomènes psychiques
lorsqu'il s'agit du cerveau qui a, comme tous les viscères,
sa sensibilité propre. En réalité ce ne sont pas les organes
qui recouvrent leur sensibilité, c'est le cerveau qui se
réveille, et c'est selon que le réveil porte sur les centres

fonctionnels moteurs, sensoriels ou vaso-moteurs, ou sur le centre psychique, que l'on voit survenir des réactions organiques ou psychiques. De même que le sommeil envahissant plus ou moins les centres cérébraux, avec une intensité plus ou moins grande, détermine tous les accidents les plus variés, soit comme localisation, soit comme étendue, soit comme intensité, de même le réveil amène leur disparition ou leur simple diminution suivant qu'il est plus ou moins complet. Et quand il est parfait, sinon définitif, le meilleur critérium est le retour du sommeil normal la nuit. C'est la confirmation même de l'assimilation de l'hystérie à un état de sommeil pathologique.

Mais si ce sommeil cérébral permet de comprendre par les nombreux degrés d'intensité et les variations plus ou moins rapides qu'il peut présenter, par la variété des centres qu'il peut affecter d'une façon successive ou simultanée, indépendante ou associée, les nuances et les combinaisons infinies que peuvent présenter les symptômes hystériques, il reste encore à se demander comment il se produit, comment il persiste ou se modifie, quelle influence il a sur l'évolution des autres onctions cérébrales.

Mais avant d'examiner ces divers points, il me paraît utile de trancher une question sur la *nature* même de ce sommeil. J'ai dit que, en dehors de toutes les considérations qui permettent de regarder le trouble fondamental qui frappe le cerveau dans l'hystérie comme analogue au sommeil du somnambulisme, la plus simple preuve que les hystériques étaient simplement des sujets endormis, c'est qu'il suffisait de les réveiller pour voir disparaître leur hystérie. Je ferai remarquer, d'autre part, que l'insomnie des hystériques est au prorata de leur anesthésie, et par conséquent de leur vigilambulisme, et enfin que le seul critérium absolu de la guérison est le retour du sommeil normal et la disparition de toutes les anesthésies.

L'anesthésie est en effet le signe objectif révélateur du sommeil cérébral. Dès qu'un point quelconque du cerveau est engourdi, la sensibilité de la région qu'il tient sous sa dépendance, superficielle ou profonde, est modifiée, diminuée, pervertie ou abolie. A ce propos, il faut faire remarquer que l'hyperesthésie n'est ordinairement qu'une diminution de la sensibilité ; elle correspond en effet à un degré très léger de l'anesthésie, comme il est facile de s'en rendre compte quand on procède à la restauration de la sensibilité, car elle précède presque immédiatement la sensibilité normale. On la confond d'ailleurs fréquemment avec l'anesthésie douloureuse, qui représente aussi un autre degré de l'anesthésie.

C'est donc une loi absolue qu'à toute anesthésie périphérique correspond un état d'arrêt ou de diminution de fonctionnement du centre cérébral correspondant, et que plus l'anesthésie est étendue plus le sommeil cérébral a envahi le cerveau, plus elle est profonde et plus le sommeil cérébral est profond. L'anesthésie est la signature de l'hystérie. C'est la traduction apparente du sommeil du cerveau.

L'anesthésie n'est pas la seule conséquence directe du sommeil pathologique cérébral qui constitue l'état hystérique : la seconde, non moins fatale et logique, est la diminution ou la suppression du sommeil normal. Anesthésie et insomnie sont au prorata de l'engourdissement des centres cérébraux. Ces trois phénomènes sont d'un parallélisme absolu sur lequel je ne saurais trop insister, car, au point de vue pratique que nous allons aborder plus loin, la connaissance de cette loi permet de juger de la guérison apparente ou réelle.

Cette hypothèse d'un sommeil cérébral anormal a soulevé trois objections principales : si ce sommeil est dû à un épuisement cérébral, comment cet épuisement disparaît-il pour se reproduire si facilement ; dans la neurasthénie il y a aussi épuisement et cependant les troubles sont bien différents dans les deux névroses ; cette théorie peut parfaitement expliquer les cas de grande hystérie, mais il est difficile de l'appliquer aux cas légers.

En ce qui concerne l'épuisement comme cause du sommeil cérébral, s'il me paraît hors de doute dans certains cas où on voit l'hystérie apparaître à la suite de surmenage ou de maladies infectieuses ou toxiques, il est loin d'être la seule. Il n'exclut pas d'ailleurs la disparition des troubles, car l'épuisement cérébral n'est pas forcément irréparable, et précisément l'hystérie due aux causes précédentes guérit le mieux.

Les troubles disparaissent et reparaissent facilement? Mais un organe qui a été frappé dans son fonctionnement ne présente-t-il pas fréquemment de ces alternatives avant de revenir à son état normal? Pourquoi le cerveau se comporterait-il autrement, et après avoir réparé son épuisement en apparence complètement, ne serait-il pas susceptible, comme le foie ou l'estomac, sous une influence quelquefois légère, par suite de sa fragilité, de rechutes?

La neurasthénie, dit-on, est aussi un épuisement cérébral et cependant, quoique atteignant les mêmes centres, les phénomènes ne sont pas les mêmes que dans l'hystérie. Il faudrait d'abord démontrer que la neurasthénie est bien un épuisement cérébral. Dans l'immense majorité des cas la neurasthénie n'est pas une maladie, mais un état constitutionnel, où il ne s'agit pas d'épuisement mais de faiblesse, d'insuffisance fonctionnelle. Dans d'autres, on trouve par contre un grand nombre de troubles qui rapprochent singulièrement les deux névroses, et il n'y aurait rien de surprenant à ce qu'elle ne fussent que deux degrés différents d'un même état. C'est le cas par exemple de ce qu'on a désigné sous le nom d'hystéro-neurasthénie, tant il est difficile de démêler ce qui revient à chaque névrose.

Mais à côté de l'épuisement ne peut-il pas y avoir simplement arrêt? Lorsque l'on s'endort le soir y a-t-il épuisement cérébral ou arrêt? Épuisement et arrêt sont deux mots qu'il ne faut pas confondre. Le premier peut être la cause du second, mais il n'en est pas la seule cause, voilà ce qu'il faut bien remarquer.

Je dois reconnaître que je suis tombé moi-même dans cette faute de confondre ces deux choses dans mon ouvrage sur la nature de l'hystérie, et je saisis cette occasion de la réparer.

Reste la question de savoir en quoi consiste ce sommeil cérébral. Je ne puis répondre que ce que je disais autrefois : on me pardonnera de ne faire aucune hypothèse en songeant que nous ne savons pas encore ce qu'est le sommeil naturel et à quoi il est dû exactement. Le nie-t-on pour cela ? Pour ma part je crois que les deux sommeils sont bien analogues. Normalement notre cerveau s'engourdit périodiquement, et il a une tendance spontanée à s'éveiller sous des influences internes que nous ignorons et sous diverses excitations externes. Le réveil normal s'accompagne de diverses réactions qui durent un temps plus ou moins long suivant les individus, et pendant lequel persistent une certaine torpeur intellectuelle et une certaine lenteur des mouvements. Or, nous voyons se produire les mêmes réactions dans les cas de réveil d'hystériques peu atteintes. Chez les autres, il faut des excitations plus fortes et surtout plus prolongées. Faut-il s'en étonner quand on songe que l'on a affaire à des cerveaux endormis non pas depuis quelques heures, mais souvent depuis des années ?

Enfin la dernière objection tirée de la différence qui existerait entre les cas légers et les cas graves ne me paraît guère soutenable. Ou les cas légers d'hystérie sont d'une nature différente des cas graves, ou ils sont de même nature, mais d'intensité différente. Étant donné que l'hystérie est contituée par un trouble atteignant plus ou moins profondément un plus ou moins grand nombre de centres du cerveau, il me semble que rien n'est plus simple au contraire que d'appliquer la théorie du sommeil cérébral à tous les cas, suivant son intensité et son extension. Ce qui a troublé les auteurs qui ont fait cette objection, c'est que je considérais la grande hystérie comme un état de vigilambulisme complet. En effet les grands hystériques, avec anesthésie généralisée, à manifestations multiples, chez qui aucune fonction ne se fait normalement, sont en état de vigilambulisme complet, leur cerveau est complètement endormi, plus ou moins profondément, suivant les points et voilà tout. Il est évident qu'une hystérique qui n'a qu'un trouble localisé, ou des crises passagères ne laissant aucune anesthésie à la suite, n'est pas dans cet état de vigilambulisme, et que, si on réveille le centre sous la dépendance duquel se trouve l'organe qui ne fonctionne plus, il n'y aura aucun phénomène psychologique, aucune régression de la mémoire et de la personnalité.

Quelles sont maintenant les principales causes qui produisent ce sommeil cérébral, cet engourdissement cérébral ?

J'ai déjà parlé de l'épuisement qu'on rencontre comme conséquence du surmenage, des maladies toxiques et infectieuses. Il y a lieu de se demander si, même dans ces dernières, il y a épuisement réel et non pas seulement arrêt par suite de l'empoisonnement, les centres cérébraux ainsi enrayés ne pouvant plus reprendre leur activité ancienne une fois l'empoisonnement disparu, et nécessitant une nouvelle éducation par de nouvelles excitations.

Une autre cause assez importante est le choc traumatique. Nous savons que physiologiquement des chocs brusques ou répétés sur le système nerveux peuvent produire des paralysies, des phénomènes d'inhibition d'une façon générale. Ce qui se produit chez les animaux se produit également chez l'homme dans les grands traumatismes, et c'est ainsi que les phénomènes objectifs et subjectifs de la névrose traumatique ont été considérés depuis Charcot comme d'ordre hystérique.

Il n'est pas rare de voir l'arrêt se produire dans le cerveau par le fait d'un défaut de fonctionnement à la périphérie. C'est ainsi que beaucoup d'anorexiques le sont devenues parce que, pour un trouble gastrique quelconque, on les a mises à un régime débilitant, et ne demandant surtout que le minimum d'effort de la part de l'estomac. D'autres deviennent paralysés à la suite de l'immobilisation nécessitée par une maladie qui les a tenus couchés, ou par un appareil chirurgical. Le manque d'exercice d'une fonction organique entraîne, chez les sujets prédisposés, l'arrêt du centre cérébral préposé à cette fonction. C'est là un fait qu'il ne faut pas oublier.

Les agents capables de produire de l'anesthésie locale et surtout générale comme le chloroforme, l'éther, la cocaïne, le froid, sont souvent le point de départ de l'hystérie, ce qui vient confirmer la théorie de l'engourdissement, de l'arrêt des fonctions nerveuses comme cause fondamentale de l'hystérie, l'engourdissement provoqué devenant permanent.

La cause la plus fréquente et la plus puissante est certainement l'émotion. Elle agit en anesthésiant l'invidu au point de lui faire perdre connaissance quelquefois. Lorsque le sujet est normal, une fois l'émotion passée, ou la syncope terminée, le retour de la sensibilité se fait complètement et plus ou moins rapidement, Mais si son système nerveux est constitutionnellement faible, ou si l'inhibition cérébrale a été trop profonde, il n'y pas retour *ad integrum*; de l'anesthésie, soit générale, soit locale, persiste. A partir de ce moment le sujet est hystérique. Mais non seulement l'état physique devient permanent, mais aussi les idées qui lui sont associées par suite du mécanisme que j'ai exposé plus haut. État sensitif et cénesthésique persistant, idée fixe associée, sont deux termes corrélatifs. Détruisez l'un, l'autre disparaît. C'est pourquoi la théorie de l'hystérie par idée fixe, qui ne s'applique d'ailleurs qu'à certains cas, se justifie, à la condition qu'il soit bien entendu, que ce n'est pas l'idée qui crée le trouble physiologique, mais qu'elle lui est liée. Le fait que certains phénomènes hystériques sont identiques à ceux qui accompagnent les émotions, s'explique donc tout naturellement, et ne prouve nullement que l'hystérie soit un trouble psychologique, puisque, d'après les théories admises généralement aujourd'hui, les émotions ne peuvent exister sans trouble physique, et que c'est la permanence seule de ce trouble physique qui le fait appeler hystérique.

Dans certaines circonstances même, il semble qu'elle crée réellement ce trouble fonctionnel. C'est lorsqu'une idée, donnée ou imaginée par le sujet, amène chez lui une émotion. Par une loi que j'ai mise en relief dans une communication faite au Congrès International de psychologie en 1900 [1], les représentations peuvent produire localement les mêmes manifestations sensitives que la cause extérieure elle-même agissant sur le même point de l'économie. Dès lors, nous nous trouvons ramenés au cas précédent, à savoir celui de troubles sensitifs causés par une émotion, provoquée non pas par une impression externe, mais par une représentation ou image interne. L'état émotionnel est toujours indispensable, et jamais une idée incapable de produire un semblable état n'est capable de provoquer un trouble fonctionnel. Quant à celui-ci, au lieu de disparaître avec la représentation comme il disparaît par le retour de la sensibilité dans les cas précédents, il persiste parce que le trouble sensitif persiste. Le mécanisme est donc exactement le même, et l'idée n'est fixe que parce que l'état émotionnel et sensitif est permanent lui-même.

Dans tous ces cas, nous avons affaire à l'*hystérie acquise*. Mais il est d'autres formes. Une des plus fréquentes, sinon la plus fréquente, c'est celle que j'ai appelée l'*hystérie d'évolution*. C'est celle qui se montre dans la seconde enfance, et particulièrement au moment de la puberté. Il se produit alors dans tout l'organisme des modifications profondes ; il y a souvent un désaccord entre l'évolution du cerveau et l'évolution physique qui se fait trop rapidement ; le cerveau ne suffit pas à sa tâche, pour peu surtout qu'on cherche à développer en même temps les fonctions intellectuelles. Il se produit une sorte de retard, puis d'arrêt de fonctionnement de certains centres cérébraux ; c'est surtout dans le domaine vaso-moteur, qui subit de telles secousses, chez les filles particulièrement, que cela se produit. Il en résulte des troubles de l'émotivité, et par suite une tendance plus grande à subir les fâcheux effets des émotions que nous venons de voir.

Enfin, l'hystérie peut exister dès la première enfance. J'en ai rapporté des observations très détaillées, et le docteur

---

[1] *Émotions localisées.* Comptes rendus du Congrès international de Psych., 1900.

Chaumier, de Tours, considère comme hystériques beaucoup de convulsions de l'enfance, opinion que je partage complètement. Le cerveau a, chez ces sujets, une tendance constitutionnelle à s'inhiber avec une grande facilité. Pendant un temps plus ou moins long cette inhibition, qui se fait tantôt sur un point tantôt sur un autre, disparaît moins facilement; il persiste un certain état de diminution de l'activité fonctionnelle des centres nerveux, et finalement cette activité s'arrête plus ou moins. Il y a alors anesthésie périphérique, trouble fonctionnel, et, cet état gagnant de proche en proche, le sujet arrive assez vite à un engourdissement, un sommeil général du cerveau, au vigilambulisme, et l'hystérie est constituée.

L'hystérie peut se développer en somme de deux façons : ou d'emblée générale, ou par une succession de causes agissant partiellement, et dont l'action devient de plus en plus facile à mesure que le cerveau a moins de résistance, par suite du nombre de plus en plus grand de centres atteints.

Mais il est aussi un autre mode de propagation : c'est celle qui se produit par voisinage entre deux centres cérébraux affectés à des fonctions différentes. C'est ainsi qu'on peut comprendre la succession parfois bizarre dans laquelle se présentent certains troubles hystériques.

Mais partout et toujours on trouve la même chose : un arrêt de fonctionnement du cerveau, arrêt plus ou moins complet, plus ou moins tenace, produisant un état analogue à du sommeil ou de l'engourdissement, et se traduisant objectivement par des troubles fonctionnels et de l'anesthésie.

Deux raisons expliquent sa permanence : l'intensité de la cause qui le provoque et la prédisposition constitutionnelle ou acquise du cerveau à subir l'influence de cette cause. Mais, par suite de cette prédisposition même, l'intensité de la cause provocatrice ne vient qu'en seconde ligne et ce qui domine tout c'est la difficulté que le cerveau présente à reprendre son état d'activité normale quand, pour une des raisons que nous avons passées en revue, cette activité s'est trouvée arrêtée ou amoindrie.

Cependant, il n'en est pas toujours ainsi, et si le cerveau s'arrête totalement ou partiellement avec trop de facilité, il peut être susceptible de recouvrer son fonctionnement de lui-même ou avec l'aide de quelques excitations spéciales. Dans le premier cas, le retour à l'activité normale se fait d'une façon plus lente qu'elle n'aurait dû, mais elle se fait, et les réactions qui accompagnent le retour de la sensibilité constituent ce qu'on appelle une crise. Mais ce retour n'est pas toujours complet du premier coup et il faut une série de réactions pour arriver à l'état normal. D'autres fois, il se produit partiellement au point de vue du nombre des centres atteints et ne peut jamais dépasser une certaine limite. On observe aussi chez certains sujets des hauts et des bas continuels, des améliorations et des aggravations, une mobilité des anesthésies et des troubles fonctionnels. On tourne alors sans cesse dans le même cercle sans jamais arriver à la guérison spontanée.

Enfin, après des essais insuffisants pour revenir à l'état normal, le cerveau se laisse envahir de plus en plus par l'engourdissement. Les centres endormis cessant de se mettre en rapport avec les autres, ceux-ci voient leur activité réduite de plus en plus, et par défaut de fonctionnement, comme je le disais plus haut, finissent par s'arrêter à leur tour : c'est ce qui explique la disparition des crises quand la maladie s'aggrave et leur retour quand on marche vers la guérison.

Il y aurait peut-être lieu d'examiner ici comment et dans quel ordre se développent les troubles fonctionnels périphériques qui dépendent du trouble cortical. Ce serait passer en revue tous les accidents de l'hystérie et cela nous entraînerait trop loin. Qu'il nous suffise de dire que tous les accidents affectant un organe sont dus à des degrés divers de l'anesthésie, c'est-à-dire en rapport avec les degrés divers de l'engourdissement du centre cortical fonctionnel, et leur fixité ou leurs variations. Si l'on veut bien se reporter à mon ouvrage sur la genèse et la nature de l'hystérie, on trouvera à propos de chaque organe, de chaque fonction, l'ordre dans lequel se développent les troubles et comment on peut inférer de ceux-ci au trouble cortical.

D'après ce que nous venons de dire de la façon dont les centres cérébraux s'engourdissent, on comprend quel retentissement peut avoir un pareil engourdissement, même peu intense et peu étendu, quand il se produit au moment où le cerveau est en plein développement, où il acquiert chaque jour de nouvelles notions dans toutes les directions de l'intelligence, du sentiment, de l'expérience.

Ainsi s'expliquent facilement la persistance du caractère enfantin des hystériques, leur impression qu'elles ont cessé d'apprendre à partir du moment où elles ont été atteintes, leur sentiment, quand elles guérissent au bout de plusieurs années, de sortir d'un rêve, de passer brusquement de la jeunesse à l'âge adulte, et de voir tout pour la première fois sous le vrai jour.

Mais je ne veux pas insister davantage sur ces considérations que j'ai longuement exposées dans mon précédent ouvrage.

L'hystérie nous apparaît en somme d'une manière très simple, moins comme une maladie que comme une manière spéciale de réagir du cerveau. Ce n'est pas, sauf dans quelques cas à titre provocateur, un épuisement du cerveau qui la constitue, c'est une diminution ou un arrêt de son activité, soit sur un point, soit sur plusieurs, soit sur toute l'étendue de l'écorce.

Ce qui caractérise l'hystérie, c'est, d'une part, la tendance que le cerveau présente — soit constitutionnellement, soit d'une façon acquise — à s'engourdir, à s'endormir sous l'influence de causes qui seraient insuffisantes à produire cet effet sur un cerveau normal, et, d'autre part, ce qui est encore plus important, la difficulté qu'il a, une fois cet engourdissement, ce sommeil, produit, à reprendre son activité normale, à se réveiller en un mot. C'est peut-être même là sa caractéristique essentielle, car il n'est guère de phénomène hystérique qu'on ne puisse retrouver, soit au point de vue physiologique, soit au point de vue psychologique, chez l'homme normal. Il n'y a guère entre les deux qu'une différence de limites, de degré, mais ce qui est capital, c'est que la modification organique, cérébrale, qui accompagne ces phénomènes, disparaît facilement chez l'homme normal, tandis qu'elle persiste chez l'hystérique.

« L'hystérie, écrivais-je en 1892, dans mon livre sur les *Troubles de la mémoire*[1], n'est qu'une manière de fonctionner du cerveau; il n'y a pas une maladie hystérique, c'est le mécanisme cérébral qui est hystérique, ce n'est pas l'affection. » Le mécanisme du cerveau est en effet modifié dans l'hystérie, par suite de la facilité avec laquelle ses différents centres s'engourdissent, s'endorment, de la difficulté avec laquelle ils recouvrent leur activité normale, et, quand ils la recouvrent, des réactions particulières qui en accompagnent le retour. On peut admettre qu'un seul centre soit atteint par le sommeil : dans ce cas le trouble qui en sera la conséquence sera dit hystérique. Ce sera à proprement parler le mécanisme par lequel il se sera produit qui méritera ce nom. Si au contraire un très grand nombre, ou tous les centres du cerveau sont atteints, on aura alors un ensemble symptomatique très complexe par suite du retentissement des divers troubles les uns sur les autres, et de leurs combinaisons variées, et c'est à cet ensemble qu'on donnera le nom d'hystérie, en le considérant comme une maladie. Mais il est bon de se rappeler que l'hystérie se trouve en définitive constituée par un nombre plus ou moins grand d'états locaux agglomérés. On a ainsi ce qu'on a appelé de l'hystérie *locale* et de l'hystérie *générale*. Il vaudrait mieux dire hystérie *localisée* et hystérie *généralisée*.

J'ai cherché à résumer la définition de l'hystérie de la manière suivante, qui contient l'explication de tous les troubles hystériques :

L'hystérie est un trouble physique, fonctionnel, du cerveau, consistant dans un engourdissement ou un sommeil localisé ou généralisé, passager ou permanent, des centres cérébraux, et se traduisant par conséquent, sui-

---

[1] *Les Troubles de la mémoire*, 2e édit. — Paris, J. Rueff, 1901.

*vant les centres atteints, par des manifestations vaso-mo-
trices ou trophiques, viscérales, sensorielles et sensitives,
motrices et enfin psychiques, et, suivant ses variations,
son degré et sa durée, par des crises transitoires, des
stigmates permanents, ou des accidents paroxystiques.
Les hystériques confirmés ne sont que des vigilambules,
dont l'état du sommeil est plus ou moins profond, plus
ou moins étendu.*

A quoi est dû cet engourdissement des centres cérébraux? Il faut avouer que nous ne pouvons répondre
d'une manière précise à cette question. J'ai pensé, avec
Bastian, que l'on pouvait invoquer des troubles vaso-
moteurs, soit spasme, soit dilatation. Mais comme on l'a
fait remarquer, il est difficile d'admettre qu'un spasme
artériel dure des années. Cependant devant les faits il faut
s'incliner, et il n'est pas douteux qu'il en soit ainsi dans
un certain nombre de paralysies hystériques.

Mais de ce que l'on peut ainsi expliquer les paralysies
ou les contractures hystériques, il ne s'ensuit pas que
tous les troubles si variés de l'hystérie soient provoqués
de la même façon. Or, ce que nous cherchons, c'est une
cause, un mécanisme, univoque.

Mais là ne me paraît pas être du reste la question véritable.
On peut en effet admettre, si l'on veut, que les parties
atteintes de troubles fonctionnels dits hystériques présentent des modifications vaso-motrices, sans que cela
prouve que le trouble du système nerveux central soit lui-
même d'ordre vaso-moteur. En admettant que cela soit,
il faut encore se demander pourquoi se produit le spasme
vaso-moteur qui amène l'arrêt fonctionnel des centres nerveux. Est-il cause ou conséquence, encore une fois? Et ne
faut-il pas plutôt rechercher dans le mécanisme physiologique du sommeil la cause de l'arrêt cérébral, c'est-à-dire
dans des modifications des échanges respiratoires, et dans
une sorte d'intoxication par les produits qui devraient être
excrétés et sont retenus, l'acide carbonique en particulier.
Le réveil par les exercices musculaires semblerait venir à
l'appui de cette manière de voir.

Cette constatation du sommeil des hystériques, mis en évidence par le réveil qui fait disparaître tous les troubles, reste le fait capital. On pourra dire : à quoi est dû ce sommeil? et le nier parce que je ne pourrai pas répondre. Mais le sommeil normal est-il mieux connu dans sa cause première, et cependant le conteste-t-on? Expérimentalement je constate que les hystériques ont le cerveau en état de sommeil partiel ou total; théoriquement ce sommeil explique tous les troubles hystériques; et pratiquement la théorie se trouve contrôlée et corroborée par ce fait que le réveil, obtenu par divers procédés, amène la disparition de ces troubles et la guérison de l'hystérie. Cela me suffit pour le moment.

Si maintenant on rapproche l'état hystérique de ce qu'on connaît en biologie sous le nom de vie latente, on voit facilement que toutes les conditions physiologiques qui provoquent et accompagnent ces états de vie latente se rencontrent dans l'hystérie. Parmi ces conditions une des plus importantes est la diminution de l'irritabilité. Or, si nous admettons avec Cl. Bernard, que la sensibilité et l'irritabilité sont au fond une seule et même chose, que la *sensibilité consciente*, puis la *sensibilité inconsciente*, puis la *sensibilité insensible* ou l'*irritabilité* ne sont que des degrés différents d'un même phénomène élémentaire, si, avec lui encore, nous disons que la sensibilité est une fonction alors que l'irritabilité est une propriété qui la tient sous sa dépendance, et si, d'autre part, nous remarquons que l'hystérie est précisément caractérisée par de l'anesthésie, nous serons amenés tout naturellement à la considérer comme due à une diminution ou un arrêt de l'irritabilité cérébrale, produisant un état de vie latente qui se traduit par des altérations plus ou moins profondes, étendues et variables de la sensibilité. On arrive ainsi à une conception qui soumet l'hystérie aux grandes lois de la physiologie générale.

DEUXIÈME PARTIE

TRAITEMENT GÉNÉRAL DE L'HYSTÉRIE

Maintenant que nous savons quel est le trouble fondamental d'où dérivent toutes les manifestations de l'hystérie, nous allons pouvoir aborder son traitement rationnel et scientifique, basé sur sa pathogénie et non pas sur l'empirisme. Mais ce n'est pas tout de savoir *ce qu'il faut faire*, il faut encore savoir *comment on peut le faire*. Et ce passage de l'indication thérapeutique à son exécution, qui est ordinairement facile dans la plupart des maladies, constitue ici une des plus grosses difficultés pour le médecin. Car les nécessités du traitement vont très souvent à l'encontre des exigences des malades et des idées de la famille. Il faut donc être très armé pour l'imposer, il faut que les conditions de son application soient très précises, très bien réglées, toujours justifiées, pour ne pas faire de fausses manœuvres, ce qui est souvent pire que l'inaction.

Il est aussi une face du problème thérapeutique qui doit être tout particulièrement examinée quand il s'agit d'hystérie, c'est *ce qu'on ne doit pas faire*. Dans la thérapeutique de toutes les maladies il y a des contre-indications à l'emploi de certains procédés; ici les contre-indications prennent une importance particulière, car de leur non observance il peut résulter des aggravations et quelquefois même des dommages irréparables pour le malade. Je ne veux citer pour le moment, comme procédé d'aggravation, que la mise en appareil de certaines contractures, et comme dommage irréparable que l'ovariotomie et l'hystérectomie.

Je m'efforcerai dans l'examen de chaque procédé d'en expliquer le mécanisme et j'aurai ainsi l'occasion de préciser bien des faits auxquels je n'ai pu que faire allusion dans la première partie. Je n'en resterai pas moins sur un terrain essentiellement pratique, mais j'estime que, en matière d'hystérie surtout, on ne saurait rien faire de bon si on ignore le pourquoi de ce que l'on fait et si on ne peut en donner, au moins dans ses grandes lignes, les raisons, sinon au malade lui-même, du moins à sa famille, qui ne manque pas de le demander et qui se permet trop souvent de donner son avis au médecin et de le contre-carrer.

Après quelques considérations générales sur le traitement de l'hystérie, j'étudierai dans cette seconde partie les procédés généraux qui permettent de provoquer le réveil de l'activité cérébrale, conformément à la théorie physiologique que j'ai exposée dans la première partie, et je terminerai par l'examen de quelques points particuliers tels que l'hystérie chez les enfants et les vieillards, l'hystéro-traumatisme et la prophylaxie.

Dans la troisième partie, nous pourrons alors aborder les procédés à employer contre les manifestations générales, soit physiques soit psychiques, et contre les troubles moteurs, sensitifs, vaso-moteurs et trophiques qui n'ont pas de localisations spéciales et peuvent se rencontrer sur tous les points du corps, affecter tous les organes. Nous y examinerons enfin les procédés spéciaux à utiliser contre les troubles affectant les divers appareils moteurs et sensoriels et les différentes fonctions.

En procédant ainsi nous agissons comme un médecin placé en présence d'un cas quelconque ; c'est l'ordre qui m'a semblé le plus logique et le plus pratique en même temps. Tout en passant en revue toutes les manifestations hystériques, nous n'avons pas besoin ainsi de faire des répétitions, car beaucoup d'entre elles n'ont aucun procédé de traitement spécial et sont passibles des moyens généraux que nous avons examinés d'abord. Il suffira donc de se reporter à ces procédés généraux, mais je crois néanmoins utile, à propos de chaque trouble, de rappeler aussi brièvement que possible ce qui doit être fait ou non.

Considérations générales.

Étant donnée la nature de l'hystérie que nous venons d'établir, il est facile de comprendre que tous les efforts du médecin tendront à réveiller les fonctions cérébrales enrayées ou ralenties. Nous allons passer en revue tout à l'heure les moyens d'atteindre ce but, mais auparavant il me paraît indispensable d'attirer l'attention des médecins sur certains points essentiellement pratiques et dont la connaissance peut influer singulièrement sur l'issue du traitement. Les hystériques, même le plus profondément atteintes, savent toujours inconsciemment que les accidents qu'elles présentent ne sont pas organiques, quelque apparence qu'ils en aient; mais elles protestent énergiquement quand on leur affirme que « c'est nerveux ». Si, pour ne pas les contrarier, croyant même capter leur confiance en abondant dans leur sens, on a l'air de les croire, et si on leur prescrit un traitement comme s'il s'agissait réellement d'un trouble organique, elles perdent immédiatement toute confiance, font volontiers tout ce que vous leur ordonnez, mais sans aucun résultat. Combien de fois n'ai-je pas entendu des malades me dire en parlant des traitements subis antérieurement : « Oh ! ça m'était bien égal, je savais bien que ça ne me ferait rien. »

Plus une hystérique nie que ses troubles sont nerveux, plus elle le sait inconsciemment, et moins elle a confiance si on paraît la croire.

Mais ce n'est pas une raison pour traiter de billevesées et d'idées imaginaires toutes les sensations qu'elle décrit. Outre que ces sensations sont très caractéristiques, et, comme je l'ai dit, permettent de se rendre compte du degré et de la profondeur de l'hystérie, comme elles sont parfaitement réelles, quelque interprétation que le sujet en donne, il ne faut pas les repousser ironiquement. La moquerie dans ce cas, montre simplement à la malade que vous ne connaissez rien à son état, que « vous ne la comprenez pas » et, tout en ayant l'air de les écouter, elle cesse d'avoir toute confiance dans vos affirmations.

Non seulement il faut écouter avec bienveillance le récit de ces impressions, si bizarres parfois, il faut montrer encore qu'on les connaît, qu'on les comprend, et si, comme c'est facile quand on a l'habitude des hystériques, on va au-devant de leurs aveux, si on leur demande si elles n'ont pas éprouvé certaines impressions qu'elles croient être les seules à avoir jamais eues, elles sont tellement heureuses d'être comprises, de voir que leurs maux sont enfin connus, qu'elles vous accordent toute leur confiance. Rien n'est plus facile alors que de leur imposer le traitement rationnel.

Si vous voulez agir efficacement sur une hystérique, montrez-lui que vous comprenez et connaissez les moindres replis de son état, qu'elle ne peut par conséquent rien vous dissimuler. A partir de ce moment elle cessera de protester que ses accidents sont organiques et non nerveux.

Inutile alors d'essayer de lui imposer par un traitement qui ne s'adresserait pas à son état nerveux. C'est une règle, dont je reconnais chaque jour davantage l'exactitude, que la suivante : *Tout procédé employé dans le cas d'un trouble organique, est non seulement inefficace, mais souvent nuisible, quand il s'applique à un trouble hystérique ayant la même apparence.* Comme je l'ai dit plus haut, l'hystérique l'accepte fort bien sachant qu'il est inutile, d'où cette conclusion : *Plus une hystérique se révolte contre le traitement qu'on lui propose, plus il a chance de réussir*, à la condition, bien entendu, qu'il soit conforme à la pathogénie vraie de l'état général ou local hystérique.

La raison en est facile à comprendre : l'hystérique, par suite de cet état d'engourdissement cérébral, est dans un état d'aboulie et d'indifférence plus ou moins considérable, mais constant. Tout ce qui est capable de changer cet état amène du malaise, et quelquefois même de la douleur. Le sujet en a maintes fois fait l'expérience et se complaît dans son inertie. *Tout ce qui le contrarie dans sa tendance à s'engourdir davantage lui est donc à la fois désagréable et utile.* Bien loin de recommander d'éviter aux hystériques des contrariétés, il faut donc au contraire provoquer chez elles une révolte, une réaction qui a justement pour but de les réveiller. Mais il faut savoir utiliser cette réaction, mettre à profit le réveil produit momentanément, sinon on les laisse retomber dans leur état de sommeil d'où il devient plus difficile de les faire sortir une autre fois. Aussi est-ce un médecin, et un médecin habitué au traitement des hystériques, qui peut seul mettre en œuvre ce procédé.

Il ne faut jamais oublier que toute fausse manœuvre est pire que de ne rien faire. *Mieux vaut ne pas traiter une hystérique que la mal traiter.* Aussi tous les essais que l'on fait si souvent, cette chasse aux symptômes si fatigante pour le médecin, si décourageante pour le malade et son entourage, sont-ils pires que la simple expectation. *Primum non nocere.* En ayant devant les yeux cette maxime, on ne se livrera pas à toutes les fantaisies de son imagination, comme certains ne le font que trop, parce qu'ils oublient simplement que chez les hystériques, plus que chez tout autre malade, on ne doit rien prescrire dont on ne puisse donner la raison, dont on ne puisse expliquer le mode d'action.

Et étant donnée la connaissance inconsciente que l'hystérique possède de son état réel, connaissance en vertu de laquelle elle suit ou contrecarre vos ordres, il est souvent d'une très grande utilité de lui expliquer d'une manière succincte le but que l'on poursuit et par quel mécanisme il sera atteint par le moyen qu'on préconise.

Dans le traitement de l'hystérie, le malade est le principal auxiliaire du médecin et moins il y a d'intermédiaires entre eux mieux cela vaut. C'est là un des principes qui justifient le plus l'isolement, où le malade se trouve placé sous la direction *unique* du médecin, les garde-malades n'étant que ses aides et les exécuteurs de ses volontés.

La première condition pour qu'un traitement quelconque réussisse étant qu'il soit accepté et exécuté intégralement par le malade, on peut résumer ainsi comment le médecin doit s'y prendre pour atteindre ce double but : gagner la confiance du sujet en lui montrant qu'il connaît et comprend son état, même dans ses recoins les plus secrets ; ne rien lui ordonner qui n'ait pour objet de réveiller les fonctions, que malgré ses dénégations, le sujet sait être engourdies, endormies ; ne rien prescrire qui ne se puisse rationnellement justifier, et ne faire aucune concession sur les moyens à employer, toute demi-mesure, toute fausse manœuvre étant pire que l'inaction.

Connaissance approfondie du malade, logique rigoureuse du traitement, autorité allant presque jusqu'à l'intransigeance dans son application, telles sont les préliminaires de la thérapeutique de l'hystérie. Toute ignorance, tout défaut de raisonnement, toute faiblesse, ébranle la confiance du malade et l'autorité du médecin.

Mais ce n'est pas tout de convaincre le malade de la nécessité de se soigner et de suivre un certain traitement auquel il est souvent réfractaire, il faut encore — et ce n'est pas toujours la tâche la plus facile — faire accepter le traitement à sa famille. On peut être surpris des résistances qu'on rencontre de ce côté. Après vous avoir présenté toutes les inquiétudes que leur cause la santé de leur fille, les parents s'ingénieront à donner à chacun de ses troubles une cause banale qui les justifie complètement, et vous démontreront en fin de compte qu'elle n'est pas malade du tout. Si vous leur parlez d'isolement ce seront des hauts cris : « Ma fille n'est pas folle ; elle ne m'a jamais quittée, s'écrie la mère ; je la connais ; elle ne le supporterait pas et ce serait pire que le mal. » La perspective de la voir succomber à l'anorexie ne la désarme pas : « Si elle doit mourir, j'aime mieux qu'elle meure chez moi. »

C'est là une satisfaction pour certaines mères, plus communes qu'on ne croit. Le devoir du médecin dans ce cas est d'insister de toute son autorité, et son autorité est d'autant plus solide qu'elle s'appuie sur une expérience personnelle ou sur des exemples plus nombreux. Il doit tout mettre en œuvre et ne pas oublier qu'il a affaire à des personnes qui sont quelquefois aussi nerveuses que la malade elle-même. On peut sans crainte affirmer que le plus grand obstacle à la guérison d'une hystérique vient de la famille et principalement de sa mère, souvent ancienne hystérique elle-même d'ailleurs, sans compter les cas nombreux où elle a entretenu, développé la névrose de sa fille par une sollicitude inopportune et inintelligente.

Le médecin ne doit donc pas oublier ce point capital quand il a à se prononcer sur le traitement à faire suivre à une hystérique, c'est *que son principal ennemi est la famille et particulièrement la mère de la malade ou quelque autre parente nerveuse elle-même et cédant à toutes ses exigences.* Mais j'aurai l'occasion d'y revenir à propos de l'isolement, car c'est à ce sujet surtout que s'élèvent les oppositions.

Une question qu'on ne manque pas de poser au médecin c'est celle de la *durée du traitement.* Certains médecins n'hésitent pas à dire que c'est l'affaire d'un mois à six semaines, en présence de grandes hystériques qui sont atteintes depuis des années de troubles persistants et variés. Le résultat est qu'au bout de ce temps, si la malade est restée chez elle et n'est pas guérie, vous avez perdu sa confiance et n'avez plus aucune chance d'agir sur elle ; vous parez à quelques accidents trop violents, mais vous ne pouvez plus songer à une cure complète. Si la malade a été placée dans une maison de santé, comme il est matériellement impossible qu'elle soit guérie dans ce laps de temps, ce n'est plus elle qui perd confiance, parce qu'elle sait très bien au fond qu'elle ne peut pas sortir si rapidement de son état et se rend compte de ce qu'on lui fait faire, mais c'est sa famille qui réclame, s'appuie sur l'autorité du médecin consultant et accuse le médecin traitant d'incapacité ou d'exploitation. De sorte que de toutes façons on est exposé, en fixant la durée du traitement, à perdre la confiance du malade ou de sa famille et à voir ses efforts inutiles ou perdus.

Comme il est impossible de savoir d'avance la façon dont une hystérique réagit au traitement, *c'est une imprudence absolument inutile dans tous les cas de se prononcer sur la question de sa durée.* On voit des hystériques à manifestations très tapageuses qui guérissent avec la plus grande facilité dès qu'elles sont isolées, ou même quelquefois dès qu'elles sont convaincues qu'on va les mettre dans une maison de santé. D'autres au contraire, à manifestations très calmes, mais atteintes profondément, principalement les formes viscérales, sont extrêmement lentes à réagir et à guérir.

Les facteurs qui entrent dans l'appréciation de la durée du traitement se confondent en somme avec ceux qui concourent au pronostic de l'hystérie. Or ces éléments varient avec chaque cas et, de plus, on ne les connaît jamais complètement qu'au fur et à mesure de l'évolution vers la guérison. Il en est un particulièrement qui paraît très simple à établir et qui, en réalité, est des plus difficiles à préciser, c'est celui de la date du début de l'hystérie.

Quand on vient consulter le médecin, c'est parce qu'un gros accident a éclaté, paralysie, contracture, crises diverses, etc. *Si on rapportait à l'apparition de ces accidents le début de la névrose on se tromperait grossièrement.* En réalité, quand on remonte dans la vie du sujet on s'aperçoit que les premières manifestations se sont montrées plusieurs années auparavant, et lorsqu'on emploie la méthode du réveil on en a la preuve, car le sujet rétrograde comme personnalité jusqu'à l'époque du début réel. Ce seul fait montre avec quelle circonspection on doit se prononcer sur la durée du traitement, alors qu'on est souvent incapable de se prononcer sur l'ancienneté réelle de la maladie à traiter et que cependant cette question d'ancienneté a une importance de premier ordre pour juger de la gravité, de la profondeur du mal.

Le médecin fera donc bien de ne *jamais fixer, même approximativement, la durée du traitement quel qu'il soit.* L'expérience montre cependant que dans les cas légers il faut environ deux mois, lorsque l'on applique un traitement rigoureux, méthodique, avec l'isolement pour base au début, et dans les cas moyens, de quatre à six mois. Quant aux cas graves, à ces cas dans lesquels il y a des manifestations invétérées depuis plusieurs années, où tous les appareils sont atteints, où il y a en un mot un état de vigilambulisme complet, c'est huit à douze mois qu'il faut compter pour la guérison. Il y a deux espèces de cas qui doivent inspirer de grandes réserves au médecin. Ceux à manifestations calmes mais fixes et invétérées, comme certaines paralysies, certaines contractures, certaines affections viscérales, surtout lorsque le sujet les présente depuis des années avec début dans l'enfance; et ceux à manifestations transitoires, mobiles comme siège et qui guérissent trop facilement. Les premiers sont très difficiles à guérir parce que l'organisme s'est développé en même temps que la maladie et s'est par conséquent faussé davantage dans sa manière de fonctionner; les autres sont difficiles à guérir, parce que de même qu'ils disparaissent sous la moindre influence, ils reparaissent également sous la plus faible cause. Dans le premier cas c'est un mauvais pli qu'il est très difficile d'effacer et qui a toujours tendance à se reproduire; dans le second c'est un système nerveux qui n'a pas de consistance et qui se laisse froisser et redresser avec la même facilité. Au point de vue d'une guérison persistante, j'estime que les premiers cas sont d'un meilleur pronostic, si on a le temps suffisant pour redonner au système nerveux l'habitude de fonctionner normalement. *Ce n'est en effet souvent qu'une question de temps et de patience de la part du médecin et de la famille des malades.* Mais j'ai obtenu ainsi des guérisons durables chez des sujets présentant sans discontinuer des accidents depuis plus de vingt ans. J'ajoute même que, lorsqu'on arrive chez ceux-là à obtenir la guérison, elle se maintient mieux que chez d'autres moins atteints et qui ont eu moins à souffrir de leur maladie. Car autant l'hystérique paraît indifférente à ses accidents pendant qu'elle est en puissance d'hystérie, autant elle est heureuse d'en être quitte après et s'applique à ne pas se laisser retomber.

Au point de vue du pronostic de la récidive on peut donc formuler cette règle : *On doit se défier des cas qui guérissent trop vite et trop facilement.* Ce sont ceux qui servent à si bon compte au triomphe de la suggestion hypnotique. On guérit l'accident d'une façon miraculeuse en quelque sorte, mais c'est pour en voir survenir un autre, et un autre encore. On fait alors la chasse aux accidents jusqu'à ce qu'une circonstance quelconque en produise de trop grands pour que la suggestion soit suffisante.

Il ne faut pas chanter trop tôt victoire en matière d'hystérie. Il faut en effet se défier de ces cas où l'évolution régressive de la maladie se faisant spontanément ou sous une influence accidentelle, on voit des phénomènes anciens reparaître. On croit en général que c'est mauvais signe, surtout si ce sont des accidents bruyants, des crises quelconques, tandis qu'au contraire cela indique que le système nerveux suit son évolution normale. Il faut seulement savoir profiter de ce mouvement, le diriger, l'accentuer, l'empêcher de s'arrêter.

Mais pour cela, *il est indispensable de savoir que le retour des fonctions s'accompagne toujours de certaines douleurs,* variables avec chaque organe, et qui se montrent d'autant plus que ces fonctions se réveillent plus rapidement. Loin de considérer comme fâcheuse l'apparition ou, pour mieux dire souvent, la réapparition de douleurs dans l'accomplissement de certaines fonctions, il faut au contraire s'en réjouir, et au lieu de chercher à les calmer par des narcotiques quelconques, ou en diminuant le fonctionnement des organes, il faut au contraire activer ce dernier pour les voir s'atténuer et disparaître pour céder la place à la sensation normale de l'organe intéressé, et à son fonctionnement régulier. C'est ce qui fait, par exemple, que les contractures douloureuses sont plus facilement curables que les contractures non douloureuses, que les crampes et les brûlures d'estomac dans les cas d'anorexie, quand on recommence à alimenter les malades, prouvent le réveil de leur fonction gastrique. Je pourrais citer bien d'autres exemples, les douleurs de tête, par exemple, qui accompagnent le retour de la mémoire et des fonctions psychiques en général.

Il est des accidents qui, pour être peu graves en apparence, sont cependant très difficiles à guérir : ce sont des troubles localisés, monosymptomatiques, tels qu'un spasme, une algie, une contracture limitée à un seul muscle, par exemple. On n'a que très peu de prise dessus, on ne peut atteindre que très difficilement le centre cortical intéressé et il semble que les excitations qu'on fait diffusent en chemin et restent ainsi sans action. Il ne faut donc pas se baser sur la limitation d'une manifestation hystérique pour en conclure à sa bénignité; ce sont souvent les plus rebelles, et ce n'est que le jour où l'hystérie se généralise ou s'étend davantage qu'on peut plus facilement en venir à bout.

Dans le traitement de l'hystérie on ne doit jamais oublier qu'*une circonstance fortuite peut amener la guérison*. La raison en est bien simple : il s'agit d'un réveil de fonction plus ou moins complet et plus ou moins rapide surtout. C'est ainsi que certaines impressions morales vives — Lourdes, ou la perspective d'être placée dans une maison de santé, — ont pu déterminer chez certaines malades la guérison. Mais il faut pour cela que la maladie ne soit pas très profonde, très étendue, très invétérée. Dans ces cas d'ailleurs, une fois le phénomène principal disparu, on reconnaît facilement, comme l'a si bien montré Charcot, que les troubles de sensibilité ne s'effacent pas instantanément et mettent au contraire un certain temps à disparaître. J'ajoute que bien souvent ils ne disparaissent jamais complètement, mais assez seulement pour que le sujet recouvre le fonctionnement inconscient de son organe, et qu'il reste ainsi sujet à de nouveaux accidents, d'ordre différent souvent, qui naissent sur ce terrain bien préparé et encore en puissance d'hystérie.

Mais il n'est pas douteux que sous l'influence de certaines causes banales, imprévues, quelquefois même impossibles à préciser, des cas en apparence sérieux guérissent pour ainsi dire subitement. On doit donc être assez modeste quand on voit le fait se produire à la suite d'une intervention anodine, et l'on aurait de grosses déceptions si l'on croyait pouvoir appliquer à d'autres cas le petit procédé qu'on a pu imaginer dans un cas particulier, dans des circonstances spéciales.

Médicaments.

Cette constatation doit rendre particulièrement circonspect sur l'efficacité des médicaments. On pourrait presque les diviser en deux catégories : les *inutiles* et les *nuisibles*. Les seuls qui peuvent agir dans une certaine mesure n'agissent pas à proprement parler sur l'hystérie, mais pourraient être employés dans tous les cas où il y a besoin de remonter l'état général. Nous pouvons les examiner sous trois points de vue différents : *Calmants, excitants* et *tonifiants*.

Médicaments calmants.

Les uns s'adressent à la douleur, les autres à l'énervement, aux crises, spasmes, etc., les autres enfin à l'insomnie.

Contre la douleur on peut employer des médicaments à l'extérieur, en topiques, ou à l'intérieur. Je ne dirai qu'un mot des topiques : ils ne font en général, quels qu'ils soient, qu'exaspérer les douleurs, alors même qu'ils ont paru les calmer au premier moment. Ceci me dispense de citer tous les topiques — depuis le vésicatoire jusqu'aux emplâtres et cataplasmes d'herbes composées — qu'on a imaginés avec le même succès.

Intérieurement, il est facile de se rendre compte de l'action des médicaments contre la douleur. Ou ils stupéfient le système nerveux, l'inhibent, et calment la douleur en aggravant la maladie, ou ils sont toxiques, susceptibles de produire l'accoutumance et ajoutent un mal à un autre. Dans les premiers, je citerai le bromure de potassium que j'ai vu appliquer jusqu'à 20 grammes par jour, sans succès d'ailleurs, chez des hystériques à crises, le valérianate d'ammoniaque contre les spasmes et les contractures, l'antipyrine. Dans les seconds figurent l'éther, le chloroforme, la cocaïne, la morphine et tous les dérivés de l'opium en général.

Rien n'est plus commun que de voir administrer l'éther ou même quelquefois le chloroforme pour arrêter des crises d'hystérie. On est effrayé alors des quantités énormes que certains sujets peuvent en absorber sans autre effet que de les enivrer et de les faire alors tomber comme une masse. Le remède est pire que le mal, car il est fréquent de voir ces sujets prendre de l'éther pour la moindre chose, pour le moindre malaise, et devenir ainsi éthéromanes ou chloroformomanes, ce qui a la plus fâcheuse influence sur la curabilité de leur hystérie, qu'elle aggrave d'ailleurs en augmentant l'état d'anesthésie.

Quant à la cocaïne et surtout à la morphine, c'est une mauvaise action doublée d'un non-sens que de les employer. Donner de la cocaïne ou de la morphine à une hystérique, quand elle a des crises ou des douleurs quelconques, lui abandonner une solution toxique et une seringue — ce qui arrive fatalement au bout de peu de temps parce que le médecin ne peut être toujours là en temps opportun — c'est en faire fatalement une morphinomane ou une cocaïnomane, et quelquefois les deux. *C'est une mauvaise action* parce que c'est donner au sujet une habitude qu'il prend, vu son état nerveux, avec la plus grande facilité, et qui empêche sa cure en même temps qu'elle le plonge dans un état de déchéance dont il ne désire même pas sortir et qui le conduira, si on n'intervient pas à un moment donné, à la cachexie et à la mort. *C'est un non-sens,* parce que tout médicament ayant pour effet d'endormir, d'inhiber les centres nerveux, ne fait qu'accentuer, qu'aggraver la maladie, qui consiste précisément dans l'engourdissement, l'inhibition de ces centres. Il supprime la douleur parce qu'il supprime la fonction, alors que le but du traitement est au contraire de réveiller cette fonction diminuée ou supprimée.

Les médicaments dits calmants sont donc non seulement inutiles mais dangereux. J'en dirai autant de ceux qui ont plus particulièrement pour but de combattre l'in-

somnie : bromures, bromïdia, chloral, trional, sulfo-
nal, etc. Etant donné que l'insomnie hystérique n'est rien
autre chose qu'un état de vigilambulisme, on comprend
que ces drogues restent sans effet, ou aggravent le sommeil cérébral. Aussi voit-on des doses quelquefois énormes
rester complètement inefficaces au grand étonnement du
médecin qui n'ose dépasser les doses maxima admises.

Médicaments excitants.

Ce devrait être à ceux-là qu'on ait cherché à s'adresser
de préférence, mais en raison de la fausse conception
qu'on avait jusqu'ici de l'hystérie, c'est presque exclusivement aux médicaments calmants qu'on avait recours.
Il n'y a guère à citer que la strychnine, soit sous forme
de noix vomique, soit sous forme d'arséniate de strychnine, qui ait été employée couramment. Elle n'est pas
mauvaise d'ailleurs, mais je ne saurais dire qu'elle soit
nécessaire, ni même utile. Je n'ai jamais observé la
moindre différence au point de vue du succès entre les
malades qui en prenaient et celles qui n'en prenaient pas.

En résumé, tant pour les médicaments calmants que
pour les excitants, je suis arrivé à cette conclusion pratique : c'est qu'ils étaient ou inutiles, ou inefficaces aux
doses non nuisibles, ou dangereux quand ils pouvaient
déterminer de l'accoutumance.

Médicaments tonifiants.

Ils n'ont pas grand inconvénient et peuvent même quelquefois être utiles. On ne saurait demander davantage à
un médicament. On sait combien il est commun d'observer
la chlorose associée ou comme phénomène primitif dans
l'hystérie. Telle est cette chlorose brusque qui survient
en même temps que d'autres troubles nerveux, et en particulier l'insomnie, à la suite d'une violente émotion. Sans
qu'on connaisse bien le mécanisme par lequel elle se produit, il est évident que le rôle du système nerveux y est
considérable, essentiel et peut être unique.

Quel que soit son mécanisme, il paraît logique de chercher par les moyens ordinaires à réparer cet état chloro-

tique et à s'adresser aux médications martiales. Mais je dois dire qu'on aurait tort de faire trop fond dessus, et que l'hydrothérapie — les douches froides en particulier — ont, comme on l'a reconnu depuis longtemps, une efficacité aussi grande sinon supérieure. J'aurai l'occasion d'y revenir plus loin. L'arsenic et les préparations cacodyliques, associées au fer et à la strychnine, peuvent, à certains moments, rendre quelques services aussi.

Mais d'une manière générale on ne doit jamais compter sur l'efficacité des médicaments dans l'hystérie, même qnand ils s'appliquent à des manifestations qui paraissent d'ordre général et quelque peu indépendantes. On doit par contre tâter toujours la susceptibilité du sujet, car il n'est pas rare de la voir très exagérée pour certaines substances.

En somme la thérapeutique médicamenteuse de l'hystérie n'existe pas, et l'on n'en saurait être surpris quand on a étudié les diverses théories qui en sont proposées, qu'elles soient psychologiques ou physiologiques.

Intervention chirurgicale.

Mais si les effets des médicaments peuvent toujours être réparés, il n'en est malheureusement pas de même de ceux des opérations chirurgicales, que, soit par ignorance, soit par erreur de diagnotic, ou par erreur de la conception de l'hystérie, on voit encore trop souvent pratiquer aujourd'hui.

Quoique l'on sache parfaitement aujourd'hui que l'hystérie n'a rien à voir avec les organes utéro-ovariens, il se trouve encore des médecins pour faire des curetages d'abord, puis l'ovariotomie ou l'hystérectomie, pour des troubles nerveux, des points ovariens, des névralgies pelviennes, des métrorrhagies, etc. Certains invoquent comme raison de l'opération que cela fera une suggestion puissante à la malade. Malheureusement si la suggestion n'atteint pas le but désiré, et c'est le cas ordinaire, on n'a pas la ressource de remettre en place l'organe enlevé. Alors même que dans les premiers temps après l'opération la douleur paraît avoir disparu, elle ne tarde pas à revenir, et on s'aperçoit un peu tard qu'elle a le même siège qu'avant au niveau des ovaires disparus. Force est de reconnaître que les douleurs ne siégeaient pas dans les ovaires. Ce qu'on a appelé les points ovariens n'a pas en effet le plus souvent pour siège les ovaires, mais l'intestin ou les muscles psoas-iliaques, d'où les douleurs pendant la marche et certains mouvements d'écartement des cuisses.

Il résulte toujours de ces grandes opérations chez les hystériques un déséquilibre considérable, et qui rend quelquefois toute guérison impossible consécutivement. C'est un point sur lequel on ne saurait trop insister.

Toute hystérique ayant des troubles utéro-ovariens particulièrement douloureux et paraissant disproportionnés avec l'état des organes doit être d'abord soignée pour son état nerveux avant toute espèce d'intervention, si légère soit-elle.

Car il faut également signaler la manie d'être opérées qu'ont certaines malades, qui forcent au besoin la main aux chirurgiens. J'ai signalé que ces ablations d'organes sains pouvaient avoir bien plus d'inconvénients que celle d'organes malades depuis un certain temps, l'organisme n'ayant pas eu le temps de prendre l'habitude progressive de se passer de leur fonction et pouvant par suite en subir un contre-coup que j'ai vu aller jusqu'à la mort[1].

Mais, sans intervenir par des opérations sanglantes, la chirurgie peut se croire autorisée à appliquer des appareils pour faire des redressements dans des cas de contracture, de coxalgie, de rétraction tendineuse, de torticolis, etc. *Là encore il faut opposer un véto absolu à toute intervention.* Si les phénomènes ne sont pas encore très tenaces, on est sûr en effet de les rendre plus intenses, et au bout de plusieurs mois le membre soi-disant redressé reprend sa position pathologique dès qu'on enlève l'appareil.

Comme, d'autre part, on voit les anciennes contrac-

---

[1] Le Fournier. *La mort dans l'hystérie.* Th. Paris, 1896.

tures, durant quelquefois depuis des années, disparaître sans laisser de traces par le traitement rationnel de l'hystérie, on doit considérer comme une faute lourde au point de vue professionnel les interventions chirurgicales externes, et à plus forte raison les résections de tendons, dans les troubles hystériques portant sur les muscles ou les articulations.

Dans certains cas, où le diagnostic est difficile, on a d'ailleurs toujours la ressource de mettre le malade sous le chloroforme pour s'assurer si réellement la déviation persiste et est organique, ou au contraire s'efface et est de nature hystérique, fonctionnelle. *C'est une garantie qu'on ne doit jamais négliger ; c'est une faute d'agir sans prendre cette précaution.*

En résumé, si le traitement médicamenteux est inefficace ou a des inconvénients dans l'hystérie, l'intervention chirurgicale est toujours nuisible et souvent dangereuse d'une manière irrépable.

Isolement.

Étant donnée la théorie que nous avons énoncée de la nature de l'hystérie, il est facile de voir que le but du traitement, et par conséquent de tous les procédés à employer, est de restaurer la sensibilité affaiblie ou abolie, et par là réveiller les centres cérébraux et rétablir les fonctions d'une façon normale.

Pour y arriver, il y a de nombreux moyens qui sont loin d'avoir tous la même valeur, et qui ont chacun leur indication, non seulement suivant les symptômes prédominants, mais encore suivant la période d'évolution de la maladie, et suivant son ancienneté et sa ténacité.

Pour rester sur le terrain pratique nous commencerons par examiner les procédés les plus généraux et s'appliquant aux cas les plus sérieux. Parmi ceux-ci on doit tout d'abord placer l'isolement, que Charcot a préconisé et introduit en France après Weir Mitchell en Amérique, Playfair en Angleterre, Burkart en Allemagne, et qui est certainement un des plus puissants moyens de traitement dans les névroses et l'hystérie en particulier.

Sous le nom d'isolement, il ne faut pas entendre la claustration du malade dans une chambre séparée, où il n'ait aucune communication avec le dehors et n'ait de rapports qu'avec le médecin et le personnel chargé de le soigner. On désigne sous ce nom le fait d'éloigner le malade de son milieu habituel, de le soustraire à tout rapport avec les personnes de son entourage ordinaire et de le placer en même temps sous la direction absolue et unique d'un médecin capable de le soigner.

Avant d'examiner les conditions dans lesquelles l'isolement doit être pratiqué et à quels cas il s'applique, il faut expliquer comment il agit. L'isolement n'a pas en effet seulement pour but de soustraire la malade à des influences qui entretiennent ses accidents et favorisent souvent l'éclosion de nouveaux, il a en réalité *trois modes d'action : physiologique, psychologique et moral.* J'ajoute que dans un assez grand nombre de cas il est la condition indispensable de l'application stricte des divers procédés à employer pour le traitement des accidents hystériques, et qu'il se trouve ainsi constituer la base même du traitement rationnel de l'hystérie. Examinons-le donc aux trois points de vue que nous venons de signaler.

L'isolement a une action physiologique.

Toutes les sensations, toutes les impressions sont modifiées, diminuées et souvent même perverties dans l'hystérie confirmée. Mais le sujet ne s'en aperçoit pas, surtout quand tous ses troubles se développent progressivement dans le même milieu, et s'il s'en aperçoit il se garde bien de l'avouer à son entourage, qu'il sait ne pas voir les choses comme lui. Par exemple, s'il a de la dyschromatopsie et voit les couleurs complémentaires au lieu des couleurs fondamentales, il ne s'avise pas de contredire ceux qui ne voient pas comme lui et ne se risque pas à parler des couleurs quand il a appris qu'il ne les voyait plus comme les autres.

Aussi les parents sont-ils très étonnés quand on leur fait constater ces troubles, qu'ils affirmaient n'avoir jamais existé, quand on le leur demandait. Combien d'hystériques, au moment de leur guérison, ne s'étonnent pas de voir les choses et les gens qu'elles ont connus pendant leur maladie avec un tout autre aspect. C'est seulement alors qu'elles sont revenues à leur état normal qu'elles se rendent un compte exact de l'étendue de leurs troubles maladifs. « Je croyais que tout le monde était comme moi, dit l'une en constatant qu'elle ne savait plus faire certains mouvements » : — « Je ne savais pas que je ne respirais pas bien, dit une autre en recouvrant la sensibilité de son appareil respiratoire et sentant l'air y pénétrer. » Et combien d'autres réflexions semblables qui montrent que les hystériques, même sincères, sont incapables de rendre compte de leurs troubles, et que le médecin doit les chercher, et les leur faire constater, car plus elles sont profondément atteintes et plus elles prétendent qu'elles ne sont pas malades du tout, et que ce qu'elles ont n'a pas d'importance, etc.

Ces troubles se développant graduellement, tout ce qui entoure le sujet reste dans le même rapport, mais diminué d'intensité. La personnalité change elle-même à l'unisson. Tant qu'il reste dans le même milieu, qu'il connaît trop bien, qui lui est absolument familier, où il n'a par conséquent aucun effort d'attention à faire, où tous les points de repère lui sont familiers, il *s'éteint* progressivement pour ainsi dire sans qu'on s'en aperçoive et sans qu'il s'en aperçoive lui-même. Il restreint chaque jour le champ de son activité, donnant toujours un prétexte d'apparence plausible, et limite sa vie physique comme sa vie psychique et morale.

Pour réveiller son attention, ses impressions affaiblies, il est logique de le placer dans un milieu tout nouveau pour lui, nouveau comme local, nouveau comme personnel l'entourant, nouveau par la vie qu'on y mène, par le changement apporté dans ses habitudes.

Dans cet être qui devient, du fait de sa maladie, un automate de plus en plus inconscient, il s'agit de produire un bouleversement qui amène une réaction sensitive et volontaire. Ce bouleversement, l'isolement, c'est-à-dire le changement de résidence, de milieu et de régime, le produit en partie, et par là agit d'une façon absolument physiologique, je dirai même physique. *Plus la réaction sera violente, et mieux cela vaudra.*

L'isolement a une action psychologique.

L'état mental dans l'hystérie ne dépendant que de l'état de la sensibilité périphérique et interne (cénesthésie), tout ce qui produit un réveil de cette sensibilité amènera donc fatalement une modification de l'état psychique. Plus le changement sera brusque et absolu, et meilleure sera la réaction obtenue. Aussi doit-on se garder de procéder graduellement, comme les familles le demandent généralement, et d'habituer la malade à son nouveau milieu avant de l'isoler. *Une telle pratique est un non-sens,* puisqu'on perd ainsi l'effet réactionnel qu'on recherche par la transplantation brusque dans l'inconnu. Et cela est si vrai que les malades qui se soumettent volontairement à l'isolement n'en retirent qu'un très faible bénéfice. C'est un point sur lequel Gilles de la Tourette insiste très justement. Il est donc nécessaire de ménager le plus possible la surprise du sujet et *pour cela de ne pas lui montrer, ni même lui décrire sa nouvelle résidence ni la vie qui l'y attend.* Sa curiosité se trouve ainsi éveillée ; une fois qu'il y est amené, son attention se porte sur tout, ses sensations s'aiguisent, et s'il trouve près de lui un médecin qui connaisse son métier, qui ait toute l'autorité nécessaire pour montrer que c'est lui qui est désormais le directeur auquel il faut obéir, il s'y prête avec une facilité qui étonne ceux qui n'en ont pas l'habitude.

L'isolement a une action morale.

C'est ici qu'intervient l'influence morale de l'isolement. Tandis que dans sa famille la malade est l'objet d'une foule de prévenances, qu'on ne se borne pas à accéder à ses fantaisies et à ses caprices, mais que le plus souvent il se trouve toujours quelqu'un pour les devancer; tandis qu'au lieu de la forcer à tendre son attention, à mettre en œuvre sa volonté, on lui évite tout ce qui pourrait la fatiguer soi-disant, et que bien souvent on arrive à lui provoquer des troubles qu'elle n'avait pas ou à entretenir ceux qu'elle a en évoquant la crainte de les voir survenir, une fois isolée, n'ayant auprès d'elle qu'une garde-malade habituée à ce genre de malades et sous la direction d'un médecin constamment là, au moindre appel, pour rectifier ce qu'elle fait insuffisamment ou l'obliger à faire ce qu'elle ne veut pas, elle comprend que les temps sont changés et qu'elle doit se comporter autrement. Autant il lui plaisait de se laisser aller sans effort, autant cela la gêne d'être obligée de sortir de son apathie, de faire des efforts, de se soumettre à une autre règle que son bon plaisir. Dès lors elle a un mobile d'action : c'est d'échapper à cette contrainte, qu'elle reconnaît utile au fond — toutes le reconnaissent plus tard — mais qui la contrarie actuellement.

Mais elle est enfermée dans ce dilemme : pour échapper à cette tutelle il faudrait qu'elle puisse attendrir sa famille par ses plaintes et le récit de ses souffrances imaginaires, — mais ne devant la voir que lorsqu'elle ne présentera plus certains accidents, ou aura recouvré certaines fonctions, le moyen le plus simple est encore de se soumettre et même de paraître aller mieux qu'elle n'ira réellement. Elle espère que le médecin sera dupe de sa petite comédie et il est indispensable qu'il la déjoue en lui montrant rapidement qu'il a d'autres signes que ses affirmations pour reconnaître son état. Autrement la partie serait perdue pour lui, son prestige et son autorité seraient tombés, et il lui serait très difficile de les ressaisir et de se faire obéir. Dans le cas contraire, lorsque la malade voit que le médecin n'est pas sa dupe, elle a une confiance de plus en plus grande en lui.

L'isolement a donc un grand effet moral : d'une part cela prouve que la famille, qui jusqu'alors n'avait obéi qu'à la malade, a enfin compris qu'il fallait agir autrement et se soumet aux ordonnances médicales ; d'autre part la culture de l'hystérie, faite d'une façon quelquefois intensive par la sollicitude d'une mère, d'une sœur, d'une personne quelconque qui devient l'esclave du sujet, cesse du premier coup. Aussi voit-on fréquemment des accidents, paroxystiques principalement, des crises périodiques, ne jamais se produire dès que l'isolement est pratiqué. J'ai vu plus d'une fois la seule menace de l'isolement, faite d'une façon qui ne laissait à la malade aucun doute sur sa mise à exécution, amener cet effet magique.

Quand la malade sait qu'elle n'a plus aucun recours auprès de personnes qui se laisseront intimider ou attendrir, elle se résigne avec une surprenante facilité. Dès le lendemain ou le surlendemain il n'est pas rare de la voir dire au médecin : « Puisque je dois rester ici, voulez-vous demander à ma famille de m'envoyer les objets qui me manquent. » Cette requête est accompagnée d'une liste d'objets, ordinairement futiles, de bibelots, de portraits, etc. Il ne faut cependant se fier qu'à moitié à cette résignation apparente. Elle cherche en même temps bien souvent à faire parvenir à sa famille une lettre où se mêlent en proportions variées les menaces de se laisser mourir, de ne pas guérir, de se tuer, les promesses attendrissantes de faire tout ce qu'on voudra si on la retire, et des insinuations de brutalités imaginaires, de duretés, de sévérités de régime que la famille ne tolérerait pas si elle les connaissait.

Cette lettre est en quelque sorte stéréotypée. La malade en attend l'effet et le médecin doit bien se garder de lui laisser croire qu'il l'a entre les mains. Mais au bout de quelques jours, ne voyant venir aucune réponse, elle commence à comprendre qu'il n'y a rien à faire, soit que sa famille ne se laisse plus prendre à ses menaces, soit que le médecin entre les mains de qui elle est ait une autorité absolue sur elle. Quand plus tard, une fois guérie, elle relit ces élucubrations, elle est la première à dire : « Heureusement que ma famille ne l'a pas lue, car ça lui aurait fait trop de peine et peut-être qu'elle ne m'aurait pas laissé guérir. »

Il est donc nécessaire d'avoir une grande patience et une grande circonspection dans les premiers temps si on veut tirer tout le parti qu'on doit de l'isolement.

L'isolement permet d'appliquer le traitement.

Le pire ennemi du médecin dans le traitement de l'hystérie c'est la famille de la malade. Il est presque sûr — lorsqu'il s'agit surtout de grandes hystériques — que tous les résultats qu'il aura à grand peine obtenus pendant qu'il sera là seront détruits dès qu'il aura le dos tourné. S'il parle avec autorité, s'il réclame avec un peu de sévérité l'exécution de ses ordres, on le trouve dur, on s'apitoie sur le sort de la malade, on prend sur soi de diminuer ses prescriptions, on trouve mille excuses à la malade pour ne pas s'y être conformé. S'il se montre trop bienveillant, trop doux, on lui reproche son manque d'énergie, d'autorité. Il n'y a guère de famille où ces deux cloches ne se fassent entendre en même temps. Heureux encore si quelque charlatan ne vient pas le supplanter, en éblouissant la famille par ses cures merveilleuses obtenues par la suggestion, qui se trouve toujours manquer son effet immédiat dans le cas en question, plus grave, plus extraordinaire que ceux qu'on rencontre ordinairement, et qui nécessitera par conséquent un traitement plus long et aussi plus coûteux. Cela dure ce que ça peut, mais le médecin consciencieux reste éliminé. Et pendant ce temps l'hystérie s'implante davantage, se développe ; la confiance se perd et les chances de guérison par un traitement convenable diminuent de plus en plus. Ces considérations pratiques ne s'appliquent bien entendu qu'aux cas sérieux, anciens, où il y a des manifestations graves, multiples et qui n'ont pas de chances de disparaître sans une intervention sérieuse et continue.

Sans doute, le médecin qui applique le traitement, une fois l'isolement obtenu, a encore à lutter contre l'ingérence de la famille, dont l'intervention pourrait à de certains moments compromettre autant la guérison qu'à un autre moment elle peut y aider, stimuler le malade à la parfaire par un dernier effort. Mais *le médecin doit être le seul juge de l'opportunité de la suspension de l'isolement*, lequel ne doit pas être considéré comme une punition capable d'impressionner le malade, ainsi que cela est dans l'esprit de beaucoup, mais comme une méthode de traitement pour les raisons que j'ai exposées tout à l'heure. Et lorsque nous examinerons par quelles phases passe le sujet quand la guérison suit son cours normal, quels phénomènes psychologiques, quelles transformations de la personnalité il présente, on comprendra facilement que cela ne puisse s'opérer avec le calme nécessaire et dans les conditions voulues au sein de la famille, et combien même l'intervention de cette dernière dans cette période pourrait apporter de troubles dans son évolution.

Dans quelles conditions doit-on pratiquer l'isolement?

Lorsque le médecin a reconnu que la guérison est impossible à obtenir dans le milieu familial, et que l'isolement est indispensable, il se heurte aussitôt aux sentiments de certains membres de la famille, de la mère le plus souvent, qui s'écrie : « Enfermer ma fille ; mais elle n'est pas folle! Elle a toute sa tête. Si elle se séparait de moi, elle n'y résisterait pas. Il n'y a que moi qui puisse la soigner. La confier à des étrangers! Je suis prête à tout faire pour la sauver, la guérir, mais je ne veux pas m'en séparer. Elle ne m'a jamais quittée. Elle en deviendrait folle. » Vous ne manquerez pas non plus d'entendre cette phrase : « Et puis ma fille n'est pas comme les autres; c'est une nature de sensitive ; elle est très délicate, très intelligente; on n'en fait rien en la brusquant et on n'obtient quelque chose d'elle que par la douceur. » Huit fois sur dix la jeune personne dont on fait ainsi le portrait est parfaitement égoïste, a fait de sa mère une esclave, et a fait d'autant moins d'efforts qu'on a plus obéi à ses caprices, qu'on lui a fait plus de concessions.

Il faut laisser passer ce flot avec calme et répondre avec toute l'autorité que donne l'expérience de nombreux cas dans lesquels tout a été tenté et tout a échoué, et où la guérison est survenue le jour où on a pratiqué l'isolement, en y joignant bien entendu le traitement rationnel des accidents et des stigmates. Il faut expliquer en quoi consiste la maladie, en appuyant ses explications de quelques expériences simples et qui frappent l'esprit, en montrant par exemple que la malade, les yeux fermés, a complètement perdu son sens musculaire, ou qu'elle ne reconnait plus les couleurs, ou qu'elle ne sait plus reconnaitre son côté droit de son côté gauche, etc. On n'a que l'embarras du choix pour montrer qu'une quantité de phénomènes passent inaperçus, pour les profanes, et que ce n'est pas sur tel ou tel accident apparent qu'on se fonde pour dire que la maladie est profonde, généralisée, et nécessite un traitement sérieux et énergique.

Une des objections qu'il faut vaincre ensuite c'est que la jeune fille ou jeune femme est majeure, et même, si elle ne l'est pas, qu'on ne veut rien faire sans son consentement, parce qu'elle en voudrait ensuite à ceux qui l'ont isolée. En général tout ce que le médecin dit à la famille, on va le répéter immédiatement à la malade, on lui grossit plutôt qu'on ne lui atténue le tableau de la séparation, on lui suggère des objections, on lui promet que si cela ne lui plaît pas on cessera immédiatement, on s'excuse en quelque sorte de la soigner et on a l'air de lui demander humblement pardon d'obéir aux ordonnances du médecin. La malade sent qu'elle est la maîtresse, pose ses conditions et ses parents se désolent, car après une exigence c'en est une autre, jusqu'à ce qu'un beau jour elle cède sous l'influence de quelque idée subite, ou qu'un des membres de la famille, plus énergique, décide que, de bon ou de mauvais gré, on fera le nécessaire.

Certains médecins croient bon de faire des concessions pour décider la malade et sa famille. Pour la malade il n'y a que demi-mal, car ensuite il peut se retrancher derrière le médecin traitant auquel elle est confiée. Pour la famille au contraire il n'en saurait être de même, et en accordant des choses incompatibles avec le traitement, comme de permettre à la mère de rester quelques jours auprès de sa fille « pour l'habituer », ce qui, comme je l'ai dit plus haut, est un non sens, ou de l'autoriser à « quelques visites dans les premiers jours seulement » ce qui détruit tout l'effet qu'on veut produire sur la malade, à savoir qu'elle ne verra quelqu'un des siens que lorsqu'elle aura obtenu tel ou tel résultat suivant les cas, on se créerait des difficultés qui aboutiraient fatalement à un échec. On ne peut se douter d'ailleurs des récriminations auxquelles les parents s'exposeraient alors et auxquelles ils ne sauraient comment faire pour résister. Une de mes jeunes malades me racontait à sa sortie les premières nuits où elle avait été dans l'établissement ; elle se figurait être dans des draps trempés à tordre, et que le papier des murs était lui-même si mouillé qu'il allait se détacher et tomber sur elle. Il n'en était rien naturellement, mais elle ajoutait qu'elle se faisait la réflexion que sa mère, qui la croyait rhumatisante, ne la laisserait pas là si elle le savait, et elle s'étonnait en même temps qu'elle ne s'en fût pas aperçue en visitant sa chambre. Je pourrais citer cent autres exemples analogues. Que les parents viennent le lendemain, la malade ne manquera pas de leur faire part de pareilles impressions. S'ils la croient contre toute évidence, ils renonceront au traitement ; s'ils reconnaissent que c'est faux, ils se diront que, avec de telles appréhensions, leur enfant ne pourra jamais guérir, et le résultat sera le même.

L'isolement doit donc être absolu d'emblée ; le médecin ne doit admettre aucune concession, aucune demi-mesure sous peine de le voir échouer.

Parmi les concessions qu'on demande à la rigueur de l'isolement, il en est une qu'on réclame souvent, c'est de placer auprès de la malade une domestique qui y est habituée, ou une garde choisie par la famille. Cette demande n'a d'autre but que d'établir un lien entre la famille et la malade en dehors du médecin traitant ; c'est une suspicion contre ce dernier, et s'il se respecte il doit refuser d'entreprendre le traitement dans de pareilles conditions. Il est absolument naturel qu'une famille ait toutes les garanties quand elle place une jeune fille dans un établissement particulier, qu'elle prenne tous ses renseignements, mais la confiance qu'on réclame de la malade ne saurait qu'être amoindrie si elle voit sa famille ne pas la témoigner au médecin. Une domestique habituée à la malade est à son service et non à celui du médecin, lequel doit avoir en main son personnel et être sûr que ses ordres sont exécutés tels qu'il le veut. Une personne étrangère, ne connaissant rien au traitement des maladies nerveuses, ne peut que nuire à l'application de ce traitement et n'être en tout cas d'aucune utilité. Or, auprès des malades, toute personne inutile est gênante. Du reste, avec les hystériques, moins il y a d'intermédiaires entre elles et le médecin mieux cela vaut.

Une autre question se pose pour l'isolement : c'est sa durée. « Soit, disent les parents, nous consentons à nous séparer de notre enfant, mais nous exigeons de la voir au bout de quinze jours, d'un mois. » *Que le médecin se garde de souscrire à une pareille exigence.* L'isolement n'est pas une punition à laquelle on condamne la malade, comme la prison pour un délit ; c'est un procédé thérapeutique et sa prolongation ne saurait donc être soumise qu'à une seule chose : l'opportunité résultant de l'état du sujet. Or, cette opportunité, le médecin traitant seul peut en être juge et personne ne peut prévoir, dans un cas donné, le terme à lui assigner. Le fixer d'avance c'est méconnaître son véritable rôle, sa véritable raison d'être, et c'est en même temps s'exposer à ce que la date fixée soit prématurée, ou tombe dans une période où il est tout à fait inopportun de lever l'isolement ; c'est s'exposer à perdre en un jour le bénéfice de plusieurs semaines de soins assidus et de progrès réalisés.

Ou le médecin est convaincu de l'efficacité de ce qu'il prescrit, et alors il doit en maintenir l'application intégrale sous sa responsabilité, ou il a la faiblesse de céder aux exigences et aux sollicitations des malades et de leurs familles, et il enlève ainsi toute autorité à ses prescriptions.

Mais cette question, il faut le reconnaître, est délicate pour lui comme pour la famille, par suite des conditions dans lesquelles on peut réaliser l'isolement. Isolement ne voulant pas dire séquestration dans une chambre sans voir sa famille, mais signifiant « éloignement de son milieu habituel et placement dans un autre milieu où on puisse faire le traitement rationnel de l'hystérie », il est évident, par définition, que la malade doit être placée ailleurs que dans sa maison habituelle et par conséquent qu'il faut la transporter. On a en général toutes sortes de craintes que ce transport ne la fatigue, ne cause des accidents, ne puisse être supporté à cause de sa faiblesse. Or, on peut à coup sûr prédire *que tout se passera pour le mieux :* le transbordement, le voyage, sont déjà un commencement de changement de milieu ; l'attention du sujet est plus éveillée, et grâce à cet éveil plus grand de son cerveau il cesse d'avoir les accidents habituels. Les parents sont toujours étonnés de voir la facilité avec laquelle leur malade, malgré sa faiblesse ou la fréquence de ses crises, a supporté le voyage ou le transfert. Il n'y a donc pas à s'inquiéter, dès qu'on a décidé de pratiquer l'isolement, de la question du transfert du malade.

Où pratiquer l'isolement ?

La première question qui se pose en effet quand on a prescrit l'isolement, c'est de savoir où le pratiquer. Peut-on le faire partout ? Peut-on, par exemple, comme cela est quelquefois proposé, placer la malade dans une maison particulière à la campagne, avec un personnel suffisant de garde-malades, sous la direction d'un médecin venant chaque jour la voir ? Outre que ce système, fort coûteux, n'est pas à la portée de tout le monde, il a les plus grands inconvénients. La malade se trouve en effet livrée presque toute la journée à ses garde-malades. Celles-ci n'ont qu'un intérêt, c'est que leur malade soit satisfaite, et elles ne tardent pas à devenir ses complices pour éluder les prescriptions du médecin au lieu de les appliquer rigoureusement.

Quand elles en ont assez de cette vie isolée, elles ne se font pas faute de persuader à la famille que leur malade s'en trouve fort mal, ce qui est exact d'ailleurs, car le médecin n'a aucune surveillance effective. Qu'il survienne quelque accident, la malade n'a pas de médecin sous la main pour le constater et y parer. En outre, les installations hydrothérapiques ou gymnastiques nécessaires font défaut ou sont insuffisantes. Enfin la monotonie de l'existence dans de telles conditions détruit rapidement le bon effet qu'a pu avoir au début le changement de milieu, de résidence, de régime.

Et encore une fois, je ne saurais trop le répéter, si l'isolement agit dans une grande mesure sur l'état hystérique, il est absolument insuffisant à lui seul pour combattre des cas graves et invétérés ; *il est la condition nécessaire mais non suffisante du traitement*, et celui-ci ce n'est qu'un médecin exercé qui peut l'appliquer dans tous ses détails.

Ce n'est donc pas tout de séparer la malade de son milieu. Il faut encore qu'elle trouve dans le nouveau milieu où on la place une direction ferme et rationnelle. Ce n'est que dans un établissement spécial pour le traitement des maladies nerveuses que toutes les conditions requises peuvent être réunies. Mais là encore bien des difficultés surgissent en raison de l'organisation de la plupart de ces établissements.

Les uns, c'est la majorité, sont des sortes de grandes pensions de famille, dirigées par un médecin quelconque, sans autorité scientifique, sans compétence spéciale, où les malades sont reçus avec leur famille, leurs domestiques, font ce qu'ils veulent, sortent quand il leur plait et rentrent de même, sans direction, sans surveillance, ayant pour tout traitement une ou deux douches par jour et la visite du médecin qui leur donne en passant un encouragement platonique plus ou moins suggestif : « Vous guérirez, ça passera, etc. » Les malades y sont très heureux, car rien ne vient les contrarier. Ils y font ce qu'ils veulent et y guérissent le jour où ça leur plait. Ce sont des hôtels avec salles de douches et de bains, où les malades comptent avant tout comme pensionnaires. Aucune direction scientifique. Le médecin ordinaire de la famille vient voir sa malade, s'enquiert de ce qu'elle a fait, conseille ce qu'il juge convenable et s'en va sans avoir la certitude que ses prescriptions seront mieux suivies que dans la famille. L'isolement dans de pareilles conditions est un leurre, et le médecin qui, après bien des efforts pour l'obtenir, le laisse appliquer ainsi peut être certain qu'il ne donnera pas les résultats qu'il en attend et qu'il a annoncés.

Si on ajoute que dans la plupart de ces établissements, où le seul but est d'avoir des pensionnaires aussi nombreux que possible, on prend indifféremment des aliénés qu'on laisse mêlés aux nerveux, et qui peuvent faire sur eux une impression très fâcheuse, on comprendra que l'hôpital vaut mieux que de pareilles maisons de santé.

Il y a une autre catégorie d'établissements : ce sont des maisons de santé mixtes, de médecine et de chirurgie, ordinairement dirigées par des religieuses. Là, pas de médecin dans la maison, pas même d'interne pour parer aux accidents qui peuvent survenir, pour observer les phénomènes qui évoluent, pour surveiller, et intervenir au besoin dans l'application des prescriptions. Une fois par jour le médecin vient, donne ses ordres. Lui parti, si la malade fait la moindre difficulté pour les exécuter, personne n'a l'autorité pour la faire obéir. J'ai vu des anorexiques qui, dans de pareilles conditions, n'avaient pas repris une livre au bout d'un mois, alors qu'isolées sous la direction d'un médecin dans un établissement sérieux elles reprenaient facilement 3 et 4 kilogrammes dans le même temps. En dehors de l'absence d'un médecin à demeure, un des gros inconvénients de ces maisons mixtes est le mélange des malades nerveux avec d'autres, et particulièrement avec des opérées. J'ai vu plus d'une fois des hystériques placées dans ces conditions, obsédées par l'idée de se faire opérer pour des troubles purement nerveux, simulant des affections chirurgicales qu'elles avaient été à même de voir de près. Une fois une pareille idée implantée chez elles, il est souvent très difficile de la faire céder et elle entrave tout autre traitement[1].

[1] On indique souvent aussi des établissements à l'étranger, en Suisse, en Allemagne, en Autriche. J'ai visité la plupart d'entre eux et je puis dire que s'ils répondent — en très petit nombre d'ailleurs, deux environ dans chacun de ces pays — à la cure des neurasthéniques, ils sont peu aptes à celles des hystériques. Les établissements spéciaux que nous possédons en France sont certainement égaux, et certains même supérieurs, à ce qu'on prétend exister à l'étranger. Je ne parle pas, bien entendu, des nombreux médecins qui prennent quelques pensionnaires chez eux et qui sont légion à l'étranger.

Si, dans les établissements du premier genre, la question commerciale prime tout pour le médecin qui les dirige, et qui n'a en vue que d'avoir le plus grand nombre de pensionnaires possible, dans ceux du second genre, le consultant ne pouvant prétendre à appliquer lui-même le traitement dans de pareilles conditions, il n'y a en réalité pas de médecin traitant.

Or, de même qu'un médecin doit, pour une opération, confier son malade à un chirurgien qui en prend la responsabilité et la direction complète, il doit, quand il s'agit d'un hystérique confier son malade à un spécialiste qui en prend aussi toute la responsabilité et doit en avoir la direction absolue. Cela ne l'empêche nullement, cela va de soi, de continuer à visiter son malade, mais toute initiative de sa part, toute intervention en dehors du médecin traitant, affaiblit l'autorité de celui-ci, enlève au malade sa confiance en lui, lui permet un recours contre ce qu'il juge opportun et nécessaire de lui faire faire, et nuit par conséquent à la cure. Il ne faut pas oublier en effet que les hystériques cherchent continuellement à mettre en désaccord soit avec eux-mêmes, soit entre eux, leurs médecins, et profitent de la moindre contradiction ou de la moindre divergence pour échapper à toute direction. Il faut donc que le médecin traitant ait l'autorité absolue sur son malade, et quand celui-ci voit son médecin habituel lui dire de se soumettre complètement à son confrère, quand il comprend qu'ils agissent d'un commun accord, il s'incline et n'en guérit que mieux et plus vite.

Charcot, qui connaissait si bien et ces malades et leurs familles, ne manquait jamais, quand il me faisait l'honneur de me confier une malade, et que ses parents lui demandaient une ordonnance, de leur dire : « Ce n'est pas la peine ; vous n'aurez qu'à faire ce que M. Sollier vous dira. » Rien n'est plus facile, dans de telles conditions, que de faire tout ce qu'on doit faire.

Mais il est évident que, pour qu'un médecin puisse conseiller ainsi à des parents de s'en remettre aveuglément aux mains d'un autre médecin, il faut qu'il ait lui-même confiance absolue en ce médecin et soit assuré de sa compétence scientifique et de sa conscience professionnelle.

Gilles de la Tourette a écrit sur ce sujet des pages excellentes ; je ne puis mieux faire que d'en citer les principaux passages [1].

« Le médecin ordinaire ou consultant qui prescrit l'isolement doit, vis à vis du malade et de sa famille, prendre la responsabilité complète du traitement qu'il indique ; autrement il ne serait pas obéi. Mais, pour qu'il puisse assumer sur lui cette responsabilité, qui n'est pas sans être lourde, dans certains cas d'anorexie, par exemple, qui peuvent se terminer par la mort, il faut qu'il puisse indiquer immédiatement un établissement hydrothérapique dans lequel il ait lui-même toute confiance. Et ces établissements ne sont pas communs.

« Beaucoup, excellents au point de vue du confort, par exemple, pèchent radicalement par ce fait que ceux qui les dirigent ne sont pas à la hauteur de la tâche très délicate qui leur incombe. Il ne suffit pas d'être un excellent administrateur pour soigner des hystériques ; il faut les connaître. Il faut surtout vouloir et pouvoir s'en occuper tous les jours, à chaque instant du jour.

« Le médecin a promis qu'en entrant dans tel établissement la guérison était assurée ; il a pu se tromper, mais il ne faut pas que son erreur provienne de l'insuffisance des soins apportés à l'application du traitement qu'il a prescrit. »

Et plus loin, parlant de la réponse à faire aux parents qui soulèvent des objections contre l'idée de l'isolement, il dit encore : « La réponse à ce dernier argument (mais, docteur, mon enfant mourra du chagrin de quitter ses parents) est difficile, si l'on ne veut pas blesser des sentiments paternels ou maternels, d'ailleurs fort louables. L'expérience apprend, en effet, que le chagrin des enfants ainsi isolés n'est jamais de longue durée ; alors que les parents qui ont consenti à l'isolement rôdent autour de l'établissement, fatiguent de visites le médecin directeur,

---

[1] *Traité de l'hystérie*, t. III, p. 496.

la malade, du jour même de son entrée, devient calme si elle n'était pas trop agitée ; au bout de quarante-huit heures elle est généralement faite à sa nouvelle vie.

« ... A partir de ce moment il se fait dans son esprit une véritable révolution assez difficile à analyser, d'ailleurs, mais qui n'en existe pas moins, et dont on constatera bientôt les effets salutaires. La malade comprend que ses doléances ne sont plus des ordres ; elle se montre plus souple, devient plus obéissante et de l'obéissance, en matière d'hystérie, à la guérison il n'y a pas loin. »

« Le fait seul d'avoir obtenu l'isolement, dit très justement le professeur Pitres[1], constitue une victoire morale qui place l'hystérique sous la domination exclusive du médecin. Celui-ci n'a plus qu'à profiter de ce premier succès en faisant suivre avec une rigoureuse exactitude le traitement qui lui paraît indiqué. »

Mais, pour profiter immédiatement de cet avantage, il faut que le médecin traitant soit là constamment, prêt à toute éventualité, prêt à intervenir lui-même en toute occasion ; il faut que la malade sache bien qu'il peut apparaître à tout instant, qu'on n'a qu'un coup de sonnette à donner pour qu'il soit là. Il faut que les malades le sentent toujours près d'eux, et qu'il sache agir lui-même. Il ne doit pas se borner à donner des ordres à ses garde-malades, il doit payer de sa personne ; il doit faire exécuter lui-même, sous ses yeux, ce qu'il a ordonné, et ne cesser de faire ainsi que lorsqu'il est assuré que la malade se soumet de bonne grâce à ses prescriptions. Nous verrons combien cela est indispensable en particulier dans certains cas d'anorexie, où c'est lui-même qui doit faire manger la malade tant qu'elle ne mange pas de bonne volonté.

L'établissement où on place une hystérique à isoler doit *donc être habité par le médecin traitant*, et celui-ci doit se consacrer entièrement à ses malades, vivre sans cesse au milieu d'eux, agir par lui-même dans le traitement et

[1] *Leçons sur l'hystérie.*

être toujours prêt à intervenir en cas de besoin. C'est une lourde tâche, mais qui est largement compensée par les résultats qu'on obtient, tâche ingrate cependant, car on a à lutter contre les familles des malades toujours impatientes, cela se comprend, mais souvent aussi soupçonneuses et toujours portées à croire que tout ce qu'on fait a pour mobile l'intérêt. Comme si l'intérêt bien compris pour un médecin n'était pas de guérir le plus vite et le plus radicalement possible ses malades, surtout quand il en a la responsabilité aussi complète que dans un établissement dont il est le chef et le médecin traitant.

Il doit être toujours présent, car il est une objection qu'on fait encore à l'isolement ou plutôt au traitement en commun des hystériques dans un établissement, c'est la question de la *contagion des accidents*. Cette contagion est possible évidemment, mais elle ne l'est guère que si la surveillance médicale est mal faite. Quand on vit au milieu de ses malades, il est très facile de voir l'influence fâcheuse qu'elles peuvent avoir les unes sur les autres et de les séparer. Dans ces conditions je n'ai jamais vu cette contagion se produire.

Il faut d'ailleurs une surveillance très grande, et exercée par un personnel habitué et clairvoyant pour les hystériques, si on ne veut pas voir non pas des accidents nerveux se propager, mais des idées fausses, des oppositions au traitement, des récriminations se produire par imitation, d'où résultent des difficultés dans l'application du traitement. Il faut un régime intérieur très strict, une discipline très ferme, si on ne veut pas voir survenir très rapidement le désordre et le relâchement dans l'exécution des prescriptions médicales.

Aussi bien pour le personnel placé auprès des malades que pour les malades eux-mêmes, la présence constante du médecin est indispensable, et je ne crains pas de dire que tout établissement où il n'en est pas ainsi n'est pas sérieux. Le médecin doit tout connaître dans les plus petits détails et rien ne doit se faire sans son ordre ou sans sa permission.

On comprend que pour obéir à ce programme l'établissement n'admette pas des personnes non malades, ayant la liberté complète pour aller et venir au dehors, sur lesquelles le médecin ne peut avoir qu'un contrôle fictif et qui apportent le trouble parmi les vrais malades en se mêlant de ce qui ne les regarde pas, critiquant le régime, le médecin, donnant des conseils, poussant le plus souvent les hystériques à réclamer contre ce qu'on leur impose et s'offrant comme intermédiaires entre elles et l'extérieur.

On invoque aussi contre l'isolement dans un établissement spécial des *arguments d'ordre moral et social*. On craint que ce ne soit une tare pour une jeune fille d'avoir été dans une maison de santé et que cela ne nuise à son mariage ; mais on oublie que laisser son hystérie se développer lui serait encore plus nuisible, et qu'au point de vue de sa réputation dans le monde on n'est pas sans ignorer ses accidents nerveux. C'est d'ailleurs un préjugé qui tend à disparaître de plus en plus, et qu'à l'étranger on paraît ignorer, par lequel on se cache de se faire traiter dans un établissement pour une maladie nerveuse. On confondait autrefois les maladies nerveuses et l'aliénation mentale et le terme de « maison de santé » évoquait aussitôt l'idée de folie. Il n'en est plus de même aujourd'hui où les établissements pour les deux genres de maladies sont différents.

Il est toujours facile de dire d'ailleurs — si le traitement ne doit pas être trop long — que la malade est à la campagne ou dans le Midi suivant la saison. Si le traitement doit être prolongé plusieurs mois, c'est que le cas est grave, et alors toutes les cachotteries de la famille sont bien vaines, car tout le monde dans ses relations est au courant de l'état de la malade, et l'on n'a pas lieu de s'étonner qu'on la fasse traiter dans un établissement spécialement consacré aux maladies nerveuses.

Il est encore une objection d'ordre moral qu'on fait valoir, c'est que dans un établissement d'hydrothérapie la malade va se trouver en contact avec d'autres malades dont l'influence morale peut être fâcheuse. C'est une objection valable si l'établissement comportait un très grand nombre de malades, parce que la surveillance y serait impossible. Elle tombe lorsque le nombre des malades est de 15 à 20 au maximum, et que le nombre des surveillantes sûres est assez grand pour que les malades ne puissent jamais se réunir par petits groupes à part des autres, se tenir à l'écart, avoir des conciliabules particuliers, et doivent être ou seules dans leur chambre avec leur garde-malade, ou dans des pièces communes sous la surveillance de personnes sûres et habituées.

Dans ces conditions de discipline étroite, et que je considère comme indispensables, — car elles sont non seulement une garantie pour les familles, mais encore pour le médecin responsable du traitement, — je ne crains pas d'avancer que les jeunes filles ne sont pas plus exposées à entendre ce qu'elles ne doivent pas, à apprendre ce que leur éducation leur défend de savoir trop tôt, que dans n'importe quelle pension ou couvent.

Au point de vue des malades qui pourraient faire impression sur les autres, ce sont surtout les aliénés qui sont redoutés par les hystériques et leurs familles. J'ai déjà dit plus haut qu'on ne devait pas recevoir d'aliénés dans un établissement spécial pour les nerveux, ainsi que cela se fait cependant très couramment dans la plupart des établissements d'hydrothérapie.

Comment pratiquer l'isolement?

Quand l'hystérique arrive dans l'établissement où elle doit être isolée, le mieux est de la mettre immédiatement au repos au lit, dont elle a d'ailleurs le plus grand besoin ordinairement, avec interdiction à toute personne étrangère à son service de communiquer avec elle. On peut ainsi l'observer facilement du matin au soir et du soir au matin, dans ses moindres manifestations morbides. En même temps le médecin peut étudier son caractère, ses idées, sans la brusquer, sans la presser, sans la fatiguer par un interrogatoire rigoureux comme ordre, mais en procédant plutôt à bâtons rompus, suivant ses dispositions du moment, prenant ainsi peu à peu contact avec elle, s'adressant tantôt à sa raison, tantôt lui rappelant, si elle proteste, qu'il a pleins pouvoirs et que ses protestations sont vaines, qu'elle doit obéir d'abord et qu'elle comprendra, une fois guérie, pourquoi on a agi comme on le fait.

Au bout de peu de temps, quand elle comprend que le médecin n'est pas dupe de ses exagérations et de ses simulations si elle en fait, est insensible à ses menaces ou à ses protestations si elle s'y livre, et sait parfaitement à quoi s'en tenir sur son état, elle devient de plus en plus confiante et souple. En même temps les modifications s'opérant très rapidement dans sa personnalité, par suite du dépaysement, font qu'elle devient de plus en plus indifférente au milieu qu'elle a quitté. Il arrive plus d'une fois qu'elle devient incapable de se représenter les êtres qui lui sont le plus chers, avec lesquels elle vivait continuellement. Cette incapacité de représentation l'empêche par conséquent d'y penser et de s'affliger d'en être séparée. Cette indifférence n'est d'ailleurs que momentanée ; elle tient à ce que la personnalité maladive s'effaçant, et la personnalité normale n'étant pas encore revenue, il y a un état neutre en quelque sorte, qui est différent des deux personnalités. Cet état persiste presque tout le temps de l'évolution de la maladie vers la guérison et s'efface peu à peu, pour laisser reparaître les sentiments, les goûts, les tendances normales du sujet. C'est alors seulement que l'on peut commencer à suspendre l'isolement, et dans certains cas ce n'est qu'au bout non de quelques semaines mais de deux, trois, quatre mois.

Il ne faut d'ailleurs pas brusquer les choses. Il faut choisir le moment opportun. L'isolement comprend au début la suppression de toute correspondance, de toute communication avec l'ancien milieu. Non seulement la malade ne doit pas écrire, mais elle ne doit pas recevoir de lettre de sa famille ou de ses amis. Le médecin consultant qui vient la voir doit éviter de lui en parler autrement que pour lui dire que tout va bien et qu'elle ne doit s'occuper de rien. J'ai vu plus d'une fois des malades avoir des crises à chaque visite de leur médecin ordinaire parce que cela leur rappelait leur famille ou certaines circonstances auxquelles, en temps ordinaire, elles ne pensaient plus.

Les familles se servent souvent de leur médecin non pour les soins à donner à leur malade, mais pour lui raconter qu'on ne l'oublie pas, qu'on s'en préoccupe au contraire, et le chargent de commissions pour elle, le prient de lui porter des tendresses et de lui dire qu'on est triste de son départ et qu'on s'ennuie d'elle. C'est un grand tort de céder pour le médecin, car la malade n'en tire qu'une conclusion, c'est qu'elle peut peut-être échapper encore au traitement, et qu'en tout cas sa famille n'est pas absolument convaincue de sa nécessité et serait toute prête à y couper court. Au lieu de s'efforcer de guérir, elle fait alors tout son possible pour contrecarrer le traitement, de façon à ne faire aucun progrès et démontrer ainsi qu'il est inutile de continuer et qu'on a fait fausse route. En outre, elle comprend que sa famille et peut-être son médecin n'ont pas une confiance absolue dans le médecin traitant, et elle regarde ces visites comme un contrôle sinon une suspicion. Si le médecin ordinaire de la famille, qui en est souvent l'ami, ne se sent pas l'énergie suffisante pour opposer une parfaite impassibilité aux questions insidieuses de la malade, et être parfaitement ferme dans son attitude, il vaut mieux qu'il attende quelque temps avant de venir, jusqu'à ce que le médecin traitant ait pris toute l'autorité nécessaire et conquis la confiance de la malade. Si, au contraire, il est très décidé à parler dans le sens qu'il faut, et à ne pas se laisser attribuer le rôle d'un envoyé de la famille pour contrôler le médecin traitant, il ne peut que contribuer à convaincre la malade qu'il est inutile pour elle de chercher des subterfuges et par là à hâter sa guérison.

Certains médecins craignent, quand il s'agit d'une jeune femme ou d'une personne indépendante, qu'elle leur en veuille plus tard de ne pas lui avoir cédé, d'avoir été durs pour elle, etc. Qu'ils se rassurent : une hystérique n'en veut jamais au médecin qui lui montre de la fermeté pour la guérir, elle ne lui sait jamais gré de sa faiblesse au contraire, car elle comprend parfaitement, si elle ne veut pas l'avouer, que ce n'est qu'en s'opposant à ses caprices, en lui imposant une volonté qu'elle n'a pas, qu'on peut la ramener à son état normal. Mais elle sent aussi inconsciemment si ce qu'on fait pour elle est utile ou non, est basé sur une raison vraie ou si ce n'est qu'une intimidation.

Il ne faut jamais oublier, quand on parle à une hystérique, qu'on doit moins s'adresser à la personnalité consciente qu'à la personnalité inconsciente. Aussi ne doit-on pas s'émouvoir de ses arguments, mais se borner à lui dire toujours l'exacte vérité; ne pas chercher à l'éblouir, l'étonner par des affirmations suggestives à la manière des thaumaturges, mais simplement lui expliquer les choses telles qu'elles sont. Rien n'étonne plus une hystérique et ne capte plus sa confiance que de lui démontrer qu'elle se trompe quand elle vous raconte comment des accidents se sont développés chez elle, ou qu'elle oublie des phénomènes qui les ont précédés ou accompagnés. « Ah ! s'écrie-t-elle, vous connaissez donc cela ; alors je n'étais pas absurde en disant que je ressentais telle chose ; on me disait que c'était une idée, et je n'osais plus en parler. Je me demandais si j'étais folle de croire cela. Mais je vois bien que j'avais raison. » Et là dessus elle se met à vous raconter toutes ses impressions, toute l'évolution de sa maladie. A partir de ce moment vous êtes le maître de la situation et vous êtes certain qu'elle fera ponctuellement ce que vous lui ordonnerez de faire.

Pour l'opportunité qu'il y a à lever l'isolement, on peut se baser sur des critériums objectifs de façon à éviter toute discussion avec les malades et plus encore peut-être avec les familles, toujours trop pressées de le réclamer. Le retour du sommeil, un certain poids à atteindre, sont d'excellents critériums à cet égard. Il en est un autre qui peut paraître singulier et qui est cependant beaucoup plus fréquent qu'on ne croit : c'est d'attendre le désir des malades de revoir leur famille. Il n'est pas rare en effet que les malades, perdant le souvenir net de leurs impressions de leur période de maladie sous l'influence de la modification de leur personnalité, oublient en quelque sorte leur famille pendant quelque temps, cessent de se représenter leur ancien milieu et par conséquent ne le désirent pas. Elles éprouvent aussi ordinairement un soulagement, une sécurité, à se sentir sous la direction du médecin et la discipline de l'établissement. Et ce sont précisément ceux souvent qui ont le plus protesté contre l'isolement au début, parce qu'ils étaient les plus malades et que la guérison amène par conséquent dans leur personnalité un plus grand changement. Mais, en attendant un peu plus, on voit de nouveau reparaître tous les souvenirs, toutes les impressions, tous les sentiments d'autrefois, avec le plaisir de les retrouver. A ce moment les visites de la famille ne peuvent avoir qu'une bonne influence en provoquant un réveil plus précis de ces souvenirs, en donnant un aliment réel aux sentiments qui s'éveillent.

Quand la convalescence est en bonne voie et que l'isolement peut être suspendu, on commence par rétablir la correspondance. J'ai pour habitude de faire écrire d'abord la malade. Une courte lettre, à laquelle la famille doit faire une courte réponse, sans trop d'attendrissement ni d'émotion, et dont quelquefois même je lui trace le canevas. *Il ne faut pas en effet que les parents aient l'air de manifester de la reconnaissance à leur malade pour avoir daigné guérir!* Cela n'arrive que trop souvent. Il est préférable d'agir avec plus de modération, pour bien lui prouver au contraire que ce qu'elle a fait est tout naturel et qu'elle doit en être plus heureuse que personne, que ce n'est pas un sacrifice à sa famille dont on doive lui être reconnaissant. Ce sont là sans doute de petites questions, mais qui ont bien leur importance, car, comme le remarque très justement Gilles de la Tourette, la rentrée de la malade dans son milieu habituel présente plus de difficultés que sa séparation.

Après quelques lettres échangées on peut commencer les visites. Suivant les cas, ce sont les parents directs ou des parents plus éloignés qui viennent voir d'abord la malade. En tout cas ce sont ceux qui sont le moins émotifs, le moins exubérants les plus calmes et modérés, qui doi-

vent venir les premiers. La première visite est courte. Et
on voit ensuite l'effet produit avant d'en autoriser une
seconde. Il y a en effet souvent un arrêt brusque dans les
progrès à sa suite, et il faut attendre que la convalescence
ait repris son cours pour recommencer.

En même temps ce sont des sorties, d'abord sous la conduite de la garde-malade, puis avec la famille. Ensuite on
autorise la malade à aller déjeuner en famille, où elle se
remet en contact avec son ancien milieu, avec les amis
ordinaires, avec la vie courante qu'elle va bientôt mener
de nouveau. Peu à peu on l'habitue ainsi à reprendre
l'existence normale, à supporter sans inconvénient les
mille petites impressions que l'on a dans la vie journalière, les fatigues aussi des conversations nombreuses,
des courses dans la ville, des achats dans les magasins etc.
De sorte que lorsque la malade rentre définitivement chez
elle, elle est déjà faite à la vie qu'elle va mener de nouveau, n'a plus la griserie que donnent le retour à ses anciennes habitudes, à la liberté et surtout la joie du nouvel
aspect sous lequel les choses lui apparaissent. Tout se
passe avec calme, et en même temps elle a plus de sécurité, ne craint pas que les émotions la fassent retomber,
et trouve au contraire tout naturel de « *faire comme
tout le monde* ». Il ne faut pas en effet qu'elle se considère
comme une malade, ni même comme une convalescente.
Elle doit être sûre d'elle, sûre de n'avoir plus besoin de
la tutelle du médecin pour se conduire sans accident.
C'est d'ailleurs une affaire d'entraînement auquel doit
la soumettre le médecin traitant qui, après lui avoir
appris à obéir, doit lui apprendre à se diriger elle-même
sans son aide et à ne compter que sur elle. Nous verrons
plus loin à propos du réveil cérébral un moyen pratique
pour la faire se maintenir dans son état normal par de
simples exercices qu'elle apprend à exécuter seule.

En résumé je dirai de l'isolement : *En même temps
qu'un procédé thérapeutique énergique, c'est le moyen le
plus puissant et souvent le seul possible pour appliquer le
traitement rationnel de l'hystérie.* Quant aux cas où il
convient de l'appliquer nous les signalerons dans la troi-

sième partie à propos de chaque accident que nous examinerons..

Excitations fonctionnelles générales.

Ainsi que nous l'avons vu dans la première partie, le
trouble fondamental de l'hystérie consiste dans la diminution ou l'arrêt du fonctionnement de l'écorce cérébrale,
qui se trouve en quelque sorte engourdie, endormie.
Comme elle tient sous sa dépendance toutes les fonctions
sensitives, motrices, psychiques, la thérapeutique de l'hystérie doit donc avoir pour but unique de réveiller par tous
les moyens possibles les fonctions cérébrales. Nous avons
vu que l'isolement, en provoquant une réaction physiologique et psychologique, amenait déjà un certain réveil
du cerveau dont il fallait immédiatement profiter pour
activer le plus énergiquement possible les fonctions organiques et accentuer ainsi la tendance au réveil. Cet isolement, d'autre part, permet seul de procéder d'une façon
méthodique à ce réveil, en supprimant toutes les impressions physiques ou morales anciennes liées à l'état pathologique et capables par leur intervention de l'entretenir
ou de le rappeler.

Il s'agit maintenant de voir par quels moyens on peut
atteindre les centres cérébraux et en réveiller l'activité.

Repos au lit.

J'ai donné tout à l'heure les raisons pour lesquelles,
au début de la cure par l'isolement, il était bon de mettre
d'abord la malade au repos au lit. Mais ces raisons,
d'ordre moral en quelque sorte, ne suffiraient pas à justifier cette manière de faire si elle n'avait avant tout une
cause d'ordre physiologique.

Or, la plupart du temps, l'hystérique qu'on se décide à
traiter radicalement a subi toutes sortes d'essais thérapeutiques. On a fait la chasse aux symptômes par tous
les moyens que la thérapeutique ordinaire et au besoin
l'ingéniosité peuvent suggérer suivant les cas.

Il est nécessaire de laisser l'état pathologique normal,

si je puis dire, apparaître d'une manière indépendante. D'autre part, cet état pathologique est souvent exagéré par l'entourage même de la malade. Il est de malheureuses hystériques qu'on s'étonne de voir résister à tout ce que la sollicitude d'une famille aux abois peut imaginer. On ne les laisse pas un instant tranquilles, c'est une agitation perpétuelle autour d'elles, qui ne fait que les fatiguer davantage. D'où l'utilité de les mettre au repos dès qu'on le peut, pour les laisser se ressaisir. Elles en éprouvent un bien-être considérable toujours. Si elles sont agitées, « énervées », le calme renaît, les accidents bruyants s'apaisent et cessent quelquefois d'emblée.

Dans les cas où les manifestations hystériques étaient sourdes, comme dans l'hystérie viscérale par exemple, ou dans ceux où l'entourage était assez calme, il y a toujours de l'agitation précédant l'isolement, le départ de la maison, la séparation de la famille. Ce sont des préparatifs de voyage ou de départ, ce sont des allées et venues, des recommandations, des discussions. Les malades sont véritablement ahuries, et c'est un soulagement pour elles de se trouver dans une chambre tranquille, loin du bruit, de l'agitation, entourées de personnes qui leur parlent posément, fermement, qui n'ont ni trop de sollicitude, ni d'attendrissement, mais qui font et disent seulement ce qui doit être fait et dit.

Tout ce qui est factice, en quelque sorte, excessif, dans leur état, tout ce qui dans leur hystérie est le résultat de la culture dans le milieu où elles vivaient, tombe comme par enchantement, et l'on se trouve en présence des accidents réduits à leur stricte intensité et à leur nombre réel.

L'attention si faible dont disposent les grandes hystériques peut être attirée sur un petit nombre de points seulement, les plus indispensables à leur traitement, au lieu de la laisser s'éparpiller sur les mille impressions qui viennent les assaillir dans le milieu ordinaire. Le peu de forces conscientes dont elles disposent est concentré par le médecin traitant sur deux ou trois actes demandant un certain effort. Le séjour au lit les empêche de perdre inutilement à des occupations futiles ces forces disponibles. Du reste, les grandes hystériques sont peu capables de travailler ou le font d'une façon tout automatique, qu'il faut empêcher, car cela ne fait que développer cette tendance aux actes inconscients, que le traitement a justement pour but de combattre comme une des manifestations de leur hystérie.

Le médecin doit donc voir de quelle manière la malade travaille ; si c'est d'une façon consciente et appliquée, ou au contraire automatiquement. Dans ce dernier cas il vaut mieux suspendre le travail ou la lecture, cette dernière surtout. Le plus grand nombre des hystériques dévorent des volumes, sans en rien retenir, et ne s'aperçoivent même pas quelquefois qu'elles les ont déjà lus. Dans ces conditions, le travail et la lecture ne font que favoriser leur état de rêverie, et tout en ayant l'air de s'y appliquer elles pensent à tout autre chose, et accentuent ainsi le dédoublement de leur personnalité.

Beaucoup d'ailleurs cessent, avec les progrès de la maladie, de se livrer à aucune occupation. Ce qui n'empêche pas les mères, quand elles les placent dans un établissement, de dire : « Mais ma fille va s'ennuyer ; à quoi va-t-on l'occuper. Il ne faut pas qu'elle reste sans rien faire. » — « A quoi s'occupe-t-elle chez elle ? » — « A rien ; voilà déjà longtemps qu'elle ne peut plus rien faire. » — « Eh ! bien elle continuera sans s'ennuyer davantage, peut-on leur répondre, jusqu'à ce que, son activité cérébrale reparaissant, elle désire elle-même s'occuper à quelque chose. » — C'est là une des contradictions si fréquentes chez les parents d'hystériques.

Il est une catégorie de malades chez lesquels le repos au lit s'impose tout particulièrement : c'est dans le cas où il y a anorexie et où existe un amaigrissement ou un affaiblissement plus ou moins considérable.

La durée du séjour au lit est évidemment très variable et subordonnée aux différents cas, mais elle n'est en général guère moindre d'une quinzaine et peut aller jusqu'à un mois et quelquefois plus, au moins partiellement. C'est au médecin à en juger suivant l'état de la malade.

Le repos au lit, bien loin de ralentir les fonctions organiques, permet au contraire de les réveiller. L'engourdissement des centres fonctionnels de l'écorce résultant fréquemment d'une sorte d'épuisement, comme le sommeil normal lui-même, en supprimant toutes les causes d'épuisement, soit physiques, soit morales, on empêche les engourdissements de se produire aussi facilement et on favorise ainsi le fonctionnement plus normal de l'organisme.

En même temps, par suite du ralentissement de la vitalité chez les hystériques, ralentissement qui résulte de celui de la circulation et de la respiration, il y a toujours une tendance au refroidissement des extrémités, qui sont en même temps moites et quelquefois même trempées de sueur.

L'énergie calorique étant indispensable à l'irritabilité cellulaire, on comprend qu'avec la théorie que j'ai donnée de l'hystérie il soit utile de développer la calorification pour réveiller les centres nerveux engourdis et moins excitables. Or, le repos au lit est un excellent régulateur de la calorification, parce qu'il empêche la déperdition de la chaleur, permet d'entretenir la chaleur à la périphérie du corps, et en même temps régularise les deux principaux facteurs de la chaleur animale, la circulation et la respiration. Il y a donc tout avantage à l'instituer au début et à la base du traitement physiologique.

Alimentation.

Dans l'hystérie, comme dans bien d'autres maladies nerveuses, on observe un ralentissement considérable de la nutrition générale. On peut même dire que ce ralentissement est constant, et quel que soit le degré qu'atteigne l'amaigrissement, il existe toujours. Aussi *un des signes les plus caractéristiques du retour à la santé est l'augmentation de poids*, et cela non seulement chez les anorexiques mais chez toutes les hystériques, quels que soient les accidents qu'elles présentent.

Un des plus puissants modificateurs de l'activité organique étant l'alimentation, on doit veiller d'une façon toute particulière à celle-ci. Elle doit être réglée par le médecin d'une façon très stricte, et l'on ne doit faire aucune concession aux malades sur la variété et sur la quantité des aliments. Nous aurons l'occasion d'entrer dans plus de détails à propos du traitement de l'anorexie, mais dès maintenant je dois dire *qu'il faut s'abstenir d'instituer des régimes alimentaires spéciaux*, soit comme nature d'aliments, soit comme heures auxquelles ils doivent être pris. Un petit déjeuner le matin, déjeuner à 11 heures ou midi, dîner à 6 ou 7 heures.

Les malades doivent *être pesés régulièrement* et, pour éviter toute fraude ou toute erreur venant du costume, il est bon de les peser en peignoir de douches au moment où elles vont en prendre. Cette pesée, faite tous les cinq ou huit jours, tient les malades en haleine, et le médecin a un argument décisif à leur opposer quand elles prétendent qu'elles mangent trop et cherchent à diminuer leur quantité d'aliments : c'est leur poids, chiffre brutal contre lequel viennent se heurter tous les raisonnements. Quand elles savent qu'elles doivent avoir augmenté, qu'elles doivent avoir atteint tel poids pour obtenir ce qu'elles désirent, elles sont les premières à s'intéresser à cette augmentation qu'elles redoutaient auparavant et faisaient même quelquefois tous leurs efforts pour éviter.

C'est dans une foule de petits procédés de ce genre, qui ont pour but d'intéresser les malades elles-mêmes à leur guérison, qui leur était indifférente, que consiste en partie l'art de traiter les hystériques. Tout doit être ainsi mis en œuvre par le médecin, et c'est pourquoi il est indispensable qu'il vive au milieu d'elles pour profiter des moindres occasions de leur faire voir les choses sous leur vrai jour, et les forcer à faire attention au lieu de se laisser aller.

De même que le seul moyen de réveiller la fonction musculaire est de faire contracter les muscles, de même le meilleur moyen de réveiller les fonctions digestives est d'exciter l'estomac et l'intestin. Comme ceux-ci n'ont aucune lésion, mais présentent seulement une atonie et une altération de la sécrétion provenant de l'arrêt des centres corticaux qui lés tiennent sous leur dépendance, le meilleur excitant à employer est l'excitant normal, à savoir une alimentation normale. Il faut même que cette alimentation soit très forte, autrement elle ne saurait réveiller la sensibilité abolie de l'estomac et de l'intestin. Or j'ai montré dans des recherches antérieures[1] que la fonction gastrique était au prorata de la sensibilité de l'estomac, et que le chimisme gastrique suivait les variations de cette sensibilité.

Si, en effet, chez une hystérique dont la sensibilité gastrique est normale, et le chimisme gastrique également normal pendant l'évolution de la digestion du repas d'épreuve, on anesthésie l'estomac à un moment donné de la digestion, on s'aperçoit que la courbe du chimisme gastrique, qui avait été jusqu'alors normale, cesse brusquement de l'être. Elle s'abaisse. Si alors au bout d'un certain temps, pendant lequel elle est restée stationnaire, on rétablit la sensibilité de l'estomac, la courbe du chimisme remonte et reprend sa forme normale. *Pendant qu'il y a eu suppression de la sensibilité gastrique il y a donc eu suspension dans les phénomènes chimiques de la digestion* (fig. 2 et 3).

Si on provoque l'anesthésie gastrique dès après le repos d'épreuve, on constate que la courbe, après une courte ascension ne suit plus qu'une ascension extrêmement faible et qui, au bout de deux heures et demie, n'a pas encore atteint le point où normalement elle devrait être une heure après l'ingestion du repas. *Quand l'estomac est insensible, les phénomènes chimiques de la digestion ne se produisent donc qu'avec une lenteur extrême*, qui explique comment, chez les grandes hystériques, anesthésiques totales, on constate plusieurs heures après le repas la présence de résidus non digérés dans l'estomac (fig. 4).

On doit donc s'efforcer de réveiller cette sensibilité des voies digestives, et au lieu de gaver les malades de lait ou

---

[1] *De l'influence de l'état de la sensibilité de l'estomac sur les phénomènes de la digestion*. Revue de méd., janv. 1895, et Archiv. de Physiol., avril 1895 (en collab. avec Parmentier).

de substances non excitantes pour la muqueuse digestive, s'adresser au contraire aux aliments les plus capables de provoquer la sécrétion gastrique et les contractions du tube digestif.

J'aurai d'ailleurs l'occasion de revenir sur cette question à propos de l'anorexie hystérique, mais je tenais dès maintenant à montrer l'importance capitale qu'il y a à alimen-

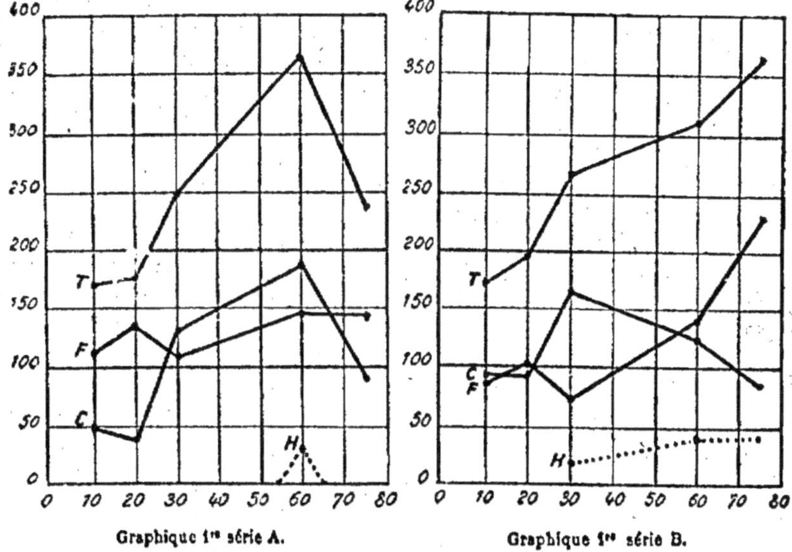

Fig. 2. — Graphiques du chimisme, après repas d'Ewald, chez deux sujets à l'état normal.

ter *normalement*. — sans suralimentation — les hystériques dans tous les cas, pour activer les échanges, et réveiller l'irritabilité cellulaire, qui n'est que le prélude du réveil de la sensibilité consciente, c'est-à-dire du réveil des fonctions cérébrales.

Agents physiques.

Tout ce qui contribue à l'activité organique doit être employé. C'est ainsi que la lumière, le grand air, ne peuvent avoir qu'une bonne influence, et j'avoue ne pas comprendre le système préconisé par certains auteurs et qui consiste à pratiquer l'isolement de la façon suivante : placer la malade dans une chambre sombre, dans un lit dont les rideaux sont fermés, loin de tout bruit,

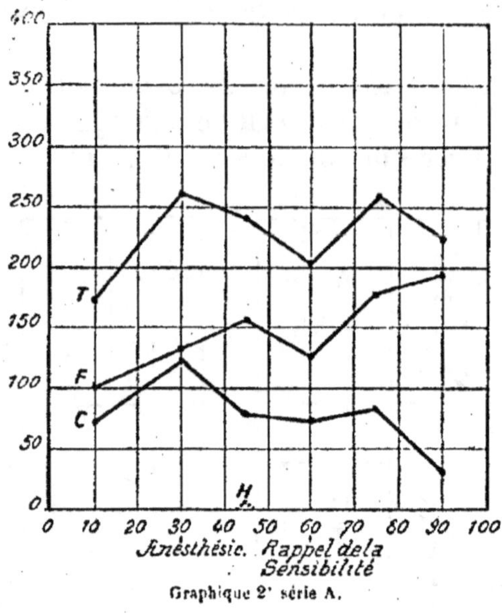

Graphique 2ᵉ série A.

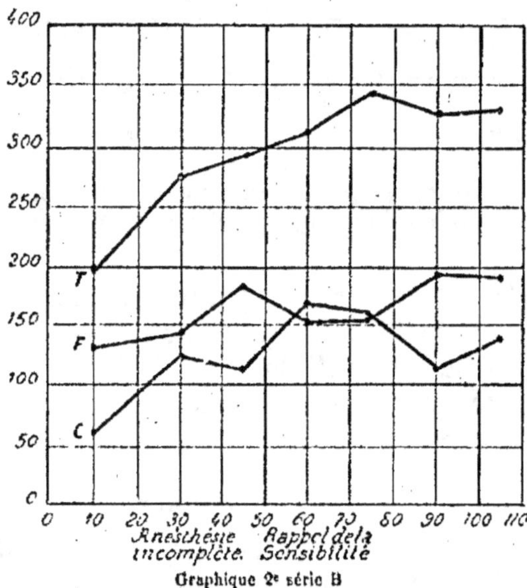

Graphique 2ᵉ série B

Fig. 3. — Graphiques du chimisme, montrant l'arrêt de son évolution et sa reprise, sous l'influence de l'anesthésie et du retour de la sensibilité de l'estomac provoqués dans l'hypnose.

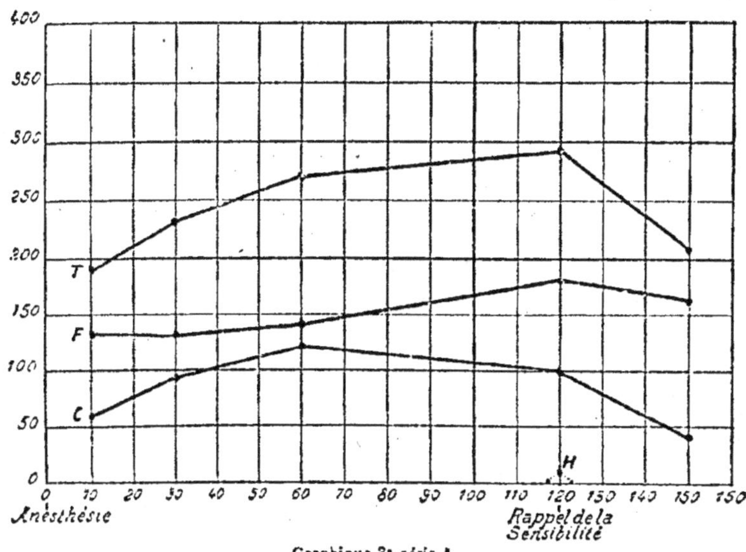

Graphique 3ᵉ série A.

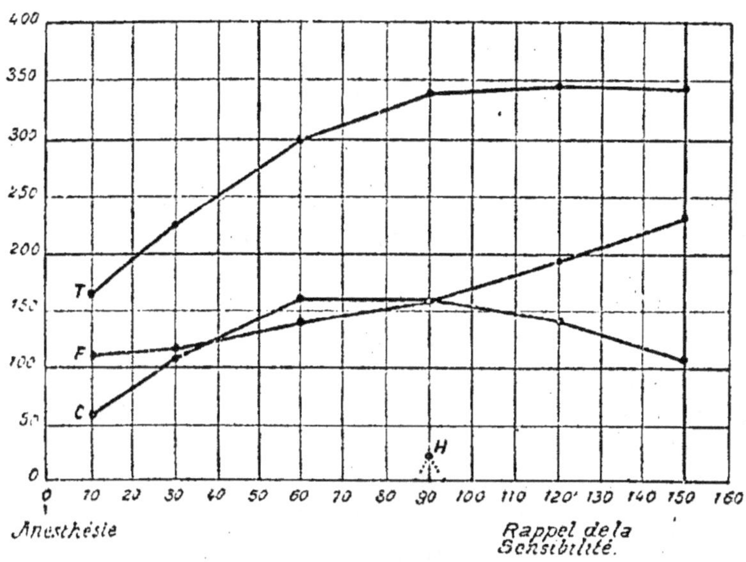

Graphique 3ᵉ série B.

Fig. 4. — Graphiques du chimisme, montrant la lenteur extrême de son évolution sous l'influence de l'anesthésie stomacale provoquée dans l'hypnose dès le commencement de l'ingestion du repas d'épreuve d'Ewald.

T, chlore total. — F, chlore fixe. — C, chlore combiné. — H, HCl libre. — Les chiffres verticaux indiquent des milligrammes, les chiffres horizontaux des minutes.

avec défense de lui parler autrement que pour son service et pour lui répéter qu'elle doit guérir, et, si cela ne réussit pas, la mettre dans une chambre noire jusqu'à ce qu'on ait obtenu l'effet désiré. Comme alimentation les malades absorbent de 3 à 5 litres de lait par jour. Ce système, appliqué par M. Déjerine à l'hôpital, peut peut-être réussir par intimidation sur les jeunes personnes qui appartiennent à la classe sociale reçue dans les hôpitaux, en provoquant chez elles une réaction très vive. Mais les observations citées à l'appui de ce système dans la thèse de M. Manto (Paris, 1899), ne paraissent pas très démonstratives. On y voit en effet la disparition d'un symptôme prédominant pour lequel on a admis les sujets à l'hôpital, mais on n'y parle pas des modifications des stigmates, ni des autres troubles hystériques qui devaient accompagner ce symptôme capital, car jamais on n'observe un seul phénomène chez une hystérique. Il faut en conclure ou que c'étaient des cas peu graves, relativement récents et susceptibles par conséquent de guérir rapidement sous l'influence d'un choc assez intense pour amener le réveil des fonctions, ou que l'on n'a affaire qu'à des améliorations.

On cite bien souvent en effet de simples améliorations comme des guérisons ; mais de ce qu'un accident a disparu on n'a pas le droit de conclure à la guérison de la maladie. Une hystérique anesthésique totale et qui a une monoplégie n'est pas guérie si on se borne à la déparalyser sans lui faire recouvrer sa sensibilité. Tant qu'elle est anesthésique elle est hystérique et sujette, à la moindre occasion, sous la moindre influence, à présenter de nouveaux accidents. Quand ceux-ci surviennent on n'a pas le droit de parler d'une rechute ou d'une récidive ; c'est la maladie qui continue son évolution.

On ne saurait trop se mettre en garde contre cette illusion de la guérison de la maladie quand certains symptômes disparaissent. La guérison de l'hystérie n'est acquise que lorsque les stigmates sont disparus, c'est-à-dire lorsque l'état qui permet l'éclosion des accidents s'est modifié et n'existe plus.

Pour en revenir aux excitants physiques, il me paraît donc indispensable de donner aux malades le plus d'air et de lumière possible, conditions nécessaires à la vitalité de tous les organismes. Les en priver, c'est contribuer au ralentissement de leurs fonctions, qu'on doit au contraire s'efforcer de stimuler.

Ce ne sont là d'ailleurs que des conditions hygiéniques utiles, mais qui ne sauraient constituer une méthode thérapeutique à elles seules. La cure d'air, la cure d'altitude, le séjour au bord de la mer, très loin d'être favorables aux hystériques leur sont au contraire nuisibles.

Les grandes altitudes et l'air salin sont particulièrement contre-indiqués : ils sont trop excitants. Or, s'il est nécessaire que les hystériques soient dans des conditions de fonctionnement aussi normal que possible, il ne faut pas oublier que toute excitation trop vive amène chez elles un épuisement et que cet épuisement favorise et entretient l'état hystérique. J'ai vu maintes fois des hystériques à l'état latent présenter leurs premiers accidents, des crises en particulier, à la suite d'une saison sur la montagne ou au bord de la mer.

Ce qui leur convient le mieux c'est la campagne, la plaine, le bord des lacs, tout ce qui est calmant, reposant. Il ne leur faut que des excitations de moyenne intensité surtout quand elles doivent être prolongées.

Les conditions de température doivent être prises aussi en considération. Le froid est mauvais pour les hystériques, par la raison bien simple qu'il les anesthésie, et les engourdit davantage. J'ai vu plus d'une fois des troubles reparaître après une exposition au froid. Les appartements qu'elles habitent doivent donc être toujours à une température plutôt élevée, que justifie d'ailleurs leur mauvaise circulation et leur vaso-constriction.

Une condition atmosphérique qui ne leur est pas moins contraire, c'est les basses pressions, qu'elles accompagnent la neige ou plus encore l'orage. Il s'y joint dans ce dernier cas un élément nouveau, l'électricité, qui provoque chez elles de l'énervement et des crises avec une grande facilité, exagérant d'ailleurs simplement le malaise produit chez la plupart des gens et même des animaux par les mêmes conditions.

Quant au *climat*, il ne semble pas qu'il y en ait de plus ou moins recommandable, et il suffit d'ailleurs de constater qu'on rencontre des hystériques partout pour juger de sa valeur.

D'ailleurs, il ne faut pas croire que tel ou tel procédé suffise jamais à lui seul, quand il s'agit, bien entendu, de cas anciens, de troubles plus ou moins généralisés, avec des stigmates profonds et invétérés. On n'a pas trop de tous les procédés que nous avons à examiner soit physiologiques, soit psychologiques, pour en venir à bout.

Excitations sensitives.

L'anesthésie traduisant l'engourdissement cérébral, la diminution d'activité, l'inhibition des centres corticaux, tous les efforts doivent tendre à la faire disparaître. En même temps qu'on réveille les fonctions organiques, qu'on excite la vitalité générale par les moyens généraux que nous venons de voir, on doit s'appliquer à restaurer la sensibilité sous toutes ses formes. Pour y arriver nous avons plusieurs procédés de valeur très inégale et qui doivent être appliqués suivant les différents cas, sans qu'on puisse donner de règles bien précises pour leur adoption. C'est une question d'espèce, si je puis dire, et tel procédé qui sera très utile à un moment donné devra être mis de côté à une phase ultérieure du traitement. C'est au médecin traitant à juger de l'opportunité de leur emploi ou de leur abandon. Je les examinerai en allant des plus généraux aux plus particuliers.

Mécanothérapie.

Je placerai en première ligne la mécanothérapie qui peut rentrer à la fois dans la catégorie des excitations fonctionnelles générales et dans celle que nous examinons maintenant. Elle constitue en effet un moyen de régulariser et d'activer la respiration et la calorification, et en même temps de réveiller la sensibilité. Elle est de plus une méthode psychologique. « Il n'y a pas, dit en effet Bain, de sentiment de notre nature plus important que celui de la résistance. De toutes nos sensations c'est la seule jamais interrompue... Nous portons sans cesse en nous le sentiment ou la notion de la résistance. » En mettant en jeu ce sentiment, en développant cette sensation, on a donc un point de départ pour agir par propagation sur les autres notions personnelles. Sous son apparence purement physique, la gymnastique a donc ainsi la valeur d'un procédé psychologique.

L'action des mouvements sur les fonctions générales de l'économie est bien connue, depuis les travaux de Lagrange en particulier, qui a introduit en France les méthodes de la gymnastique suédoise, si précieuses dans un grand nombre de cas. Mais la gymnastique spéciale que je vais indiquer diffère de la gymnastique suédoise ordinaire. Je ne parle pas, bien entendu de la mécanothérapie faite avec les appareils compliqués et ingénieux de Zander, qui me paraissent très inférieurs comme effet à la vieille gymnastique d'opposition. C'est de celle-ci que je me sers presque uniquement en la modifiant de la façon et pour les raisons que voici :

La modification consiste dans l'emploi des mouvements passifs *forcés*. J'avais remarqué en effet que, chez les hystériques anesthésiques, la sensibilité qui persiste le plus longtemps ou celle qu'on réveille le plus facilement est la sensibilité articulaire. Lorsqu'on fait exécuter à une articulation d'un membre anesthésique un mouvement passif forcé ou un mouvement de torsion, on détermine assez facilement de la douleur, alors que les excitations les plus fortes sur la peau et les muscles ne sont même pas perçues. Après quelques manœuvres on constate que la sensibilité des régions articulaires commence à reparaître, et en continuant par des mouvements des muscles qui s'insèrent au voisinage de l'articulation, on voit la sensibilité de la peau qui les recouvre reparaître à son tour ainsi que la sensibilité musculaire. *Mais, j'insiste sur ce point capital, il faut faire usage de mouvements forcés, et arriver à provoquer de la douleur articulaire.*

Lorsque la sensibilité articulaire a reparu, le sujet, reprenant conscience des mouvements qu'il exécute, sans le secours de la vue, peut agir volontairement. A partir de ce moment on rentre dans l'application de la gymnastique suédoise d'opposition. On ordonne au sujet de résister au mouvement qu'on va lui faire faire : il doit tendre le bras ou la jambe de toutes ses forces par exemple, si on cherche à les fléchir, et réciproquement. On passe ainsi en revue tous les mouvements des membres, on met successivement en jeu tous les groupes musculaires, jusqu'à ce que l'on constate la réapparition de la sensibilité superficielle, puis profonde, des parties.

Tout d'abord on n'a que des résultats peu durables, puis peu à peu la sensibilité persiste et le sujet reprend de plus en plus conscience de tous ses mouvements, quelle qu'en soit l'amplitude. Dans les premiers temps la résistance est faible, l'effort d'opposition est non seulement peu intense, mais de courte durée et cesse brusquement. Puis, peu à peu il devient plus marqué, plus soutenu ; il n'y a plus de relâchement subit des muscles ; la volonté en un mot reparaît et avec elle la force, en même temps que la conscience est plus nette. On est quelquefois surpris de la rapidité avec laquelle la force et la conscience musculaire reviennent sous l'influence de cette gymnastique.

On constate également que bien des mouvements, qui ne paraissaient pas modifiés, étaient en réalité loin de s'accomplir avec l'amplitude et la précision normales. Quand l'hystérie se développe, le sujet limite de plus en plus ses mouvements ; il les évite quelquefois volontairement parce que, au-delà d'un certain degré, ils sont douloureux ; ou bien c'est inconsciemment, par suite de la perte du sens musculaire, qu'il ne les accomplit plus qu'imparfaitement. On doit donc toujours s'assurer que les mouvements passifs peuvent être exécutés dans toute leur amplitude, et il est rare qu'alors on ne constate pas que, si on veut la leur donner tout entière, on détermine de la douleur, soit dans l'articulation mise en jeu, soit dans les muscles qui l'entourent.

En forçant le mouvement à s'accomplir dans toute son étendue, on provoque une sensation de tiraillement, qui cède peu à peu et finit par disparaître, laissant l'articulation plus souple et les mouvements spontanés plus amples, sans douleur.

Après les mouvements d'opposition passive viennent ceux *d'opposition active*. Ce n'est plus alors résister à un mouvement que le sujet doit faire, c'est vaincre un obstacle par un mouvement volontaire.

Pour faire cette gymnastique, les résistances mécaniques me paraissent tout à fait insuffisantes, car elles ont le grand défaut de ne pouvoir pas être graduées au cours même du mouvement. Sans doute, on peut régler l'appareil de façon à opposer chaque jour une plus grande résistance au sujet, ou employer une force plus grande pour la lui faire vaincre. Les appareils Burlot dans lesquels on fait des tractions sur des contrepoids qu'on peut graduer, peuvent rendre des services. Mais l'opposition vivante est bien préférable.

En même temps qu'on ordonne au sujet de résister au mouvement qu'on lui fait exécuter, on soutient son attention, sa volonté, son effort, par des encouragements, des excitations verbales. On le stimule ainsi physiquement et moralement. D'autre part on gradue instinctivement la force à employer suivant l'opposition qu'on rencontre, et le sujet, de son côté, fait de lui-même un effort d'autant plus grand qu'il sent une force plus grande à vaincre.

Toute la stimulation qu'offre la lutte est ainsi obtenue, et les résultats sont bien supérieurs à ce qu'on pourrait obtenir de la force et de la résistance brutales d'une machine, douée d'un mouvement toujours le même, d'une puissance invariable et incapable de s'adapter immédiatement aux besoins.

Ces exercices doivent être de courte durée, dix à quinze ou trente minutes au plus, pour ne pas fatiguer le sujet. Il faut en effet se borner à l'action stimulante sans jamais provoquer d'épuisement. Je commence en général par les membres inférieurs, puis les membres supérieurs, puis le tronc et enfin le tronc et la tête.

Si nous résumons l'ordre dans lequel s'exécutent les exercices mécanothérapiques des membres, du tronc et du cou, nous avons le tableau suivant :

Mouvements forcés des articulations par : flexion, extension, torsion.

Opposition passive aux mouvements de : flexion, extension, rotation, adduction, abduction.

Opposition active par des mouvements de : flexion, extension, rotation, adduction, abduction.

Mais si les mouvements forcés et maxima sont capables de réveiller la sensibilité des membres, il était vraisemblable que si l'on pouvait faire fonctionner de la même façon les viscères, dont la diminution fonctionnelle tient aussi à leur anesthésie, on réveillerait de même leurs fonctions. Cette conséquence naturelle de la théorie physiologique de l'hystérie s'est trouvée confirmée par l'expérience et la pratique.

J'ai donc institué une sorte de *gymnastique viscérale* portant surtout sur les organes de la respiration et de la digestion.

Appareil respiratoire. — La gymnastique respiratoire a une importance très grande et qui augmente encore si on se rappelle que la diminution de la respiration est une des principales causes, sinon la seule, du sommeil des hibernants, et que l'hystérie n'est en réalité qu'une espèce d'engourdissement, de sommeil, des centres corticaux. Or, la respiration est toujours diminuée chez les grandes hystériques, et elle l'est davantage du côté anesthésié. Toutes les parties des voies respiratoires peuvent être atteintes, depuis le nez, jusqu'aux plus petites ramifications des bronches.

A cette diminution de fonction, réduite quelquefois au strict nécessaire, il faut opposer des moyens capables de la rétablir dans son intensité normale.

La gymnastique respiratoire consiste d'abord à provoquer des inspirations forcées, en faisant exécuter au sujet les mouvements passifs de la respiration artificielle d'une part et en l'excitant en même temps par des encouragements à respirer de plus en plus profondément. On constate vite, au bout de quelques inspirations, que le sujet se met à tousser, à éprouver des picotements dans la gorge, où il ne sentait pas l'air passer. Puis peu à peu il le sent pénétrer plus bas dans la trachée, et avec un peu d'habitude il est très facile de voir à quel niveau il cesse de le sentir. Sous l'influence de ces mouvements et de ces inspirations, l'amplitude des expansions thoraciques augmente ; la toux, spasmodique d'abord, cesse pour faire place à une sorte de sifflement, puis de simple rudesse au passage de l'air. S'il y avait de l'anesthésie des voies respiratoires supérieures, avec anesthésie superposée du cou, ces troubles de sensibilité s'atténuent et finissent par disparaître, en même temps que l'expansion thoracique maximum ne détermine plus de douleur ni de gène. Je considère en général que la respiration est revenue à la normale quand le sujet n'éprouve plus la moindre irritation à la gorge en respirant fortement, et sent l'air pénétrer jusqu'au bas de la trachée. Cela s'accompagne souvent d'un phénomène, dont il était auparavant incapable, le baillement.

On verra sous l'influence de cette gymnastique l'amplitude du thorax augmenter, et au lieu de la poitrine rétrécie, des épaules rapprochées en avant, l'élargissement de la première et l'effacement des secondes. En même temps le tracé respiratoire montre qu'il a plus ou moins notablement augmenté d'amplitude. On comprend sans peine l'influence que ces progrès respiratoires ont sur la nutrition générale.

Tube digestif. — Là encore il y a diminution de fonction par défaut de stimulus central et non par lésion. C'est encore la mise en fonctionnement de l'appareil qu'il faut chercher à obtenir par des moyens appropriés.

Pour l'*estomac* et l'*intestin* les choses sont un peu moins faciles à réaliser. Voici cependant comment on peut y arriver.

On sait que lorsqu'il y a anesthésie des viscères. Il y a en même temps anesthésie cutanée dans la région superposée au viscère intéressé, anesthésie cutanée qui ne va pas sans diminution de la contractilité des muscles de la paroi interposée. Quelle que soit la théorie qu'on invoque pour expliquer cette superposition, elle existe et le rapport entre la sensibilité superficielle et celle des organes profonds sous-jacents est hors de doute. Si donc je restaure l'une, l'autre va pouvoir reparaître par contre-coup.

En partant de ce principe, voici ce que j'ai imaginé. Comprimant la paroi abdominale avec la main, je fais faire au sujet des mouvements de contraction des muscles abdominaux pour s'opposer à cette compression. Il se passe alors pour eux ce qui se passe pour les muscles des membres : ils reprennent de la tonicité en même temps que la sensibilité de la peau devient plus vive et que le sujet a plus conscience des efforts et des contractions qu'il fait.

Progressivement je diminue la pression exercée sur la paroi et je laisse le sujet la contracter volontairement. Il déprime alors lui-même cette paroi, puis la tend, et en même temps on entend des gargouillements qui démontrent que l'estomac et l'intestin subissent l'influence de ces relâchements et de ces contractions. En dilatant le plus possible les fausses côtes, en contractant fortement les droits antérieurs, le sujet arrive à produire volontairement l'effet que je produisais au début par la compression avec la main ; il fait refluer en haut son estomac et sa masse intestinale, puis les relâche et, contractant alors son diaphragme, il les pousse au contraire en bas. Sous l'influence de ces mouvements alternatifs de distension et de rétraction abdominales, il se produit une excitation des muscles gastriques et intestinaux, dont la contractilité augmente, et dont la sensibilité reparaît, en même temps que celle des muqueuses gastrique et intestinale, comme le prouvent, d'une part la sensation de vide stomacal que le sujet éprouve, alors qu'il n'avait plus conscience de son estomac et n'avait plus de sensation de besoin, et d'autre part la disparition de la constipation. Là encore on constate le retour à la normale pour l'estomac quand surviennent des bâillements profonds, comme lorsqu'on a faim, et le sentiment de la faim elle-même ensuite.

Mais si ces exercices externes peuvent être utiles, le plus important de tous les excitants et le plus efficace pour le tube digestif, c'est l'aliment. Nous avons vu précédemment qu'il était nécessaire de surveiller d'une façon toute spéciale l'alimentation des hystériques. Mais ce n'est pas tout de les alimenter, il faut encore que l'aliment soit le plus excitant possible — je ne dis pas irritant — c'est-à-dire soit le plus capable d'exciter la fonction sécrétoire de la muqueuse et la fonction motrice de la paroi stomacale. Et ce n'est qu'avec le régime mixte qu'on obtient le résultat, avec le régime ordinaire : pain, viandes, légumes, fromages, fruits.

Il va sans dire que ce n'est pas du premier coup qu'on arrive au résultat. Dans bien des cas même les troubles sont trop profonds pour que ces exercices gymnastiques suffisent à les faire disparaître; mais quand ils sont peu intenses, ou que les autres procédés thérapeutiques les ont déjà atténués, cette gymnastique est très utile pour accélérer leur disparition.

Ce qui m'a du reste inspiré l'idée de ces mouvements, c'est que les malades les font spontanément quand ils recouvrent leur sensibilité par la méthode du réveil général que nous verrons plus loin. Lorsque, pendant l'hypnose, on ordonne à une hystérique anesthésique de l'estomac, de l'intestin, ou de l'appareil respiratoire, de ressentir ces différents viscères, elle se livre exactement aux mêmes réactions motrices.

J'en avais conclu que si, sans l'endormir, on pouvait provoquer ces mouvements, soit d'une manière passive, soit d'une manière active, on arriverait au même résultat. C'est en effet ce que l'expérience m'a démontré, mais je dois ajouter que le résultat est moins facile à obtenir que pendant l'hypnose, parce qu'on a à lutter contre la fatigue du sujet à l'état de veille et que son attention est beaucoup plus difficile à soutenir sur ce qu'on veut lui faire faire. Ce procédé ne s'applique donc qu'à des cas relativement légers.

Exercices généraux. — C'est encore en me basant sur les réactions présentées par les hystériques réveillant leur sensibilité pendant l'hypnose que je fais exécuter aux sujets anesthésiques certains autres exercices généraux, qui ne rentrent pas du tout dans la gymnastique suédoise. La plupart des hystériques vous disent qu'elles éprouvent souvent le besoin de s'étirer les membres, de se renverser le tronc en arrière, de se secouer la tête. On dit dans leur entourage qu'elles sont « énervées ». En réalité cet énervement provient de la tendance de leur sensibilité à reparaître.

Elles font en grand ce que nous faisons en petit au réveil d'un sommeil profond brusquement interrompu. Nous nous étirons, nous nous frottons les yeux et le visage pour réveiller notre sens musculaire, nous dégourdir, nous exciter. Elles aussi ont le besoin de se réveiller, puisque, comme nous l'avons vu, leur état n'est qu'une espèce de sommeil, d'engourdissement. J'ai donc pensé qu'il pouvait y avoir intérêt à provoquer également, sans hypnose, ces mouvements.

Déjà, les mouvements d'opposition active dont nous parlons plus haut remplissent en partie ce but, mais j'y ajoute les exercices suivants, qui reproduisent exactement ce qui se passe quand un sujet, plongé dans l'hypnose, se réveille de lui-même par suite de la restauration de sa sensibilité. Le sujet, étendu à plat sur le dos s'étire les bras et les jambes, se renverse le tronc en arrière, cambrant les reins, s'arcboutant quelquefois sur les pieds et la tête, et soulevant le reste du corps. On peut l'aider en tirant soi-même sur ses pieds ou ses mains, en le soulevant par la nuque pendant qu'il se tend d'une seule pièce tout le corps, en prenant point d'appui sur les talons.

Le sujet, en faisant cela, éprouve des fourmillements dans le corps et surtout dans les membres, et ensuite des frémissements, une sorte d'énervement, à la suite de quoi se produit la détente, avec sentiment de mieux être, de souplesse et de force.

Enfin il est certains mouvements sur lesquels je ne veux dire que quelques mots, car ils sont délicats à exécuter, à savoir ceux de la tête. Un grand nombre d'hystériques éprouvent de la gêne dans les mouvements de rotation de la tête; ils ne s'en aperçoivent pas quelquefois parce qu'ils limitent instinctivement cette rotation et se tournent tout d'une pièce dans la direction où ils veulent regarder.

En même temps, ils éprouvent souvent des tiraillements dans la nuque comme si des ficelles — ce sont leurs propres expressions — partant de l'intérieur du crâne les tiraient en arrière.

En faisant exécuter des mouvements de rotation avec résistance à la tête on détermine des craquements, non seulement subjectifs, mais qu'on peut entendre soi-même, et à la suite de chacun desquels il y a un sentiment de relâchement musculaire.

Mais les choses ne s'arrêtent pas toujours là, et il arrive assez souvent qu'il se produit du côté du cerveau les réactions spéciales qui accompagnent le retour de la sensibilité cérébrale. Le sujet se met alors à faire osciller, à secouer sa tête à droite et à gauche, en même temps qu'il éprouve à l'intérieur toute une série de sensations que j'ai décrites ailleurs [1] et que je résumerai plus loin.

Mais ce qui est le plus intéressant ce ne sont pas ces sensations et ces réactions motrices, c'est qu'elles ne tardent pas à s'accompagner de phénomènes d'ordre psychologique. Ce sont d'abord des modifications de la mémoire, la réapparition rétrograde des souvenirs jusqu'au moment où la maladie a débuté, et parallèlement une régression de la personnalité; ensuite le sujet redescend le cours de son existence, passant en revue dans son esprit toute la suite des événements, et éprouvant à leur occasion les mêmes états affectifs qu'alors. Le

[1] *Genèse et nature de l'hystérie*, t. I.

caractère redevient normal et la personnalité tout entière, physique, intellectuelle et morale du sujet, se trouve reconstituée et rétablie dans son état normal. Ces phénomènes me paraissent être une démonstration péremptoire de la nature toute physiologique de l'hystérie, même dans ses manifestations psychiques.

J'ai pu très souvent amener ces modifications d'une manière très rapide par ces exercices gymnastiques gradués, reproduisant à l'état de veille ce qui se passe dans le réveil général de la sensibilité pendant l'hypnose, auquel je ne procède que dans les cas où je ne peux pas faire autrement. Ce procédé a l'avantage de ne recourir à aucune suggestion, de ne pas endormir les sujets, de ne pas les habituer ainsi au sommeil hypnotique, de développer parallèlement chez eux la force musculaire, l'attention et la volonté, et enfin de leur donner un moyen, une fois le traitement terminé, de réparer eux-mêmes les désordres qui pourraient survenir dans leurs fonctions, sans l'aide de personne, en exécutant eux-mêmes les exercices qu'on leur a appris, et qui sont d'ailleurs d'autant plus faciles à comprendre que d'instinct ils ont tendance à les faire.

J'ai pu ainsi guérir complètement des cas d'hystérie généralisée, dans lesquels toutefois la sensibilité — bien qu'atteinte sous toutes ses formes et dans tous ses modes — ne l'était que peu profondément. Cette méthode m'a été particulièrement utile quand les sujets — et le cas est plus fréquent qu'on ne croit — ne pouvaient supporter la douche sous aucune forme ou que les autres procédés avaient échoué. Combinée à l'isolement elle m'a paru, depuis que je l'expérimente, supérieure à toutes les autres ayant pour but la restauration de la sensibilité, base de tout traitement de l'hystérie. Elle a donc une application générale et non pas limitée seulement aux troubles moteurs.

Charcot d'ailleurs l'avait entrevue quand il préconisait la rééducation des mouvements dans les paralysies hystériques. Mais il n'employait ce procédé que dans les paralysies, et encore dans les paralysies incomplètes, où il y

avait encore un certain degré de conscience des mouvements à exécuter et par conséquent assez de volonté pour
le faire. Tout consistait à réveiller les fonctions en réveillant chez le sujet les représentations mentales du mouvement à accomplir, tant par le sens musculaire que par
les autres sens que l'on pouvait mettre en jeu, et en particulier la vue. Ces exercices de rééducation qui ne pouvaient s'appliquer qu'à un petit nombre de cas étaient en
conformité de la théorie de l'hystérie — maladie psychique — qui régnait alors. En réalité la mise en jeu de
la motilité avait pour effet de réveiller la sensibilité dans
les parties anesthésiées, et, par le retentissement de l'excitation sensitive sur le centre cortical, de réveiller ce centre
lui-même, d'où la réapparition des représentations mentales.

D'ailleurs cette rééducation doit être poursuivie également dans les paralysies et les contractures hystériques,
particulièrement dans les paraplégies des membres inférieurs. Nous aurons l'occasion, au chapitre du traitement
des paralysies et contractures, d'examiner cette importante
méthode en détail.

Pour faire faire cette gymnastique spéciale aux malades,
j'ai fait construire un lit articulé de telle sorte qu'on puisse
soulever soit la partie seule sur laquelle reposent le tronc
et la tête, soit cette partie et celle qui supporte les membres
inférieurs en formant un dos d'âne, soit donner à tout le
lit une inclinaison descendante de la tête aux pieds. Ce
lit, composé de deux tables indépendantes accolées au
milieu, est formé par un rembourrage à la fois souple et
résistant, et sa hauteur est telle que le médecin qui opère
puisse le faire facilement sans avoir à se pencher, et évite
par là beaucoup de fatigue. Il est bien préférable en
effet — autant que possible — que ce soit un médecin
qui fasse faire aux malades ces exercices. Il peut être
seul juge de l'effort qu'il exige du sujet et peut seul se
rendre un compte exact des effets produits. Quand les
phénomènes psychiques se déroulent, sa présence et sa
direction deviennent encore plus nécessaires. C'est là, sans
doute, un procédé très fatigant, mais avec les hystériques

et les nerveux en général on n'obtient rien sans peine, et plus le médecin participe lui-même à ce qu'il fait faire à son malade, plus le résultat est bon, plus l'effet est grand. Si la constitution physique du médecin ne lui permet pas de faire exécuter lui-même cette gymnastique, il doit du moins y assister en personne, la diriger, exhorter lui-même le sujet à faire ce qu'on lui demande, et constater au fur et à mesure les effets produits, en un mot ne se servir de son aide que comme d'un manœuvre.

Je ne puis terminer ce chapitre de la mécanothérapie sans dire un mot du *massage*. Je n'en ai jamais vu aucun bon effet. Il n'excite pas la fibre nerveuse mais la fibre musculaire, laquelle, dans l'hystérie, n'est pas atteinte, même quand on fait du pétrissage. Quand on emploie l'effleurage, il provoque de l'énervement, surtout s'il y a de l'hyperesthésie, ou dans d'autres cas il agit à la manière des effluves magnétiques et détermine un frisson de toutes les parties touchées sans que la sensibilité en paraisse modifiée à la suite. Dans les contractures et les spasmes, où il semblerait devoir agir plus efficacement, il ne produit non plus aucun résultat et les augmente même quelquefois. Je considère donc qu'il doit être absolument rejeté.

Hydrothérapie.

L'hydrothérapie, sous forme de « *douches froides* en jet brisé sur la colonne vertébrale et les membres, en laissant la tête indemne, et d'une durée de 30 secondes environ », telle a été pendant longtemps la formule consacrée par laquelle on la prescrivait aux hystériques de tout genre, dans tous les accidents divers. Il en faut rabattre beaucoup aujourd'hui, et dans bien des cas la douche froide est mauvaise et aggrave les phénomènes hystériques.

Je ne crois pas devoir entrer ici dans de grands détails sur la technique de l'hydrothérapie. Je veux cependant indiquer quelques conditions qui me paraissent bonnes à réunir quand il s'agit d'hystérie. Au lieu d'un jet de 10 à 12 millimètres à l'origine, sous une pression de 12 mètres environ, je préfère un jet de 8 millimètres seulement avec une pression de 20 à 25 mètres. En écrasant bien ce jet on obtient des gouttelettes très fines en éventail, qui sont animées d'une vitesse et d'une puissance de percussion assez grandes et qui, grâce à cela, le malade étant placé à environ trois mètres du doucheur, viennent piquer en quelque sorte la peau sans donner cependant une sensation de choc. L'excitation est donc beaucoup plus marquée qu'avec les grosses gouttes qui s'échappent d'un orifice de 10 millimètres sous une pression de 10 à 12 mètres seulement.

Pour que la réaction se fasse facilement, comme on ne peut pas, chez beaucoup de malades, ou l'hiver, la développer par la marche, il faut trouver le moyen de l'obtenir sur place. Cette réaction tenant surtout à la différence de température entre l'eau de la douche et celle de l'atmosphère, on doit d'abord, autant que possible, avoir une eau à température constante. Il n'est pas nécessaire qu'elle soit très froide, comme le préconisent certains médecins qui sont dans des stations où elle n'a pas plus de 5° à 6°, même en été, parce qu'ils n'en ont pas d'autre à leur disposition; 10° en été, 12° à 14° en hiver sont des températures parfaitement suffisantes. En second lieu, il faut que la température de l'atmosphère de la salle où se donne la douche et des cabinets déshabilloirs soit constante, et présente avec celle de l'eau un écart toujours le même quelle que soit la saison. Un écart de 10° à 12° assure une réaction sur place excellente; la salle d'hydrothérapie et d'attente ayant 20° à 23° en été, 22° à 25° en hiver, les malades peuvent y faire leur réaction sans exercice musculaire.

La douche froide, dans ces conditions, paraît surtout applicable à des cas très légers, où il n'y a par exemple que des crises de nerfs légères, sans stigmates permanents, ou très peu marqués encore, dans les cas particulièrement qui s'accompagnent de chlorose.

Elle peut être essayée dans les cas plus sérieux où il existe des stigmates permanents, mais il faut alors examiner avec soin si la réaction se fait bien. Quand il y a anesthésie généralisée en effet, il y a soit de la vaso-constriction, soit de la vaso-dilatation, suivant les points considérés. En tout cas les vaso-moteurs ne fonctionnent plus normalement, de sorte que, sous l'influence de l'excitation cutanée par la douche, la vaso-constriction ou la vaso-dilatation peuvent être augmentées au lieu d'être combattues. Dans le premier cas le sujet se sent contracté, grelotte, a de la peine à se réchauffer ; dans le second, après avoir paru réagir d'abord, quoique faiblement, il se refroidit progressivement, surtout aux extrémités. Dans l'un et l'autre cas la douche froide doit être abandonnée.

On peut cependant favoriser la réaction en administrant immédiatement après le jet froid le jet chaud à 40° au moins. C'est ce que j'appelle la *douche écossaise invertie.* La vaso-constriction produite par la douche froide se trouve alors combattue par la dilatation qu'amène la douche chaude. Mais alors on ne voit pas trop où est l'avantage de la douche froide, si on n'arrive qu'à remettre les choses en l'état après les avoir aggravées.

J'ai vu plus d'une fois des hystériques se trouver beaucoup plus mal après qu'avant la douche. Certaines sont prises de suffocations, et quelquefois de crises, si surtout elles ont des points douloureux hystérogènes. Elles sont alors plus anesthésiées par le froid, et par conséquent leur état hystérique est aggravé. Je crois donc qu'on doit être d'une grande prudence dans l'emploi de l'hydrothérapie froide, même avec le palliatif de la douche écossaise, invertie (jet chaud succédant au froid), chez les hystériques à stigmates permanents et à anesthésie plus ou moins généralisée, car on risque toujours d'augmenter leur anesthésie, que le traitement a précisément pour but de faire disparaître.

J'ai eu dans ces cas de bien meilleurs résultats de la *douche chaude* à 40° ou 42°. Elle fait beaucoup mieux fonctionner la peau, stimule davantage la circulation périphérique sans risquer d'épuiser l'élasticité vaso-motrice, si je puis dire, qui est très faible déjà et qui ne supporte pas de grands écarts, comme ceux que détermine la réaction à la douche froide quand elle se fait bien.

Enfin chez les grandes hystériques, complètement vigilambules, anesthésiques totales, avec des manifestations multiples, viscérales et autres, j'ai complètement renoncé à l'hydrothérapie froide dans tous les cas, et même chaude dans la majorité des cas. J'ai constaté en effet maintes fois qu'elle augmentait l'anesthésie, et que, lorsque celle-ci avait tendance à disparaître, elle la provoquait de nouveau. C'est là une expérience facile à faire au moment de la convalescence, quand la sensibilité est presque revenue à la normale, mais est encore instable : dès qu'on administre une douche froide, elle disparaît aussitôt et il n'est pas rare de voir reparaître des troubles qui avaient cessé depuis longtemps. Je ne puis attribuer ce résultat qu'à la vaso-constriction produite par le froid et le saisissement de la douche. Or, j'ai dit plus haut combien le froid était défavorable aux hystériques à cause de son action anesthésiante et paralysante. A aucun moment donc, et moins dans la convalescence que jamais, on ne doit administrer la douche froide, et même chaude, aux grandes hystériques vigilambules complètes, sous peine de voir s'aggraver leur état.

Je suis donc bien loin d'être de l'avis de ceux qui regardent l'eau froide comme un excellent esthésiogène. Elle ne l'est qu'à la condition que la réaction se fasse, c'est-à-dire qu'à la constriction et à l'anémie de la peau, et peut-être des parties sous-jacentes, succède la dilatation réflexe des petits vaisseaux sanguins. Or, j'ai observé qu'à un certain degré de l'hystérie, la constriction ainsi obtenue n'est pas suivie de la dilatation et que les troubles vaso-moteurs, et par conséquent aussi les troubles sensitifs, sur lesquels repose toute l'hystérie, sont augmentés.

Je ferai les mêmes remarques en ce qui concerne le *drap mouillé* qu'on substitue quelquefois à la douche, quand on n'a pas cette dernière à sa disposition. Dans ce dernier cas on pourra se trouver bien du simple *tub* appliqué de la manière suivante : Le sujet, placé dans sa

chambre chauffée à une bonne température, 18° à 20°
environ, est lotionné avec une grosse éponge imbibée
seulement dans de l'eau aromatisée avec du vinaigre de
toilette sur tout le corps, pendant trente à quarante
secondes. Il est alors enveloppé dans un peignoir en tissu
éponge bien chaud et se remet ainsi dans son lit, sous des
couvertures de laine ou un édredon. Il fait alors sa réaction très facilement et, au bout de dix à quinze minutes,
lorsqu'il sent une détente générale et de la chaleur à la
peau, on procède à l'essuyage dans le peignoir et à une
friction sèche, puis on le laisse reposer au lit, où fréquemment il s'endort.

Quant aux *bains chauds*, ils doivent être très courts, de
cinq à dix minutes au plus, et ils ne constituent d'ailleurs
pas un moyen thérapeutique, non plus que les bains
froids, qui ne sont pas à recommander.

En résumé l'hydrothérapie, soit sous forme de douches
froides, soit sous forme de douches écossaises inverties
(froides, puis chaudes), est loin de s'appliquer à la majorité des cas d'hystérie. Elle ne convient guère qu'aux
formes légères, au début, dans les cas où il n'y a que des
accidents paroxystiques sans stigmates permanents, et
dans ceux où il y a de la chlorose. Mais elle n'a que des
inconvénients dans les cas graves, invétérés, de grande
hystérie, où la douche chaude peut rendre quelques services, mais doit être elle-même employée avec circonspection.

L'hydrothérapie qui, pour beaucoup de personnes et
même de médecins, constitue en quelque sorte la base,
ou tout au moins un procédé thérapeutique indispensable
dans l'hystérie, me paraît au contraire ne devoir occuper
qu'un rang très secondaire et n'avoir qu'un rôle accessoire,
qu'on doit constamment surveiller. Dans aucun cas du
reste, elle ne saurait à elle seule réparer les troubles hystériques, sauf peut-être tout à fait au début ou dans les
cas très légers, où tout autre procédé aurait souvent le
même effet. Elle n'est donc nullement un spécifique de
l'hystérie.

Électricité.

L'électricité n'a que peu d'importance et ne s'applique qu'à certains cas déterminés. La seule forme à employer est d'ailleurs la *faradisation.* « C'est sans doute, disait Duchenne de Boulogne, en allant exciter les centres nerveux par une sorte d'action réflexe, que la faradisation cutanée rappelle les mouvements dans les paralysies hystériques. Il est même des cas où elle semble mieux réussir que la faradisation musculaire. » Duchenne, avec son génie, avait donc compris que les troubles hystériques ne dépendaient que du défaut de fonctionnement des centres nerveux. Il n'avait pas imaginé, comme on l'a fait depuis, que c'était un trouble psychique qui disparaissait par la faradisation.

A la vérité, si la faradisation peut avoir une action esthésiogène, elle est assez limitée. Ce n'est guère que dans les cas d'aphonie nerveuse qu'elle a du succès. Là elle agit à la fois sur la peau et les muscles délicats sous-jacents, et on obtient quelquefois des résultats merveilleux. Mais lorsqu'il s'agit de paralysie de tout un membre, ses effets sont beaucoup moins appréciables et le plus souvent nuls.

Même en généralisant son action par l'emploi du *bain hydro-électrique* on n'obtient pas grand chose, car la faradisation musculaire ne modifie pas la sensibilité cutanée.

L'*électricité galvanique* trouve encore moins son emploi dans l'hystérie. Elle peut quelquefois, avec des intermittences, provoquer des mouvements dans des membres contracturés ou paralysés, et réveiller ainsi momentanément quelques sensations, car la sensibilité électrique est un des modes qui persiste le plus longtemps dans l'anesthésie. Mais elle est absolument insuffisante pour rétablir les fonctions motrices.

Quant à l'*électricité statique*, que certains auteurs vantent, il est possible que, sur des esprits peu cultivés, l'appareil exerce une certaine action morale. En ce qui concerne l'action physiologique, je l'ai toujours vue mauvaise, les malades éprouvant souvent une sorte d'engourdissement et de sommeil sous l'influence du bain statique. Même en se servant des étincelles et des frictions comme excitants, les bénéfices ne compensent certainement pas les inconvénients de son emploi. Restent les *courants de haute fréquence* sur lesquels on n'a aucune donnée précise encore.

Métallothérapie.

On a fait beaucoup de bruit avec cette méthode, il y a une vingtaine d'années. Il n'est pas douteux que sous l'influence de l'application de certains métaux des hystériques éprouvent des sensations particulières, et que dans certains cas on voit reparaître la sensibilité de la peau à l'endroit où on a fait l'application. Mais outre que ces phénomènes ne sont pas durables, il faut remarquer que les sensations éprouvées ne sont pas les mêmes pour le même métal chez plusieurs hystériques; sans compter que chez le plus grand nombre il ne se produit rien avec les divers métaux, ou qu'on pourrait obtenir des impressions analogues avec des corps autres que les métaux, comme je m'en suis assuré plusieurs fois.

Cela n'a d'intérêt qu'au point de vue de la dissociation singulière qu'on peut rencontrer pour la sensibilité cutanée chez les hystériques anesthésiques, mais ne saurait constituer une méthode applicable à tous les cas en général, ni même à certains accidents déterminés. L'abandon dans lequel est tombée cette méthode montre bien d'ailleurs que les résultats proclamés par Burq étaient peu constants, et tenaient peut-être à des causes autres que l'application des métaux elle-même.

Burq avait remarqué d'ailleurs que la disparition des accidents accompagnait le retour des diverses sensibilités, ce qui confirme notre théorie. Quant à la durée de ce résultat elle était souvent fort courte et, malgré la répétition des séances, on n'arrivait que rarement à la permanence du rétablissement des fonctions normales.

Aimants. — Transfert.

Je ne parlerai que pour mémoire des aimants comme moyen esthésiogène. Il est permis de se demander quel est leur véritable mode d'action quand on les voit agir ou rester inefficaces sur le même sujet, suivant qu'il les voit ou ignore leur présence près de lui.

Mais en admettant même leur action efficace sur la sensibilité, il est également permis de se demander quel avantage on y trouve, puisque leur effet serait de faire changer l'anesthésie de côté, quand elle est unilatérale. J'avoue ne pas bien comprendre quel bénéfice il peut y avoir pour une hystérique à être hémi-anesthésique à droite au lieu de l'être à gauche, surtout si on ajoute que ce transfert n'est généralement pas permanent, et que l'anesthésie finit par réoccuper le côté qu'elle occupait primitivement.

Certains auteurs ont proposé aussi le moyen suivant, dont la simplicité admirable permettrait de faire avec la plus grande facilité disparaître tous les accidents hystériques : c'est le transfert d'un sujet à un autre. On persuade au malade qu'en endormant un sujet en contact avec lui, ce sujet va prendre sa maladie, laquelle disparaîtra au fur et à mesure que l'autre la prendra. On suggère d'autre part au sujet hypnotisé de présenter tel ou tel accident. Il arrive que le malade, suggestionné à son tour par la vue de cet accident qui se développe chez le sujet mis en contact avec lui, cesse d'en souffrir et en guérit. On n'a plus alors qu'à l'enlever par suggestion au sujet hypnotisé et le tour est joué. Il réussit quelquefois comme n'importe quoi, comme l'eau magnétisée, Lourdes ou une simple injonction faite avec une grande autorité. Mais, même quand cela réussit, la guérison du symptôme est obtenue, mais non celle de la maladie. C'est un point qu'on ne saurait trop faire remarquer pour mettre en garde contre des enthousiasmes illégitimes. C'est de la thaumaturgie plus que de la médecine, et il est toujours imprudent pour un médecin sérieux de s'engager dans cette voie.

Excitations sensorielles.

Les excitations sensitives que nous venons de passer en revue n'ont en réalité d'autre but que de réveiller les fonctions diminuées ou suspendues. Quand je dis réveiller la sensibilité, il faut entendre réveiller la fonction de l'organe ou de l'appareil qui présente de la diminution ou de l'abolition de la sensibilité. Celle-ci n'est en effet que le signe objectif auquel on reconnaît que la fonction est troublée ; elle n'est que la conséquence immédiate et facilement constatable de l'inhibition des centres corticaux commandant la fonction considérée.

Les troubles de la sensibilité doivent d'ailleurs être distingués en deux groupes dans les maladies fonctionnelles d'origine centrale et dans l'hystérie en particulier : des signes *objectifs* plus ou moins grossiers qui sont la preuve d'un trouble central plus ou moins profond, et des signes *subjectifs* qui correspondent à ce trouble, s'il est plus léger, ou à un trouble sans signes objectifs, et que les sujets décrivent toujours dans des termes analogues, sinon même identiques, qui prouvent bien qu'il y a là un substratum réel, et non point un simple produit de leur imagination. Cela est d'autant moins vraisemblable d'ailleurs que, la plupart du temps, les sujets n'avouent pas ces troubles subjectifs dans la crainte de paraître ridicules ou absurdes.

Ce que l'on fait pour la sensibilité générale et pour la sensibilité viscérale, on peut également le faire pour les sensibilités spéciales, la vue, l'ouïe, le goût et l'odorat. Mais il faut reconnaître qu'ici nos moyens d'action sont beaucoup plus limités, et ne sont guère que des adjuvants, mais ne suffisent guère à eux seuls à rétablir des désordres qui tiennent en général à des troubles centraux assez profonds. C'est le traitement général qui prend ici le pas sur le traitement local, comme d'ailleurs dans tous les accidents de l'hystérie, mais d'une manière peut-être plus marquée que dans beaucoup d'autres manifestations.

Goût et odorat.

L'anosmie et l'agustie ne gênent pas beaucoup les malades en général et on les relate plutôt pour être complet que pour instituer contre elles un traitement spécial. Ces troubles disparaissent d'ailleurs tout naturellement, entraînés en quelque sorte dans le réveil général des fonctions cérébrales. On peut cependant y aider en se servant d'excitations gustatives et olfactives graduées, dans un ordre d'intensité décroissante. Avec des dilutions de plus en plus étendues par exemple, en ayant soin de supprimer les excitations qui pourraient frapper la vue et l'ouïe, et en soutenant par la parole l'attention du sujet, on arrive dans certains cas à obtenir une amélioration de ces sensibilités spéciales. Mais il faut avouer que pratiquement le temps employé à ces exercices n'est pas compensé par le résultat qu'on en obtient.

Vision.

Les troubles de la vision méritent au contraire plus d'attention. Je ne parle pas du rétrécissement du champ visuel, qui disparaît naturellement avec le traitement général de même que l'achromatopsie qui l'accompagne généralement. Cependant on peut, par des exercices appropriés, avoir une certaine influence sur eux. Il convient d'exercer successivement les deux yeux, qui présentent généralement une différence plus ou moins marquée, et en commençant toujours par celui qui est le moins atteint. En faisant regarder une image, une figure, sur laquelle on a tracé des cercles concentriques au centre desquels on fait fixer l'œil droit, par exemple, le moins malade, on constate facilement quels sont les détails que l'œil ne perçoit pas, et par conséquent l'étendue de son champ visuel. Procédant alors avec l'autre œil, dont le champ visuel est plus rétréci, le sujet, qui connaît déjà les détails que l'œil droit a pu percevoir en plus que lui, et en a conservé la représentation mentale, cherche avec plus d'attention et fait plus d'efforts pour les retrouver. La simple constatation de la différence entre ses deux yeux, qu'il n'a jamais remarquée dans la vision binoculaire, le frappe et devient ainsi un excitant psychique qui a son importance.

Pour les couleurs les exercices sont plus variés. On peut en effet se servir de verres colorés placés alternativement devant chaque œil, l'autre étant fermé, jusqu'à ce que les deux perçoivent de la même façon. On peut mettre à profit le phénomène des sensations consécutives pour faire reconnaître deux couleurs complémentaires dont l'œil ne perçoit habituellement qu'une.

J'ai montré [1] que l'ordre de réapparition des couleurs par le procédé du réveil cérébral que nous allons décrire tout à l'heure était le suivant : rouge, vert, jaune ou bleu (et réciproquement) orangé, violet. C'est donc dans cet ordre qu'on devra procéder pour les excitations lumineuses colorées.

Au lieu de verres colorés on peut employer des papiers de couleur, ou mieux des écheveaux de laines dont on a des gammes de nuances très variées. On commence alors par les tons les plus tranchés pour en arriver ensuite aux nuances plus délicates.

Dans les cas d'amblyopie ou d'amaurose, uni ou bilatérale, je me sers d'excitations lumineuses aussi intenses que possible, qu'on réalise facilement avec une lampe électrique. Le sujet étant dans une chambre noire en face du foyer lumineux, placé si l'on veut à une extrémité d'un tube noirci intérieurement et à l'autre bout duquel l'œil atteint est appliqué, tandis que l'autre est recouvert d'un bandeau, on fait des intermittences de lumière, d'abord courtes et espacées de deux ou trois secondes, puis plus longues et plus rapprochées.

On peut se servir d'un procédé analogue pour les couleurs en munissant l'extrémité du tube de verres de couleur qu'on change, et derrière lesquels la lampe électrique s'allume par intermittences.

Il peut être avantageux de faire précéder cet exercice avec le seul œil malade du même exercice avec les deux

---

[1] *Genèse et nature de l'hystérie*, p. 213 et suiv.

yeux. On constate en effet que le réflexe lumineux qui est plus ou moins affaibli du côté de l'œil atteint, quand on le provoque seul, devient presque égal des deux côtés dans la vision binoculaire. L'excitation de l'œil sain retentit donc sur l'œil malade, et peut par conséquent aider au réveil du centre cérébral.

Comme d'autre part on sait que la vision peut se faire d'une manière inconsciente avec l'œil atteint d'amblyopie, on peut, quand celle-ci n'est pas trop prononcée, favoriser le réveil de la fonction visuelle de cet œil en supprimant avec un bandeau l'œil normal.

Le sujet est alors obligé de faire instinctivement des efforts pour distinguer les objets autour de lui, et s'entraîne ainsi tout naturellement, et sans le secours de personne, pendant aussi longtemps qu'il veut ou qu'on veut.

Ce que nous avons dit tout à l'heure du réflexe lumineux s'applique également au réflexe d'accommodation. Quand le sujet, amblyope d'un œil, regarde avec les deux yeux, ses pupilles se contractent ou se dilatent d'une façon sensiblement égale des deux côtés; lorsqu'il regarde avec l'œil malade, le réflexe d'accommodation ne se produit plus. On doit donc procéder d'abord, dans les exercices d'accommodation qu'on fait, avec des textes de caractères gradués, et avec des gammes de nuances du blanc au noir foncé, pour faire fonctionner les deux yeux en même temps. Puis on exerce le sujet à lire alternativement avec chaque œil le même texte, très net à la distance choisie pour l'œil sain, vague au contraire pour l'œl malade, jusqu'à ce qu'il y ait égalité de vision. Dans ce cas on commence, contrairement à ce qu'on fait pour les intermittences lumineuses, par des alternatives assez rapides, puis de plus en plus lentes et prolongées. On constate en effet que le sujet s'épuise assez vite, et que, s'il lit assez facilement le texte qu'on lui présente aussitôt après l'avoir lu avec le bon œil, il cesse assez vite de le distinguer avec la même netteté et est obligé de s'en rapprocher.

Tous ces exercices doivent donc être faits sous la direction du médecin traitant. Ils s'appliquent surtout aux cas où le trouble visuel est l'accident primitif ou principal. Si, au contraire, il est secondaire ou associé à un plus ou moins grand nombre d'autres dénotant un état de sommeil cérébral profond et étendu, il faut d'abord procéder au traitement d'ensemble de la névrose sans trop s'en inquiéter, car il y a bien des chances pour qu'il disparaisse à la faveur du réveil général.

Cette remarque s'applique d'ailleurs à tous les accidents de l'hystérie. S'ils sont primitifs, on doit s'attaquer à eux d'abord ; s'ils sont secondaires, c'est au traitement d'ensemble qu'il faut donner le pas sur les procédés particuliers.

Audition.

On peut, lorsqu'il y a des troubles auditifs — lesquels consistent surtout en diminution ou plus rarement abolition de l'ouïe — procéder à certains exercices analogues pour réveiller la perception centrale, qui est seule atteinte. J'ai fréquemment observé que cette diminution de l'acuité auditive doit être recherchée, les malades ne s'en apercevant pas, comme le font ceux qui sont atteints de troubles organiques parce qu'ils sont, comme on dit, plus durs d'oreille. Les hystériques continuent à entendre très bien la parole, ou du moins à y répondre avec la même facilité et on est étonné, en examinant ensuite l'acuité auditive, de constater qu'elle est quelquefois affaiblie au point que le bruit de la montre appliquée sur l'oreille n'est pas perçu. Ce contraste, que je n'ai guère vu signalé, je crois, me parait un bon signe diagnostique de la nature hystérique des troubles auditifs.

Quoi qu'il en soit d'ailleurs, voici quels sont les exercices qu'on peut faire. Avec une série de clochettes, de timbres ou de diapasons, on émet des sons de plus en plus forts jusqu'à ce qu'ils soient perçus, puis on procède en sens inverse, et il n'est pas rare que dans l'ordre décroissant on observe assez vite que l'on a gagné, et que le son minimum perçu est plus faible que dans l'ordre croissant. Puis au bout de quelque temps le gain se fait sentir dans les deux sens.

Avec les diapasons, on a l'avantage de pouvoir faire une application directe sur le crâne au niveau des centres auditifs, et par là agir sur l'écorce elle-même, quoiqu'il m'ait semblé que l'excitation par la périphérie des nerfs sensitifs était toujours le meilleur moyen d'atteindre le centre fonctionnel cortical.

Excitations psychiques.

Le cerveau étant non seulement l'organe du mouvement et de la sensation, mais celui de la pensée, il est naturel de se servir d'excitants psychiques, et cela d'autant plus que la région frontale antérieure, qui paraît particulièrement dévolue aux fonctions psychiques supérieures, mémoire, attention, personnalité, etc., peut être primitivement atteinte et rester seule atteinte ou d'une façon prédominante. J'ai rapporté des cas[1] d'amnésie tenant uniquement à l'anesthésie frontale du cerveau, et le Dr Comar en a publié un exemple extrêmement remarquable et tout à fait démonstratif[2].

L'influence des émotions et du moral sur le développement de l'hystérie, en provoquant l'épuisement des centres cérébraux dont l'état ne peut plus ensuite revenir à la normale, montre que ces moyens d'action peuvent agir également en sens inverse, si on se sert d'émotions excitantes, dynamogènes, au lieu d'émotions dépressives, inhibitrices. La conscience étant plus ou moins diminuée dans l'hystérie, tout ce qui pourra la réveiller réveillera aussi du même coup les centres cérébraux et pourra ainsi faire disparaître les accidents.

On peut employer deux ordres d'excitants : des excitants intellectuels proprement dits — c'est le *traitement*

---

[1] *Le problème de la mémoire*, F. Alcan, 1900. — *Cénesthésie cérébrale et mémoire*, Revue Philosophique, 1899.

[2] Comar. *Cénesthésie cérébrale et Amnésie hystérique*, Revue Neurologique, 1900.

psychologique ; et des excitants moraux — c'est le *traitement moral*. Tous deux n'ont qu'un but unique, forcer le sujet à prendre conscience des impressions qui viennent le frapper.

Traitement psychologique.

M. Pierre Janet insiste avec raison sur le traitement psychologique de l'hystérie qu'il considère, en vertu de sa théorie psychologique, comme le plus important, sinon le seul. Il avance cependant une assertion que je dois relever, quand il dit[1] : « Dans les hôpitaux ou dans les maisons de santé où l'on place les hystériques, on se préoccupe de leurs médicaments et de leurs douches, mais on néglige absolument tout ce qui concerne leurs occupations et leur travail. Des établissements de ce genre devraient être avant tout, à mon avis, des maisons d'éducation. » Je ne sais quelles maisons de santé M. Pierre Janet a vu fonctionner. Je sais seulement que pour mon compte je mène toujours de front le traitement physiologique avec le traitement psychologique et moral, en vertu même de ma théorie de l'hystérie.

Etant donné que je considère l'hystérie comme produite par l'engourdissement des centres cérébraux, engourdissement progressif et envahissant qui amène un arrêt dans l'évolution de la personnalité, et que j'ai montré que, pour recouvrer leur état normal, les hystériques devaient d'abord repasser par tous leurs états de personnalité antérieurs jusqu'à celui à partir duquel elles sont devenues malades, il est évident que lorsque cette personnalité se reconstitue ensuite normalement il devient indispensable de l'éduquer. A partir du moment où le sujet commence cette reconstitution, comme nous le verrons plus loin, le traitement psychologique et moral, c'est-à-dire l'éducation psychologique et la direction morale passent au premier plan dans le traitement. Dès le début du traitement les procédés physiologiques et psy-

---

[1] P. Janet. *Traitement psychologique de l'hystérie*, in Traité de Thérapeutique de A. Robin, p. 203,

chologiques doivent d'ailleurs être employés parallèlement. Mais les premiers doivent tenir la première place au commencement, jusqu'à ce que les troubles somatiques aient disparu, et les seconds ensuite, quand c'est la personnalité normale qu'on veut reconstituer.

Revenons-en maintenant au traitement psychologique proprement dit. La base de ce traitement est la mise en jeu de l'*attention*. Il faut s'adresser aux deux formes d'attention, spontanée et volontaire.

Le changement de milieu produit par l'isolement éveille déjà l'attention spontanée. Le sujet ne peut en effet rester indifférent à tout ce qu'il voit de nouveau autour de lui ; en outre, il est constamment tenu en éveil par l'attente de ce qu'on va lui faire et de ce qui se passe autour de lui.

Au lieu de se laisser aller d'une façon monotone à la vie journalière qui lui est trop connue chez lui, il est obligé à tout moment de sortir de sa torpeur, de sa rêverie, pour suivre le nouveau régime d'existence qui lui est imposé.

Il faut que l'on tienne toujours son attention éveillée en coupant le plus possible sa journée par des occupations diverses. Les repas, les soins de toilette, les douches, la gymnastique, viennent à heures fixes remplir une partie de la journée.

Le reste du temps est employé par quelques lectures courtes, non fatigantes, simples, des jeux faciles mais demandant cependant une certaine attention, quelques travaux qu'il faut choisir de telle sorte qu'ils ne se fassent pas d'une façon trop automatique, comme certains ouvrages de dames qu'on peut faire en pensant à autre chose : certaines broderies et de la tapisserie, dans lesquelles il faut copier un modèle, sont bien préférables à des tricots ou des crochets qui se font machinalement. Mais il faut bien dire que les grandes hystériques sérieusement atteintes sont bien incapables même de ces petits travaux, au moins au début du traitement.

Ce qui force le mieux leur attention, ce sont les visites

du médecin : dans les premiers temps de l'isolement, ces visites doivent être très fréquentes, et toujours à l'improviste, à des heures irrégulières. Le sujet se trouve ainsi dans une sorte d'état d'attention expectante continuelle qui l'empêche de tomber dans l'engourdissement par la crainte d'y être surpris. Le seul fait que le médecin peut surgir à tout moment le tient en éveil ; c'est pourquoi il est si indispensable, comme je le disais plus haut, que le médecin soit toujours là, vive dans la maison même de ses malades, et ne se contente pas de les voir à des heures fixes, où il est attendu et où il est incapable de juger de leur état réel. Les moindres détails de leur vie, de leurs habitudes, de leurs réactions, doivent lui être connus ; il doit donc être à même de voir comment elles se comportent dans toutes les circonstances de la vie courante.

Dans ces visites, le médecin doit profiter des moindres incidents pour montrer à la malade ce qu'elle doit faire et éviter, et comment s'y prendre pour obtenir le résultat voulu. Il entre peu à peu, au cours de la conversation, dans l'esprit de sa malade et, s'il sait utiliser certains détails, qu'elle lui livre inconsciemment, dans les conversations ultérieures, il prend assez vite un grand ascendant et une grande autorité sur elle, grâce à quoi il peut plus facilement appliquer les procédés thérapeutiques nécessaires. Sans avoir l'air d'y attacher d'importance il peut, dans certains cas, lui expliquer la genèse de ses accidents et éveiller ainsi son attention et sa réflexion. On ne se doute pas de l'action qu'ont certaines phrases dites ainsi d'un air détaché, comme des vérités tellement évidentes et indiscutables qu'elles ne méritent même pas qu'on y insiste, sur l'esprit des hystériques. Combien me citent plus tard, une fois guéries, certaines choses que je leur ai dites ainsi, sans paraître y mettre d'intention, et sur lesquelles, après ma visite, elles ont réfléchi pour voir si cela leur était applicable ! Et si elles reconnaissent que c'est exact, leur confiance s'en accroît d'autant, et les conseils qu'on leur donne ensuite n'en sont que mieux suivis. *Quand on parle aux hystériques on doit toujours s'adresser à leur personnalité inconsciente et ne jamais leur dire que la vérité*, car le jour où cette vérité se vérifie, toutes leurs croyances erronées, faussées par des impressions imparfaites, s'en ressentent. Ce n'est que par un commerce fréquent, en se mêlant sans cesse à leur vie, qu'on peut agir ainsi sur elles.

Aussi le ton doctrinal convient-il peu avec ces malades; il faut être plutôt paternel, familier même quelquefois dans sa manière de parler; il faut qu'ils sentent que vous écoutez par condescendance leurs théories et leurs explications, mais que votre opinion est faite, que vous les avez jugés au fond et non sur les apparences. Il est bon de toujours les regarder dans les yeux quand ils vous parlent ou que vous leur posez une question. Un peu d'ironie pour leur montrer leurs contradictions convient dans certains cas où on a affaire à des sujets intelligents; ils comprennent de suite que vous êtes plus fort qu'eux, et ils ne cherchent pas longtemps à vous en faire accroire. En résumé, dans sa façon d'être, se comporter toujours de façon à leur faire sentir sa supériorité.

L'attention volontaire, la plus importante, se trouve ainsi éveillée aussi. Le vif désir qu'a le sujet, aussitôt isolé, d'échapper le plus rapidement possible à la contrainte où il est soumis le stimule de prime abord. Mais cette action tomberait bien vite, et il ne faut pas compter sur elle seule. C'est dans les exercices gymnastiques que fait exécuter le *médecin lui-même* qu'on a le plus l'occasion de la mettre en jeu. Avant de songer à faire fixer l'attention sur des sujets d'ordre intellectuel, plus ou moins abstraits, il faut d'abord la lui faire fixer sur ses fonctions motrices et sensitives. En présence d'une paralysie d'une jambe, par exemple, on force le sujet, en le stimulant par la parole, à regarder son pied paralysé comparativement avec l'autre, à chercher à se rendre compte, les yeux fermés, s'il a des deux côtés la même impression, à s'efforcer de faire avec le pied malade des mouvements comme avec le pied sain.

On l'excite à faire de plus en plus d'efforts, si on voit le moindre résultat se produire; on l'intéresse à ce résultat, on l'encourage à s'exercer lui-même seul — ce qu'il ne fait guère d'ailleurs, — on lui montre la guérison au bout de ses efforts, et tout ce qui en résultera pour lui; on fait appel à sa raison, à son intelligence, à ses sentiments, à son amour-propre surtout. Il faut, on le comprend, beaucoup de patience de la part du médecin; il y faut aussi beaucoup de ténacité et de conviction.

Sans cette dernière surtout on n'arrive pas à grand'chose, car on ne peut convaincre les autres que de ce dont on est convaincu soi-même.

L'attention et la conscience sont corrélatives l'une de l'autre : et toutes deux sont liées à l'état de la sensibilité. C'est pourquoi j'attache une si grande importance à la gymnastique fonctionnelle qui, en réveillant la sensibilité d'une façon mécanique, permet au sujet de pouvoir mieux porter son attention sur des mouvements dont il a quelque conscience. C'est alors une action réciproque qui s'exerce entre ces diverses manifestations de l'activité nerveuse.

La *conscience* des mouvements exécutés favorise l'attention du sujet sur ces mouvements, et par le fait de cette attention la conscience se réveille davantage, et les mouvements deviennent plus étendus, la force musculaire plus grande et la sensibilité plus vive. Tout se tient, et c'est par suite de ce retentissement qu'il est nécessaire de tout mettre en œuvre simultanément dans le traitement de l'hystérie, et que les excitants physiologiques ne doivent pas plus être sacrifiés aux stimulants psychologiques que ceux-ci aux premiers.

La gymnastique suédoise que j'ai indiquée plus haut, la mécanothérapie, a cet avantage considérable sur tous les autres procédés qu'elle permet justement de mettre en œuvre ces deux sortes de stimulation et de les varier, de les graduer, de les associer suivant les besoins, suivant l'évolution de la maladie. Aussi est-ce à mon avis le plus puissant modificateur de l'état hystérique, et le seul inconvénient de la méthode est la fatigue qui en résulte pour celui qui l'applique.

Je pourrais placer ici le traitement de l'*idée fixe* qui, pour M. P. Janet, joue un si grand rôle dans le développement de l'hystérie. Je pense qu'il sera mieux de l'étudier au moment où nous examinerons la suggestion et l'hypnotisme, sans lesquels la dissociation des idées fixes ne saurait guère se faire. Je dois cependant dire dès maintenant que, étant donné le mécanisme par lequel se développent et s'entretiennent les idées fixes hystériques, — qui n'ont rien de commun avec les idées fixes, obsessions, etc., considérées dans la pathologie mentale—, il suffit de modifier l'état sensitif et cénesthésique auquel elles sont liées pour les voir disparaître. Rien n'est plus simple, et il est bien inutile de lutter contre de semblables idées, auxquelles le malade s'attache quelquefois d'autant plus qu'on veut les lui enlever, alors que, en modifiant sa sensibilité générale, elles se dissolvent tout naturellement sans même qu'il s'en doute, sans qu'on éveille son attention sur le but réel qu'on se propose. Nous aurons plus loin l'occasion de revenir sur ce point important, où on a encore pris l'effet pour la cause.

Une fois l'attention obtenue, maintenue pendant peu de temps d'abord, puis d'une façon assez soutenue, un grand pas est fait, car cette attention va servir à conserver les résultats acquis, à empêcher le retour des accidents supprimés. Elle permet en outre d'intéresser le sujet à ses progrès, c'est-à-dire à sa guérison à laquelle il est souvent absolument indifférent au début, se sentant incapable des efforts nécessaires pour l'obtenir.

A côté de l'attention et de la conscience il y aurait lieu de parler de la mémoire, toujours altérée chez les hystériques. Mais j'aurai l'occasion d'y revenir à propos des amnésies et cela ferait double emploi.

Traitement moral.

C'est alors qu'intervient le traitement moral proprement dit. Sous l'influence du réveil des sensibilités, de l'activité cérébrale, la personnalité du sujet se modifie profondément. Cette *personnalité*, qui est uniquement liée à l'état de la sensibilité générale, et de la cénesthésie principalement, passe par des phases très diverses. Tout d'abord il y a une régression qui fait repasser le sujet par tous ses états antérieurs, physiques et psychiques, jusqu'à l'époque où l'hystérie s'est développée, c'est-à-dire souvent à huit, dix ans et plus en arrière. Ensuite il redescend le cours de son existence en suivant cette fois l'ordre naturel des événements, mais d'une façon plus lente, et quand il est arrivé au moment présent, on constate que sa nouvelle personnalité, qui s'est raccordée d'une façon continue avec celle d'autrefois normale, n'est pas encore complète. C'est un sujet qui revient à la vie consciente après un long sommeil, où tout ce qui lui est arrivé lui apparaît comme dans un rêve. Tout est nouveau pour lui. Il s'agit donc de l'éduquer, de lui apprendre à se conduire, à se diriger, à résister aux diverses impressions auxquelles il n'est pas habitué et qui le frappent d'une façon trop vive, trop intense; il faut diriger en même temps l'évolution de ses sentiments. C'est une personne nouvelle qui s'éveille en lui; il s'agit donc de ne pas lui laisser prendre de mauvaises habitudes, et de lui apprendre à raisonner d'après ses nouvelles impressions, à s'y reconnaître dans le flot d'idées et de sentiments qui surgissent et se heurtent dans son esprit. Le sujet se trouve brusquement amené de l'adolescence à l'âge d'homme ou de femme; toute la période intercalaire entre le début de l'hystérie, c'est-à-dire de son engourdissement cérébral, jusqu'à celui de son réveil se trouve très affaiblie, très obscure dans son esprit; il lui semble que c'était un autre que lui-même qui a vécu cette existence. L'évolution normale des idées et des sentiments paraît s'être faite sans transition; endormie jeune fille, la malade s'est réveillée femme. Elle est surprise de ce qu'elle pense, ressent, désire.

A ce moment donc elle a besoin d'une direction morale, ferme, et dans laquelle elle ait confiance. A la vérité elle n'a aucune idée ou aucun sentiment qu'elle n'aurait eus si elle avait mené sa vie normale, mais c'est la discontinuité entre ses deux personnalités — celle d'avant sa maladie et celle d'après — qui l'étonne et la déroute. C'est au médecin qui a provoqué ce réveil qu'elle s'adresse tout naturellement et à qui elle confie toutes ses pensées. Elle le fait d'autant plus naturellement qu'il se trouve associé à toutes les phases qu'elle a traversées, à toutes les personnalités antérieures qu'elle a revécues, et qu'il lui semble qu'elle le connaît depuis qu'elle a commencé à être malade, bien des années avant. C'est un point sur lequel j'ai d'ailleurs attiré l'attention dans mes recherches antérieures, mais qui a une grosse importance au point de vue de la direction morale que le médecin peut exercer sur le malade, qui est le premier à la réclamer. Il a en effet besoin d'un appui pour se guider dans cette nouvelle existence, et il ne saurait le trouver ailleurs qu'en celui qui l'y a amené.

A partir de ce moment le médecin devient le conseiller et le directeur du malade. Mais il doit s'attacher à développer son initiative, sa volonté propre, et bien se garder d'y substituer la sienne. Les malades, doutant d'eux-mêmes, trouvent en effet très commode de s'en remettre à une personne sûre. Le médecin, tout en les guidant, doit les laisser peu à peu livrés à eux-mêmes, et ne les aider que quand, après avoir fait tous leurs efforts pour résister au retour de l'engourdissement, celui-ci, par suite de circonstances quelconques — fatigue, émotion, troubles menstruels, etc. — les a trop envahis pour qu'ils puissent recouvrer seuls leur état normal. Il y a là une question de pratique, de gradation, que je ne puis mieux comparer qu'à la manière de faire d'un maître nageur, qui lâche peu à peu la corde du nageur. Celui-ci se croyant soutenu, ou sachant qu'il le sera en cas de besoin, nage sans crainte et en prend l'habitude. Le jour où on supprime la corde, il a bien quelque appréhension, mais comme en réalité il sait qu'il est capable de nager seul, il reprend vite son assurance et peut se passer de maître.

Il faut agir de même avec les hystériques. Ce n'est que par des exercices gradués qu'on les réhabitue à agir de leur propre initiative et à se passer de direction. Le médecin agit alors surtout dans des entretiens avec la malade, où elle lui soumet ses doutes, ses scrupules, ses craintes ; où elle lui demande conseil sur la façon de se comporter dans la vie qu'elle va mener une fois rentrée dans sa famille ; où elle lui dévoile son caractère intime, ses espérances d'avenir, les difficultés qui l'attendent, etc. Fréquemment je donne à mes malades par écrit une sorte de petit guide, renfermant quelques principes très généraux, variables suivant leur caractère, leur genre de vie, etc., susceptibles de s'appliquer à un grand nombre de circonstances, et auquel ils se reportent quand ils sont rentrés dans la vie normale et livrés à eux-mêmes.

En même temps je les habitue progressivement à cette vie normale. Ce sont d'abord des sorties à la campagne, puis en ville ; courses à pied, en voiture, en chemin de fer, de façon à les habituer à tous les moyens de locomotion qu'ils sont appelés à employer et dont certains étaient très mal supportés pendant leur maladie ; ce sont des courses dans des magasins, au milieu du bruit, du mouvement des acheteurs ; des visites, des déjeuners ou dîners au restaurant, ou chez des amis, puis chez eux ; enfin je les laisse passer un jour, puis un jour et une nuit chez leurs parents, jusqu'à ce qu'ils reviennent à l'établissement sans avoir éprouvé de trouble, de modification dans leur sensibilité et leur personnalité, après s'être familiarisés avec le milieu familial qui leur paraît nouveau, avec la vie plus bruyante, avec les allées et venues de la maison où ils vont rentrer, avec les nouvelles habitudes qu'ils vont prendre.

Cette période d'entraînement a une grande importance. Dans ces sorties les malades ont cent occasions d'éprouver leur résistance physique et morale, et particulièrement leur émotivité, dont le rôle est tellement important dans le développement de leur hystérie : ce sont des accidents sur la voie publique dont ils sont témoins, ce sont des personnes qui leur rappellent des souvenirs pénibles qu'ils revoient, ce sont des événements tristes, qui se sont passés pendant leur traitement, qu'ils apprennent ; et ainsi mille petits incidents de la vie journalière qui leur font une impression trop vive d'abord et auxquels ils s'accoutument ensuite très bien.

Sûrs d'eux alors, ils reprennent sans appréhension la vie antérieure normale. Alors seulement on a le droit de prononcer le mot de guérison.

Il ne faut pas négliger non plus le côté du *caractère*, et tout le temps de la cure, surtout dans la dernière période, il faut s'appliquer à montrer aux malades, qui sont maintenant conscients de tout ce qu'ils ont pu être vis-à-vis de leur entourage, ce qu'ils doivent réfréner en eux pour dédommager leur famille de tout le mal qu'ils lui ont donné. Ils sont d'ailleurs souvent les premiers à s'en rendre compte, à faire amende honorable, à vouloir faire oublier leurs caprices, leur irritabilité, les soucis qu'ils ont causés.

De même qu'à la faveur de la restauration de la personnalité normale on fait la rééducation de l'intelligence, on peut et on doit en profiter pour refaire, autant que possible, celle du caractère.

On le voit, le rôle du médecin d'un établissement pour le traitement de l'hystérie est loin de se borner, comme le prétend M. Pierre Janet, à donner des médicaments — inutiles ou nuisibles comme je l'ai dit — et des douches — qui sont aussi inutiles dans les cas de grande hystérie. Mais c'est par des soins de tous les instants, par une attention à tous les moindres détails de la vie physique et morale des malades, par une action morale incessante, que le médecin peut arriver à guérir des hystériques qui le sont d'une façon continue depuis des années, à guérir, je le répète, et non à améliorer en supprimant un accident gênant seulement.

Tâche ardue, fatigante et délicate, qui ne se formule pas dans une ordonnance médicale, et qui ne s'accomplit pas en quelques semaines.

J'ai laissé de côté quelques moyens d'action morale qu'il ne faut pas négliger, quoique d'une valeur moindre, et qui ont leur indication à des moments différents.

Le premier de ces moyens est l'*intimidation*. A la vérité, dans la famille, les menaces ont peu d'efficacité ; une seule en a, c'est d'avertir la malade que si elle se refuse à exécuter ce qu'on lui ordonne on l'isolera de sa famille. Il n'est pas rare de voir des crises céder à cette menace catégorique. Mais pour les autres symptômes il faut bien reconnaître que cela a moins d'effet. D'ailleurs l'entourage est trop faible, et passe souvent d'un extrême à l'autre, dépassant la mesure. L'hystérique ne s'y laisse pas prendre. Elle sait céder juste assez pour qu'on lui fasse crédit pendant quelque temps, et quand ce manège s'est répété plusieurs fois, c'est elle qui est devenue la maîtresse. Aussi ne faut-il jamais faire une menace qu'on ne soit sûr de pouvoir réaliser. Si la famille s'y oppose au dernier moment, la partie est perdue pour le médecin.

Or c'est ce qui arrive le plus souvent et qui rend si difficile le traitement radical de l'hystérie dans les familles.

On n'a pas cela à redouter avec l'isolement. Le seul fait que l'isolement a pu être accepté par la famille est déjà pour la malade une preuve que les temps sont changés et qu'une volonté supérieure est entrée en jeu. Le médecin traitant doit profiter de cet état d'esprit immédiatement : il n'a plus besoin d'agir par intimidation ; c'est par son ton d'autorité, ferme sans être dur, mais ne laissant pas supposer au sujet qu'il puisse céder, c'est par son prestige qu'il doit agir. Quand la malade sent que les ordres qu'il donne n'admettent ni réplique, ni commentaire, ni atténuation, et seront intégralement exécutés, elle cède, d'abord de mauvais gré, puis avec résignation, puis volontiers. Le médecin doit être secondé par un personnel dressé à sa manière de faire, et qui, lorsqu'il a quitté la malade, lui explique à son tour que ce qu'elle a de mieux à faire est de céder de bonne volonté, pour éviter les moyens désagréables qu'on serait obligé d'employer ; moyens qu'elle n'a pas besoin de connaître, ajoute-t-on, et qu'on lui conseille charitablement de ne pas chercher à connaître pour son propre compte.

Il faut que dès le début le médecin se fasse obéir. S'il fait des concessions sur un point quelconque, s'il se laisse prendre aux subterfuges du sujet pour éluder ses ordres, c'est fini ; plus jamais il n'aura d'autorité sur lui, et il perdra sa confiance. L'hystérique n'a de confiance que dans ceux qu'elle sent capables de la dominer. Cette domination n'exclut d'ailleurs nullement la bonté, à laquelle elle est aussi fort sensible. Il n'est pas rare de voir des malades faire des efforts pour se maintenir en bon état pour faire plaisir à leur médecin et le récompenser en quelque sorte du mal qu'il s'est donné pour elles.

De même qu'on doit toujours mettre ses menaces à exécution quand il y a lieu, on doit aussi tenir ses *promesses* exactement. C'est d'ailleurs là un principe d'éducation élémentaire. Aussi faut-il être très circonspect dans les engagements qu'on prend, les promesses qu'on fait. Il est toujours préférable d'accorder plus tôt qu'on ne l'a dit une faveur que de l'ajourner. La malade vous en est reconnaissante, a d'autant plus confiance en vous et a le sentiment de votre justice. Elle s'insurgera d'autant moins ensuite contre les permissions que vous lui refuserez, sachant que vous devez avoir une raison pour le faire. Il s'agit bien entendu de ce que le médecin traitant fait vis-à-vis d'une malade isolée.

Quant aux promesses faites dans la famille si la malade veut bien consentir à suivre le traitement, elles ne sont qu'une marque de la faiblesse de l'entourage, qu'elle ne manque pas d'exploiter, et dont elle abuse pour obtenir tout ce qu'elle veut, en donnant le moins possible elle-même. C'est un marché de dupe.

Les récompenses dont on dispose dans un établissement spécial sont assez limitées et on doit en être ménager : ce sont des réunions avec les autres malades, des promenades en dehors, des lettres, puis des visites ; et enfin des sorties dans la famille et des distractions diverses. Il faut les graduer, les doser, sans aller trop vite, car rien n'est plus mauvais que d'être obligé de supprimer ce qu'on a déjà accordé, aussi bien vis-à-vis des familles que vis-à-vis des malades. Plus la convalescence sera avancée, moins il y aura de chances que les progrès acquis puissent être enrayés ou perdus, et mieux cela vaudra.

On ne risque jamais rien à attendre plus, on risque toujours à vouloir précipiter les choses. Tout doit être fait au moment opportun si on ne veut pas en perdre l'effet stimulant, et, l'état du sujet étant plus amélioré, il ne pourra que ressentir un plus grand plaisir de ce qu'on lui offre. Ce n'est que dans le commerce constant avec les malades que le médecin peut saisir le moment vraiment précis auquel le désir de la malade doit être exaucé. Mais il doit toujours se rappeler que trop de hâte peut compromettre les résultats obtenus ou tout au moins ralentir la marche de la guérison. Si en effet la malade a tout ce qu'elle peut désirer avant d'être complètement guérie, elle n'a plus aucune raison pour faire tous ses efforts pour guérir. En voulant aller trop vite on risque donc de suspendre les progrès. Malheureusement beaucoup de parents se figurent que le médecin agit ainsi par intérêt, pour garder plus longtemps le malade en traitement, comme si son véritable intérêt n'était pas toujours d'obtenir la guérison la plus complète dans le moins de temps possible. Si je signale ce petit point c'est qu'il a son importance pratique, et que le médecin ordinaire, qui adresse une malade dans un établissement spécial, doit tenir compte de ces considérations d'ordre moral et professionnel pour faire choix du médecin auquel il veut la confier, sa responsabilité se trouvant par là même engagée dans une certaine mesure.

Une autre question se pose souvent à propos du traitement moral des hystériques, c'est celle des *distractions*. « Evitez les contrariétés, les émotions, donnez-lui des distractions », dit-on aux parents de la malade. Ce sont des conseils plus faciles à donner qu'à suivre.

Je ne connais pas pour ma part de moyen d'éviter des contrariétés à une hystérique, sinon de la contrarier énergiquement dès ses premiers caprices. Plus vous y cédez, plus elle en a; vous êtes bientôt impuissant à les satisfaire et les contrariétés s'accumulent. Le dédoublement de leur personnalité les amène à se contrarier elles-mêmes; comment les autres ne les contrarieraient-ils pas? Et puis cela ne sert à rien ; au contraire cela ne fait que développer leur susceptibilité, leur irritabilité. Leur manque de volonté s'accroît encore si elles ne rencontrent pas près d'elles une main ferme et des gens qui savent ce qu'ils veulent et le font. Malheureusement les parents prennent souvent leur entêtement pour de la volonté, et leurs idées fixes pour de la suite dans les idées. Mais le médecin ne doit pas s'y laisser prendre. Un proverbe italien, je crois, dit « : Quand deux bêtes se regardent il y en a toujours une des deux qui recule ». Le médecin n'a qu'à ne pas reculer. Je n'ai jamais vu pour ma part de ces entêtements soi-disant irréductibles, qui n'aient cédé avec du temps, de la patience et de la fermeté.

Quant aux distractions, c'est un article qu'il n'est pas toujours facile de procurer à des malades, surtout lorsque ces malades sont inattentifs et ne s'intéressent à rien. Les distractions calmes ne les stimulent pas ; les distractions bruyantes les fatiguent et les épuisent. Alors on propose les *voyages*. J'ai vu traîner ainsi de ville en ville, d'hôtels en hôtels, de malheureuses anorexiques ou paraplégiques, d'ailleurs beaucoup plus satisfaites de l'intérêt compatissant qu'elles éveillaient autour d'elles que des sites qu'on leur faisait contempler. Dans certains cas légers, chez des jeunes filles qui s'ennuient de la vie monotone qu'elles mènent chez elles, un voyage procure une heureuse diversion qui peut en effet les sortir de la torpeur où elles se complaisent, où elles aiment à s'enfoncer, en s'imaginant jouer des héroïnes de romans. Mais chez les grandes hystériques on ne fait le plus souvent qu'aggraver les accidents ou tout au moins les entretenir.

En matière de traitement de l'hystérie il n'y a que des questions d'espèces, et le tort est de vouloir généraliser l'application d'un procédé quelconque. En dehors de quelques moyens fondamentaux, qui ne sont, quand on

veut bien y réfléchir, que de simple bon sens, découlant
tout naturellement du mécanisme pathogénique de l'hystérie, les autres procédés doivent être choisis suivant
la phase du développement de la maladie, suivant la variété des accidents, suivant l'âge des malades, leur caractère, leurs goûts, leurs habitudes, leur condition sociale,
leur milieu.

Suggestion.

Nous avons vu dans la première partie que la suggestibilité était une conséquence toute naturelle de l'état
fonctionnel du cerveau dans l'hystérie, et qu'elle était par
conséquent d'autant plus développée que l'hystérie l'était
elle-même. Quant à la considérer, avec certains auteurs,
comme la caractéristique de l'hystérie, elle ne l'est pas
plus que n'importe quelle autre manifestation. Cette
faculté d'exécuter des actes, de percevoir des impressions,
de ressentir des sentiments ou des émotions, sous l'influence d'ordres reçus, de représentations évoquées par
d'autres, qu'ont ainsi les hystériques, est la raison d'être
d'une méthode de traitement, qui au premier abord semble
très justifiée et très rationnelle : la *suggestion*. Ses résultats merveilleux et qui tiennent quelquefois du miracle —
qui n'en est d'ailleurs qu'une forme particulière — frappent
l'imagination des foules. Mais quand on va au fond des
choses, quand on compare les avantages de ce procédé,
simpliste en somme, avec ses inconvénients et ses dangers, on ne tarde pas à s'apercevoir que c'est peut-être le
pire de tous, car il va précisément contre le but qu'on
doit se proposer chez un hystérique, à savoir reconstituer
sa personnalité affaiblie, raffermir sa volonté, réveiller sa
conscience. La suggestion désagrège encore plus la personnalité du sujet à qui on la fait, substitue la volonté
d'autrui à la sienne propre, et diminue son activité consciente en lui faisant accomplir des actes, éprouver des
sentiments, d'une manière inconsciente.

Mais voyons rapidement de quelles manières on peut
l'employer. Il y en a deux essentielles; la suggestion

directe et la suggestion *indirecte*, et ces deux procédés peuvent être eux-mêmes appliqués soit *à l'état de veille,* soit pendant le *sommeil hypnotique.*

A la vérité il n'y a pas grande différence entre ces deux dernières façons de faire, si on admet la théorie de l'hystérie que je propose. En effet, ce qui parait être l'état de veille des grandes hystériques n'est qu'un état de vigilambulisme, de sommeil cérébral, qui ne diffère en rien de l'état de sommeil hypnotique, sinon par la suppression de certaines impressions sensorielles et en particulier de la vue. Chez les grandes hystériques, anesthésiques totales, vigilambules, l'occlusion des yeux amène le sommeil plus profond, comme dans l'expérience célèbre de Strümpell, la vue, même réduite comme elle l'est chez ces sujets, retentissant sur l'intensité de toutes les autres sensations. On sait en effet que certaines sensations que peuvent percevoir les hystériques les yeux ouverts, même sans regarder la région d'où part l'impression, cessent dès que les yeux sont fermés.

Suggestion directe.

Faire de la suggestion à des grandes hystériques vigilambules, à l'état soi-disant de veille ou dans l'hypnose, revient donc à dire qu'on la fait les yeux étant ouverts ou fermés, le sommeil du sujet étant plus ou moins profond, et voilà tout.

Les avantages et les inconvénients sont les mêmes. La plus grande facilité avec laquelle la malade accepte les suggestions dans l'état d'hypnose confirme cette observation que la suggestibilité est d'autant plus développée que l'état hystérique l'est lui-même.

Mais comme la suggestibilité se développe sous l'influence des suggestions répétées, il faut en conclure que *l'emploi de la suggestion, et en particulier de la suggestion hypnotique, développe l'hystérie au lieu de la combattre,* et cette simple remarque me paraît suffisante pour juger immédiatement cette méthode, quelque avantage apparent qu'elle puisse présenter et que nous allons voir tout à l'heure.

La suggestion directe consiste à ordonner au sujet de faire ou ne pas faire tel acte, de sentir telle impression, de ne pas éprouver telle émotion, de penser à telle idée. Je laisse de côté, bien entendu, la pratique des suggestions bizarres, à laquelle certains s'amusent pour montrer leur pouvoir sur leur sujet, pratique absolument immorale et condamnable. Je ne parle que des suggestions faites dans le but de faire disparaître des symptômes, des accidents qui ne cèdent pas à d'autres procédés. A tel malade, paralysé par exemple, on suggère qu'il peut marcher, ou qu'il marchera dès que telle condition sera réalisée. Il arrive qu'en effet le malade se remet à marcher quelquefois. Mais est-il guéri pour cela? Les stigmates sont-ils disparus? Non, et tant que l'anesthésie persiste la paralysie peut se produire sous une influence même légère.

Ce n'est pas tout. Un malade qui a un accident aussi profond qu'une paralysie n'a pas que celui-là. Il y a une foule d'autres troubles fonctionnels, apparents ou non et qu'on doit rechercher, car le malade ne les signale pas, ne les sentant pas. Or, si on se met à faire la chasse à tous ces troubles successivement, on voit ordinairement ceux qu'on vient de supprimer reparaître à mesure qu'on en supprime de nouveaux. Ce n'est qu'une sorte de transfert qu'on a fait, et je ne vois vraiment pas quel avantage on y a.

L'effet produit sur la malade, et surtout sur son entourage, par la disparition brusque d'un accident hystérique par suggestion est évidemment très séduisant, mais j'estime qu'un médecin consciencieux ne doit pas s'en contenter et doit chercher avant tout à guérir le fond sur lequel se développe l'accident. Or, à ce point de vue, je ne crois pas être trop affirmatif en disant que la guérison radicale de l'hystérie, quand elle a envahi toute l'écorce, est sinon impossible — tout est possible surtout en matière d'hystérie — mais exceptionnelle. Et si mon expérience personnelle au temps où je croyais encore à la magie de ce mot : suggestion, n'avait pas suffi pour m'en détourner à jamais, la lecture des observations merveilleuses des suggestionneurs et hypnotiseurs de profession aurait produit ce résultat. J'ai été à même bien souvent de revoir des malades soumis à ces procédés de suggestion hypnotique par ceux-là mêmes qui les vantent le plus et proclament que, non seulement les hystériques, mais tout le monde est hypnotisable et ensuite suggestible. Mais par un fâcheux hasard, sans doute, il se trouvait que tous ces malades n'avaient jamais pu être endormis, ou l'ayant été n'avaient pas ressenti les heureux effets de la suggestion infaillible.

Une remarque non moins défavorable à la suggestion directe, hypnotique ou non, c'est que très souvent le sujet qui est accessible à toutes sortes de suggestions n'ayant aucun rapport avec ses accidents, y devient tout à fait réfractaire quand il s'agit de les faire disparaître.

Enfin j'ai observé fréquemment que les suggestions qui paraissent réussir pour faire exécuter un acte, sont incapables de réveiller la sensibilité dont le retour suffirait à le provoquer volontairement. Une anorexique qui refuse de manger, par exemple, pourra prendre des aliments par suggestion, mais elle n'aura pas faim pour cela, et comme en général elle ne veut pas manger parce qu'elle n'a pas faim, on voit qu'on n'a pas gagné grand chose. On ne peut pas même dire qu'elle mange volontairement, puisque c'est sous une influence étrangère à elle qu'elle le fait. Elle s'alimenterait à la sonde que le résultat serait le même. Dès qu'on cessera de lui suggérer de manger elle ne mangera plus, parce qu'elle continuera de n'avoir pas faim. Restaurez la sensibilité de son estomac et elle mangera aussitôt *volontairement*, parce qu'elle aura faim.

Un des plus gros inconvénients de la suggestion est d'affaiblir la volonté du sujet et de troubler sa personnalité. A force d'accomplir des actes sans les avoir prémédités, sans les avoir discutés avec lui-même, sans s'y être déterminé pour des raisons conscientes, il s'habitue à agir en automate, et le peu de volonté, de self-controll, qu'il avait, s'éteint rapidement. Il y a de malheureuses hystériques qui en sont réduites à ne pouvoir plus rien faire sans être suggestionnées tous les jours, ou à des intervalles réguliers, comme des pendules qu'on remonte. Que devient leur personnalité à ce jeu-là?

Mais si la suggestion a de tels inconvénients — on pourrait dire de tels dangers — quand elle a pour objet des actes, que penser d'elle quand il s'agit d'idées, de sentiments imposés? Comment, voilà un sujet qui, par le fait de ses personnalités multiples sous-conscientes, est incapable de vous renseigner exactement sur ses pensées les plus intimes, sur les mobiles secrets qui l'ont fait agir, sur les impressions même que lui ont causées les circonstances qui ont amené ses accidents, un sujet dont vous ne pouvez démêler le caractère réel, les tendances naturelles, dont l'évolution morale est arrêtée par le fait de son hystérie depuis plusieurs années quelquefois, et qui, si elle s'était faite naturellement, l'aurait peut-être amené à un état très différent de celui que vous constatez maintenant, un sujet enfin dont vous ne connaissez que les principaux épisodes de sa vie, dont l'enchaînement vous échappe dans les détails qui ont souvent la plus grande importance, et vous n'hésitez pas à lui suggérer des idées, des sentiments, qui ont les plus grandes chances de se trouver en désaccord avec ceux qu'il a réellement au fond de son inconscient et qu'il ignore lui-même ! Quel trouble ne va-t-il pas en résulter dans sa personnalité! Quels conflits ne vont pas surgir entre ces idées et ces sentiments inconscients, avec ceux, également inconscients, puisque suggérés et imposés, en vertu desquels on veut le faire agir malgré lui !

On sait à quelles controverses a donné lieu la question du crime par suggestion. Je me rallie pleinement à l'opinion qu'on ne peut le suggérer qu'à quelqu'un qui s'y trouve naturellement enclin. Je sais aussi que contre certaines suggestions, en opposition avec leurs véritables tendances, les malades luttent, et que cette lutte amène une attaque qui les sauve de la suggestion. Mais cela, c'est des extrêmes. Il faut considérer les cas ordinaires, où il ne s'agit pas d'imposer au malade des suggestions graves, d'actes ou de sentiments importants, mais simplement des défenses, des habitudes, des manières de faire qui, malgré leur peu d'importance apparente, ne finissent pas moins par influer sur sa conduite ordinaire, et sur sa personnalité tout entière. A-t-on la prétention de faire au sujet une nouvelle personnalité, différente de la sienne propre, de celle qu'il aurait si elle s'était développée normalement; a-t-on la prétention de lui imposer à tout jamais une ligne de conduite, une manière de sentir et de penser, avec quelques séances de suggestion?

Et à quoi ne se trouve pas exposé un pareil sujet, si son suggestionneur vient à lui manquer! Ou il retombe, avec un désordre plus grand dans les idées, et une volonté, un jugement plus faibles pour se diriger au milieu de tout ce qu'il y a en lui de pathologique et d'artificiel. Ou il passe sous la coupe de quelque autre suggestionneur — médecin ou non — grâce au développement de sa suggestibilité. C'est l'incurabilité presque à coup sûr.

En résumé la suggestion directe, hypnotique ou non, augmente la suggestibilité et par là développe l'état hystérique, affaiblit la volonté et le jugement, trouble la personnalité, réduit le sujet à l'état d'automate et l'expose par là à toutes sortes de dangers et à l'incurabilité définitive. Elle peut faire disparaître quelquefois certains accidents, mais elle favorise souvent l'éclosion d'autres ; efficace pour tout ce qui est inutile au traitement et à la guérison, elle reste souvent sans effet sur les accidents eux-mêmes; elle peut guérir un symptôme, elle ne modifie pas les stigmates, elle ne guérit pas la maladie. Impuissante le plus souvent dans des mains expérimentées, au service d'une conscience scrupuleuse, elle peut devenir une arme funeste et dangereuse dans un trop grand nombre de cas. Tout la condamne, et rien ne justifie les risques auxquels elle expose les malades.

Suggestion indirecte.

De toute autre valeur est la suggestion indirecte. Bien loin de violenter les tendances du sujet, d'assujettir à volonté, de développer son automatisme, elle réveille au contraire les associations d'idées, la réflexion, l'attention et le jugement. On n'a pas à craindre avec elle l'opposition que certaines hystériques manifestent quelquefois avec tant de vigueur. Elle s'adresse en effet à leur personnalité sous-consciente. Mais il y faut beaucoup de doigté de la part du médecin ; il ne doit pas laisser apercevoir le but caché qu'il se propose en disant certaines choses ou agissant de certaine manière. C'est dans la conversation qu'il est le plus facile de glisser d'une manière indifférente, comme une chose toute naturelle, la vérité qu'on veut faire entrer dans l'esprit de son malade. Souvent même, et c'est encore préférable, c'est en s'adressant en sa présence à un tiers qu'on dit ce qui s'applique également à lui. Toutes les occasions sont bonnes, et c'est pour cela que le médecin doit vivre au milieu de ses malades, ou au moins en contact extrêmement fréquent avec eux.

Et pour n'être pas exposé à se contredire, il ne doit jamais dire que la vérité. Celle-ci fait toujours son chemin et l'on est surpris parfois que des malades devant lesquels on a émis certains conseils, auxquels ils n'ont même pas paru faire attention, vous les rappellent longtemps après en vous avouant qu'ils en ont eu une impression très vive, qu'ils se les sont appliqués à eux-mêmes et en ont fait leur profit. Donnés directement, ils n'auraient eu que peu d'effet ou même en auraient eu un tout opposé à celui qu'on recherche, par la tendance instinctive des hystériques à croire toujours qu'on a un intérêt à leur dire ce qu'on leur dit. Tout ce qu'ils voient autour d'eux, — quand ils sont placés dans un établissement spécial—, la confiance des malades à fin de traitement et racontant par quelles phases analogues ils ont passé avant de se rendre compte de ce qu'on faisait pour leur bien, la manière dont on s'y prend avec ceux-là, tout cela fait impression sur eux plus qu'on ne saurait le croire. Bien loin d'être une condition défavorable au traitement, la vie commune dans les établissements spéciaux devient ainsi une chose excellente, *à la condition d'une surveillance étroite par des personnes habituées à ces malades, les empêchant de se livrer à des conversations sur leur maladie*, de se monter la tête sur le traitement qu'on leur applique, de se donner le genre, vis-à-vis des autres, de n'obéir à personne, etc. ; *et à la condition surtout que le médecin soit toujours là à portée, prêt à paraître à tout moment et à remettre d'un mot toute chose à sa place.*

Cela n'exclut nullement de l'affabilité et de la cordialité de sa part, mais il ne doit jamais laisser mettre son autorité en défaut, ni oublier, quand il s'adresse à une malade, qu'il parle pour toutes. Rien, en effet, de ce qu'il fait ou dit n'est perdu pour elles ; la graine qu'il a semée d'une manière indifférente et avec une négligence voulue, germe tôt ou tard et porte ses fruits. Telle est la vraie suggestion indirecte, celle qui agit le plus efficacement, celle aussi, il faut bien le dire, qui demande de la part du médecin qui l'exerce, le plus de perspicacité, de suite dans les idées et d'à propos.

Une autre façon de la pratiquer est d'employer en quelque sorte la méthode socratique, de questionner le sujet sur un point quelconque, de lui faire donner les raisons de sa manière de penser et d'agir, et de lui demander ensuite ce qu'il pense de certains cas analogues qu'on lui cite et où son jugement se trouve mis en contradiction avec ses premières affirmations. C'est ce qu'on pourrait appeler la *suggestion dialectique*. Avec les sujets intelligents, elle a souvent une grande influence.

Bien entendu, la suggestion indirecte, qui ne se fait guère qu'à l'état de veille, ou soi-disant tel, plutôt que dans l'hypnose, ne saurait prétendre à constituer un traitement général de l'hystérie, mais c'est un procédé excellent et précieux pour la direction intellectuelle et morale des hystériques, dès le début du traitement, et de plus en plus à mesure que, les accidents et les troubles somatiques étant disparus, c'est à la restauration de la personnalité et des fonctions psychiques qu'il faut s'attacher. C'est un puissant moyen de traitement moral sur lequel je ne saurais trop attirer l'attention, mais qui n'est applicable dans toute son étendue, et avec tous les bénéfices qu'il comporte, que dans un établissement spécial de traitement, et encore seulement dans ceux où le médecin peut constamment se mêler à la vie de ses malades.

Hypnotisme.

La suggestion nous amène tout naturellement à l'hypnotisme, car c'est le plus souvent dans le sommeil hypnotique qu'on se sert de la méthode des suggestions. Il n'y a, en effet, que chez des sujets très particulièrement doués et profondément atteints, qu'on peut provoquer à l'état de veille des suggestions. Nous avons d'ailleurs vu tout à l'heure que cet état de veille chez les grandes hystériques n'était qu'apparent, et n'était en réalité que du vigilambulisme, c'est-à-dire un état absolument analogue à celui du somnambulisme nocturne.

L'hypnotisme dans ces cas n'est qu'une aggravation de cet état de sommeil, avec cette différence que, les yeux étant fermés, le sujet perd tout contrôle sur ses actes, et que, le sens musculaire étant aboli, il est incapable de se mouvoir avec la même facilité ou même de se mouvoir du tout. La suppression de la vue atténue d'ailleurs tous les autres sens, et le sommeil cérébral en est augmenté d'autant.

L'hypnose n'est donc qu'un degré plus marqué de l'état hystérique et n'en diffère en rien d'essentiel. Aussi est-elle extrêmement facile à provoquer chez les grands hystériques : il suffit de leur fermer les yeux et de les maintenir clos pendant un certain temps, quelquefois très court. Quelques mouvements d'abaissement et de relèvement des paupières produisent le même effet.

Quand l'hystérie est moins développée, il faut en général un plus long temps. Il devient en effet nécessaire de produire une certaine fatigue, un certain épuisement, un arrêt des centres cérébraux. C'est dans le silence, dans l'immobilité, qu'il vaut le mieux agir. C'est encore à l'occlusion des yeux maintenus par deux doigts et aux ordres de dormir, donnés d'une voix ferme et un peu basse, que je crois préférable de recourir pour obtenir l'hypnose. Fréquemment aussi, il suffit d'appliquer le pouce sur le milieu du front entre les deux yeux pour provoquer le sommeil. Le sujet éprouve sous cette pression des sensations très particulières : il lui semble que des courants électriques ou des effluves pénètrent dans son cerveau et l'endorment. Je me sers même, comme nous le verrons plus loin, de cette remarque pour apprécier le réveil complet du cerveau employé comme méthode curative de l'hystérie.

Le procédé par fixation d'un objet brillant, ou du regard, me semble bien moins bon, car dès que le sujet commence à fermer les yeux, il échappe à ces moyens d'action et il devient nécessaire d'employer les précédents. Autant commencer par eux, outre que la fatigue est beaucoup moindre pour le sujet et pour l'opérateur que si on se sert du regard. C'est d'ailleurs une très mauvaise chose que d'habituer un hystérique à s'endormir en regardant des points brillants, car il n'est pas rare d'en voir qui s'endorment ensuite dès qu'ils en rencontrent n'importe où, ou qui s'amusent à s'endormir eux-mêmes.

Enfin, chez les hystériques au début, l'hypnose est beaucoup plus difficile à provoquer, et on n'arrive souvent qu'à des états de sommeil très incomplet. Il faut un entraînement qui a les pires inconvénients, puisqu'il développe en somme dans le cerveau l'état hystérique.

Si je ne considère pas l'hypnose comme un phénomène hystérique, à proprement parler, je le regarde comme étant intimement lié à l'hystérie, provoquant le même état cérébral, et l'augmentant quand il existe.

On ne doit donc jamais chercher à entraîner des hystériques peu marqués à l'hypnotisme, sous peine de développer leur maladie. Les seuls cas où il puisse avoir sa raison d'être, c'est lorsque l'état d'engourdissement, de sommeil cérébral, est tel que l'hypnose n'est plus qu'une variété de ce sommeil, grâce à laquelle on peut agir par des procédés divers sur les accidents hystériques. Il est évident qu'il ne peut y avoir aucun inconvénient à la provoquer quand il suffit de fermer les yeux au sujet pour le voir y tomber immédiatement, et qu'il suffit également de les lui rouvrir en soufflant dessus pour qu'il revienne à son état antérieur.

Mais c'est là précisément le danger de l'hypnose, c'est le *réveil*. J'ai eu à plusieurs reprises l'occasion de voir l'hystérie développée à la suite de pratiques hypnotiques nconsidérées, avec ou sans suggestion, faites soit par des particuliers, soit par des médecins. Tout le mal venait de ce que, après avoir endormi plus ou moins profondément le sujet, l'opérateur le réveillait insuffisamment. Le sujet se réveillait la tête un peu lourde, les paupières pesantes, avec quelquefois un peu de vertige. Puis tout paraissait se dissiper. Mais au bout de quelques séances, le réveil était de moins en moins complet, le sujet n'étant jamais ramené exactement à l'état où il était au moment de s'endormir, et on voyait alors survenir des anesthésies permanentes, puis des troubles divers liés à ces anesthésies.

L'hystérie était désormais constituée par suite du sommeil cérébral ainsi provoqué et augmentant à chaque séance. J'en ai cité ailleurs[1] des exemples démonstratifs. J'en ai encore récemment observé un cas chez une fillette de seize ans, que son médecin avait endormie pour lui enlever par suggestion une contracture du trapèze. Au lieu de la réveiller complètement, il la laissait se réveiller seule et lui avait même appris à s'endormir elle-même en fixant un objet brillant. Le résultat de pareilles pratiques ne fut pas long à se manifester : anesthésie généralisée, insomnie complète, attaques de sommeil, de somnambulisme, et enfin attaques convulsives. Il suffit de la *réveiller complètement* pour faire cesser ces accidents.

On doit donc s'assurer avec grand soin que le *réveil est absolument complet après une séance d'hypnotisme*. On le reconnaîtra à ce que le sujet n'éprouve aucun malaise, aucun vertige, aucune somnolence, et que l'état de sa sensibilité est normal, ou égal ou même meilleur qu'avant la séance. C'est là une question capitale.

Un des inconvénients de l'hypnotisme est l'accoutu-

---

[1] *Genèse et nature de l'hystérie*, t. II.

mance des malades et le goût même qu'ils ont quelquefois
à être endormis. Ce goût provient, à mon avis et d'après
mon expérience, du bien-être éprouvé par les malades
pendant le sommeil somnambulique, bien-être d'autant
plus grand que ce sommeil est plus profond. Quant à
l'accoutumance, elle s'explique assez facilement par la
tendance des hystériques à l'automatisme cérébral. Mais
ces inconvénients, qui ne se produisent que lorsque le
traitement exige des séances assez fréquentes d'hypnotisme, sont relativement assez faciles à éviter quand
on les reconnaît et qu'on sait résister aux sollicitations
des malades, espacer les séances à mesure des progrès,
et ne les employer que lorsque les malades ne peuvent
plus lutter seuls contre l'envahissement de l'engourdissement cérébral. Il n'est pas rare d'ailleurs de voir des
sujets devenir, une fois guéris, et après être restés un assez
long temps sans être endormis, réfractaires à l'hypnotisme, comme ils cessent d'être suggestibles.

M. Pierre Janet[1] a insisté avec beaucoup de justesse sur
ce besoin du somnambulisme que présentent ainsi certains
sujets et sur leur soumission exagérée à leur hypnotiseur.
Celui-ci doit donc se mettre en garde contre ce double
écueil et c'est pour cela que, comme nous l'avons dit à propos du traitement moral, il doit s'efforcer de laisser de
plus en plus d'initiative aux malades à mesure que leur
personnalité se reconstitue et leur apprendre à se diriger
eux-mêmes. Quant à l'attachement très particulier que les
hystériques — hommes ou femmes — ont pour le médecin
qui les a guéris, avec ou sans hypnotisme, je crois qu'il
provient chez beaucoup de la constatation de sa supériorité, vis-à-vis d'eux-mêmes tout au moins. Chez ceux qui
ont présenté les phénomènes de la régression de la personnalité, sous la forme de reviviscence complète de leur
vie antérieure depuis le début de l'hystérie, j'estime qu'il
tient à ce que le médecin se trouve seul lié à tous ces états
de personnalité antérieurs et mêlé par conséquent à toute

[1] *L'influence somnambulique et le besoin de direction*, Revue Philosophique, fév. 1897, p. 113.

leur vie, qu'il a en quelque sorte dirigée et fait surgir de l'oubli où ils la tenaient. J'ai cité de nombreux cas où les malades me faisaient cette réflexion au moment de leur guérison : « C'est singulier, je ne vous connais que depuis quelques mois et il me semble que je vous connais depuis des années (époque du début de l'hystérie) ; vous êtes mêlé à tous les événements de mon existence ».

En résumé, au point de vue de l'application de l'hypnotisme, *on doit le repousser* quand il s'agit d'un cas d'hystérie légère, ou quand l'hypnose est difficile à obtenir et nécessite un apprentissage et un entraînement. *On peut l'employer* quand, divers procédés ayant échoué, et les accidents étant tenaces, on n'a plus que cette ressource. Enfin *il est tout à fait justifié* lorsque, le sujet étant dans un état de vigilambulisme plus ou moins profond, l'hypnotisme ne peut pas le développer davantage, et permet au contraire d'agir plus efficacement sur les troubles nerveux, de rencontrer moins de résistance pour faire exécuter au sujet les exercices nécessaires au rétablissement de ses fonctions, et, si on se sert de suggestions — ce que je réprouve absolument — de les faire accepter plus facilement.

Précautions à prendre.

Il y a deux principes qu'on doit autant que possible observer, quand on juge qu'il y a lieu d'employer l'hypnotisme. Le premier est de ne pas le faire sans le consentement du sujet ; le second est de faire les séances devant témoins.

En ce qui concerne le premier principe, il me paraît d'autant plus évident qu'il est très difficile d'endormir une personne qui s'y refuse. Mais il est fréquent, lorsqu'il s'agit de grandes hystériques, de les endormir en quelque sorte malgré soi, et sans qu'on ait eu à leur demander leur consentement par conséquent. J'en ai vu plus d'une fois s'endormir au cours d'un examen des yeux, alors que je ne pensais nullement à déterminer l'hypnose ; chez d'autres le sommeil survient spontanément sous l'influence d'exercices respiratoires ou de mécanothérapie. J'ai publié[1] l'observation d'un abbé qui s'est endormi ainsi au cours d'exercices que je lui faisais faire pour guérir une paraplégie double des membres inférieurs, et qui s'endormait chaque fois que je le mettais en « travail », expression dont nous verrons plus loin la signification. Les lois canoniques lui défendant de se laisser hypnotiser, je ne lui ai jamais dit qu'il s'était endormi, et il ne s'en est jamais douté. Il est du reste parfaitement guéri.

Pareil cas s'est présenté maintes fois, et l'on n'a alors qu'à tirer profit des circonstances qui impliquent évidemment le consentement du sujet.

Quant au second principe, qui consiste à ne pas pratiquer de séance d'hypnotisme sans témoins, il soulève beaucoup plus de difficultés. La première vient du sujet lui-même qui ne se soucie pas de se donner en spectacle à d'autres qu'au médecin à qui il se confie. J'ai vu plus d'une fois des hystériques cesser complètement de répondre, ou d'exécuter les exercices que je voulais leur faire faire, dès qu'elles sentaient la présence d'un tiers.

Une question d'amour-propre s'en mêle souvent, et elles ne veulent pas avoir l'air de céder devant des personnes qui n'ont jamais pu obtenir d'elles ce que le médecin exige, et qu'elles se sont souvent vantées de lui refuser aussi.

D'autres fois c'est la crainte de faire des confidences, des aveux, qui doivent rester sous le sceau du secret professionnel. Il est certain que celui-ci n'est pas respecté quand il y a un témoin, et que de graves inconvénients peuvent en résulter. M. Pierre Janet cite ainsi deux cas où des femmes ont avoué, sans qu'il ait pu l'empêcher, l'une, devant son mari, que l'enfant qu'elle portait n'était pas de lui, l'autre, devant sa sœur, qu'elle avait eu autrefois des relations avec son père.

Ce sont là des cas exceptionnels, dira-t-on. Pas tant qu'on le croit, et lorsqu'on ne sait pas exactement à la suite de quelle émotion ou de quelle circonstance l'hys-

---

[1] *Genèse et nature de l'hystérie*, t. II, obs. XX.

térie a débuté, on doit être très circonspect, surtout si le malade a l'air de craindre qu'on ne le fasse causer pendant son sommeil.

Une jeune fille de dix-sept ans, paraplégique, d'excellente famille, m'avoue un jour pendant son sommeil qu'elle a eu un amant depuis un an et que c'est à la suite de sa rupture avec lui qu'elle s'est paralysée ; une autre, ayant une contracture d'une jambe, avec douleur très vive à l'ovaire correspondant, me confesse, dans les mêmes conditions, que cette douleur d'abord, puis la contracture, se sont développées à la suite d'une tentative de viol dont elle a été victime de la part d'un ami de sa famille en qui on avait une entière confiance. Quelles conséquences auraient eues ces aveux formulés devant la mère ou un parent quelconque de ces jeunes filles !

D'autre part, en présence de tiers, le médecin est moins à son aise pour interroger les malades ; certaines réponses peuvent provoquer des réflexions inopportunes de la famille, et le médecin peut se trouver ainsi dans des situations très délicates et très gênantes pour tout le monde. L'insistance des parents à être présents prouve du reste qu'ils n'ont pas une confiance absolue dans le médecin, et celui-ci est en droit de se refuser à une pareille suspicion. Mais elle prouve souvent aussi qu'ils craignent que leur malade ne dise quelque chose de secret qu'ils ne se soucient pas de divulguer même à leur médecin, et dans de telles conditions il y a bien des chances pour que l'on n'obtienne rien de ce qui serait précisément le plus important à connaître pour la direction à donner au malade.

Ce qui est difficile à réaliser dans la famille devient au contraire aisé dans un établissement spécial. Toutefois, le médecin fera bien d'agir avec prudence et de ne pas s'exposer à ce que certaines hystériques portent contre lui des accusations mensongères, en particulier au sujet d'attouchements indécents ou de véritables attentats à la pudeur. Ce sont en effet les accusations le plus souvent formulées par des hystériques, aussi bien contre des médecins que contre d'autres hommes avec lesquels elles peuvent se

trouver seules. Mais on doit faire observer que les hystériques qui sont ainsi sujettes au mensonge, n'ont pas
besoin d'avoir été endormies pour les porter contre un
médecin. Il leur suffit de s'être trouvées seules dans son
cabinet pour l'accuser des pires attentats. Dans une maison
de santé, une pareille calomnie est plus difficile, à cause
de la présence presque constante des infirmières placées
auprès des malades, du passage fréquent des surveillants
et des divers médecins de l'établissement, les portes des
chambres ne devant jamais être fermées en dedans pour
que la surveillance soit sûre et facile, et n'ayant d'ailleurs
pas besoin de l'être dans des établissements où les deux
sexes sont séparés, précaution indispensable, mais qui
n'existe malheureusement que dans un très petit nombre
d'établissements.

Néanmoins, pour couper court à toute supposition
malveillante, le plus sage est de placer les malades qu'on
traite par l'hypnotisme dans une salle où elles soient à la
fois isolées et soustraites aux regards, et où cependant
rien ne puisse se passer d'anormal sans pouvoir être
entendu ou surpris. J'ai pour ma part réalisé ces deside-
rata, en aménageant un lit spécial, destiné aux exercices
de mécanothérapie, derrière des rideaux dans la salle
d'électrothérapie du Sanatorium dont je suis le médecin,
et en procédant au réveil cérébral par la méthode que
je vais exposer plus loin, en même temps que d'autres
malades sont traitées électriquement par des aides.
Les malades hypnotisées parlent généralement bas; elles
savent qu'on ne les entend pas distinctement en tout
cas, si elles viennent à élever un peu la voix; elles ne
craignent pas de répondre aux questions qu'on leur pose
ou de dire malgré elles ce qu'elles ne voudraient pas qui
fût entendu. A tout instant une surveillante ou un interne
peut soulever le rideau pour parler au médecin, et dans
ces conditions il est impossible qu'une hystérique, si per-
verse et si menteuse qu'elle soit, ait l'idée de porter contre
celui qui l'hypnotise la moindre accusation d'inconve-
nance.

Du reste, ce qui peut être gênant, et pour la malade et

pour le médecin, quand on emploie l'hypnotisme pour faire de la suggestion, ne l'est pas avec le réveil de la sensibilité suivant ma méthode. La malade est en effet prévenue d'avance que le médecin ne lui adressera aucune question, ne cherchera nullement à savoir ses pensées secrètes et ne pèsera en aucune façon sur sa volonté par quelque moyen que ce soit; elle sait que l'hypnose dans laquelle on la plonge n'a pour but que de fixer son attention sur les points du corps qui ne fonctionnent pas convenablement, et de lui éviter la fatigue et la douleur que lui causeraient le retour, à l'état de veille, de la sensibilité disparue et de la fonction perdue. Elle n'a donc pas plus de raison de repousser la présence d'un tiers que s'il s'agissait de simples exercices à l'état de veille.

Il en est de même du médecin dont le rôle, comme on le verra plus loin, est très simple, et consiste essentiellement à soutenir l'attention et à encourager les efforts du sujet, jusqu'à ce que le rétablissement de la sensibilité et de la fonction mise en jeu soit complet. Il n'a pas à craindre le ridicule que certains médecins éveillent invinciblement dans l'esprit des assistants quand ils prennent un ton autoritaire ou prophétique pour imposer leurs suggestions, ou exiger des aveux, et que le sujet s'y soustrait par le silence ou résiste avec opiniâtreté aux injonctions les plus véhémentes et y répond par un éclat de rire. Avec le procédé du réveil de la sensibilité, cette petite humiliation n'est jamais à craindre; si petit que soit le résultat qu'on obtienne la première fois, on est toujours certain d'en avoir un, et c'est déjà bien quelque chose.

L'hypnotisme n'est pas à proprement parler un procédé de traitement de l'hystérie. Il ne l'est que d'une façon indirecte en permettant l'emploi de la suggestion ou la restauration des sensibilités ou le réveil des centres corticaux.

Il est cependant un cas dans lequel il peut être utilisé directement, c'est celui où on prolonge le sommeil pendant assez longtemps, un ou plusieurs jours par exemple, et indépendamment de toute suggestion. On fait accomplir au sujet toutes ses fonctions d'une manière régulière, et dans l'intervalle il reste dans un repos complet. Les auteurs qui ont préconisé cette méthode, en particulier Wetterstrand, de Stockholm, en auraient retiré d'excellents résultats. Au réveil, qui serait aussi facile à obtenir qu'après une courte séance, le sujet aurait recouvré toutes ses fonctions sensitives et par conséquent motrices et psychiques.

J'ai eu rarement l'occasion d'employer ce procédé, sauf dans certains cas d'épuisement très profond, avec algidité, ralentissement considérable de la circulation, troubles vaso-moteurs intenses, et défaut presque complet d'assimilation par atonie gastro-intestinale très marquée, avec toutes ses conséquences. L'avantage m'a paru être dû à l'augmentation de la vaso-motricité, amenant le réchauffement du sujet, la possibilité de régler facilement ses diverses fonctions, et par conséquent de lui permettre de reprendre du poids et du ton. Dans un cas j'ai prolongé, sauf de très courts intervalles de réveil, assez incomplet d'ailleurs, ce sommeil pendant une quinzaine de jours. Le plus souvent je n'ai pas dépassé deux ou trois jours. Mais jamais je n'ai constaté la restauration de la sensibilité et des fonctions cérébrales au réveil. C'était, il est vrai, dans des cas très sérieux, très invétérés; mais si ce procédé ne peut agir que dans des cas peu marqués, on a d'autres moyens meilleurs pour les guérir. C'est d'ailleurs une question à réserver, et sur laquelle, en l'absence d'une expérience suffisante, je ne veux pas me prononcer.

Quand l'hypnotisme est employé pour faciliter les suggestions, j'ai dit à propos de ces dernières tous ses dangers en comparaison de leurs faibles avantages. Je n'y reviens pas. Désapprouvant l'emploi de la suggestion directe, je ne saurais conseiller l'hypnotisme ayant pour seul objectif d'en faire plus facilement.

Je dois signaler l'usage qu'en fait M. Pierre Janet pour arriver à dissocier les idées fixes, autour desquelles gravitent, selon lui, presque tous les accidents hystériques.

Pour ne pas trahir sa pensée je citerai ses propres paroles[1] : « Il est rare que le malade ait l'idée fixe de l'accident lui-même, qu'il soit obsédé, par exemple par la pensée d'être paralysé, ou par la pensée d'avoir des attaques. Le plus souvent de telles idées ne sont que secondaires ; elles dépendent d'une autre idée fixe primaire. Celle-ci est un état psychologique très complexe, un état émotif qui est devenu permanent et qui reproduit constamment tous les éléments qui en dépendent, les mêmes troubles de la sensibilité et de la mémoire, les mêmes souvenirs, les mêmes remords, etc. Vous suggérez au malade de n'avoir plus de troubles de la marche et il vous obéit pour un instant, mais le rêve qui a amené indirectement l'abasie subsiste toujours et il va bientôt amener les mêmes conséquences. Si par des suggestions répétées vous réussissez à empêcher cet accident particulier de se manifester, la même cause permanente va en déterminer un autre, car elle peut se manifester de bien des manières. La suggestion proprement dite, dirigée directement et brutalement contre le symptôme quel qu'il soit, est donc un procédé qui peut être utile et efficace dans bien des cas, mais il est souvent insuffisant, parce qu'il ne remonte pas suffisamment à la cause des accidents. »

C'est donc l'idée fixe primaire qu'il s'agit de détruire ; mais avant de la détruire il faut la connaître, et c'est soit par l'écriture automatique, soit surtout dans le somnambulisme, qu'on peut la mettre en évidence, car elle est ordinairement subconsciente et ignorée du sujet dans l'état ordinaire. « Une idée fixe est, d'après M. Janet, une construction, un système composé d'une foule de phénomènes psychologiques associés les uns aux autres. Les éléments sont : quelques tableaux visuels, des images empruntées aux différents sens, un petit nombre de tendances motrices et surtout des phrases, des mots. Ce sont les mots qui incarnent en quelque sorte l'idée fixe et qui servent souvent à évoquer tout le reste. » M. Janet cherche

<hr>

[1] *Traitement psychologique de l'hystérie.* Traité de thérap. de Robin, t. XV, p. 181.

à décomposer ce système en le démolissant pierre à pierre, en dissociant l'idée fixe.

Je ne veux pas revenir ici sur ce que j'ai démontré autrefois et dont j'ai des preuves nouvelles chaque jour, à savoir que c'est l'idée qui est la conséquence des troubles de la sensibilité et non leur cause, qu'il suffit de modifier ces derniers et de les faire disparaître pour détruire l'idée fixe, et que s'ils se reproduisent sous une influence quelconque absolument étrangère à l'idée fixe, celle-ci reparaît aussitôt. Mais je crois devoir faire remarquer que si, à la rigueur, cette hypothèse de l'idée fixe primaire pouvait s'appliquer aux cas dans lesquels l'hystérie s'est constituée d'emblée à la suite d'une émotion violente, elle ne peut convenir aux cas très fréquents où elle s'est développée progressivement et lentement. Sous l'influence d'une émotion un état cénesthésique particulier se produit, une diminution de sensibilité survient, conséquence d'une inhibition cérébrale. Au lieu de revenir à son état normal, l'état organique persiste : l'idée liée à cet état persiste aussi, et il ne saurait en être autrement. C'est précisément là un des faits qui viennent à l'appui de la théorie de l'émotion de James-Lange. Détruisez l'état organique et vous détruisez l'idée. Une fois cet état d'inhibition persistant dans une partie du cerveau, la résistance de ce dernier est amoindrie ; un choc, même léger, va déterminer une aggravation de cette inhibition, un état organique anormal différent du premier va s'ajouter au précédent, au prorata de l'étendue du cerveau intéressée, et l'idée ou les idées ayant accompagné cet état d'inhibition vont également persister et masquer souvent l'idée fixe précédente. Et ainsi de suite. Dire qu'il faut rechercher l'idée fixe primaire, c'est donc dire tout simplement qu'il faut détruire successivement tous les états par lesquels est successivement passé le cerveau pendant le développement de l'engourdissement de ses centres, et par conséquent les idées, souvenirs, émotions, etc. qui leur sont liés.

Mais à quoi reconnaître que l'idée fixe en présence de laquelle on se trouve est la primaire ? Celle-ci peut en effet être bien moins forte que certaines idées fixes secondaires survenues au cours de l'hystérie. Une émotion très légère a pu déterminer un engourdissement cérébral permanent quoique léger, puis des émotions très fortes ont accentué cet engourdissement d'une manière très considérable. M. P. Janet avait lui-même signalé que fréquemment on voyait, au fur et à mesure qu'on chassait une idée fixe, en apparaître une plus ancienne. Nous verrons que ce phénomène s'explique très aisément quand on procède au réveil de la sensibilité cérébrale, lequel amène la régression de la personnalité jusqu'à l'époque des accidents primitifs, à celle où le sujet a commencé à s'engourdir et où les idées liées à cet état persistant ont elles-mêmes persisté jusqu'à ce qu'un état d'engourdissement plus marqué se soit produit, masquant le précédent et accompagné des idées qui se sont produites au cours de son développement. Il est donc bien évident que lorsqu'on en est arrivé à la première idée fixe, c'est qu'on est arrivé au début de l'hystérie, et on s'en aperçoit à ce que l'état de la sensibilité est normal en même temps que la personnalité du sujet est celle qu'il avait alors et que tout ce qui s'est passé depuis a disparu de sa mémoire. En restaurant davantage encore la sensibilité cérébrale du sujet, j'ai montré que sa personnalité se reconstituait progressivement, le sujet repassant par toutes les phases de son existence, les *revivant* réellement, et ne se les *rappelant* pas seulement, jusqu'à ce qu'enfin il se retrouve au moment actuel et se réveille complètement, débarrassé de tous ses accidents, de tous ses stigmates hystériques.

Si j'anticipe ainsi sur ce que je vais exposer plus loin, c'est pour bien mettre en évidence la différence du procédé de M. Janet avec le mien. Dans celui-ci je n'ai besoin de faire aucune suggestion, de disséquer psychologiquement aucune idée, aucune émotion. Je me borne à réveiller la sensibilité cérébrale — et cela par des procédés mécaniques uniquement quelquefois — pour voir se dérouler tous les souvenirs, toutes les idées, toutes les émotions, tous les états physiques et moraux de la vie du sujet depuis le moment actuel jusqu'au début de sa maladie, puis dans l'ordre inverse. Mais cette fois la continuité de la personnalité consciente s'établit, au lieu que pendant l'évolution de la maladie chaque nouvel état de personnalité, lié à un état cérébral différent, masquait le précédent et que la personnalité du sujet se trouvait ainsi composée d'une succession de personnalités d'une durée plus ou moins longue, sans lien presque les unes avec les autres.

Comment procède M. P. Janet pour dissocier l'idée fixe primaire, à supposer qu'il soit arrivé pendant le somnambulisme provoqué à la découvrir du premier coup, sans l'avoir confondue avec quelque idée fixe secondaire plus importante souvent ?

Il cherche à la décomposer en ses éléments, tels que je les ai énoncés plus haut, d'après lui, et par suggestion il essaie de supprimer tel ou tel de ces éléments. Or, diverses remarques s'imposent immédiatement : est-il bien sûr d'avoir tous les éléments de l'idée fixe ? Le sujet les ignorant, n'en ayant pas conscience, c'est par raisonnement, par hypothèse, qu'il les établit ; quelle valeur cela a-t-il, et est-il bien sûr que cela corresponde à la réalité ? Admettons qu'il soit tombé juste et qu'il ait reconstitué exactement l'enchaînement de ces divers éléments pour aboutir à l'idée fixe ; il cherche à les supprimer par suggestion, c'est-à-dire à faire oublier au sujet son idée fixe. Mais comment concilier cette manière de faire avec l'opinion émise plus haut par M. Janet lui-même que la suggestion directe, brutale, échoue ordinairement ? N'est-ce pas une suggestion directe et brutale que de vouloir faire oublier à un sujet un événement de sa vie qui lui a causé une émotion assez forte pour le rendre hystérique ? Et quelle solidité, quelle persistance, peut avoir une telle suggestion ayant pour but de supprimer de la conscience personnelle du sujet un morceau de son existence ? N'est-ce pas là un singulier moyen de rétablir cette synthèse mentale dont on proclame l'affaiblissement comme la cause première de l'hystérie ? Et s'il a fallu procéder de même pour toutes les idées fixes secondaires, quelles lacunes doivent exister dans l'esprit du sujet à la fin du traitement ?

Mais ce n'est pas tout. La suggestion étant souvent

insuffisante, ce qui ne nous étonne pas, pour supprimer complètement tel ou tel élément on se sert de la *méthode de substitution*. Elle consiste à ajouter, par *hallucination provoquée*, aux scènes qui constituent le souvenir obsédant, quelques éléments qui les transforment. « J'ai montré ailleurs, dit M. Janet[1], que ce fut déjà un résultat important quand je parvins à mettre un cadre à ce qu'une malade voyait devant elle. J'ai souvent réussi à mettre fin à des obsessions amoureuses en métamorphosant la figure que la malade voyait dans ses rêves. Dans certains cas graves, la substitution peut aller plus loin encore, et je me suis bien trouvé de suggérer au sujet un accident réel, une contracture par exemple, pour détourner l'esprit de l'idée obsédante. »

Ainsi on ne se contente pas de supprimer de la conscience le souvenir d'événements réels, on y introduit encore des souvenirs faux, on provoque jusqu'à des phénomènes pathologiques, au risque de les voir se reproduire peut-être, une fois la tendance développée. Tout cela c'est artificiel ; ce n'est pas l'état normal qu'on ramène, c'est un état anormal, différent de celui qu'on a à soigner, qu'on provoque. C'est bien en effet une méthode de substitution, mais c'est la substitution d'un état pathologique à un autre, ce n'est pas le rétablissement de l'état normal primitif.

J'ajoute que cette lutte contre l'idée fixe primaire est souvent vaine, par la raison très simple que l'hystérie est loin d'en présenter toujours au début. J'ai d'ailleurs eu plus d'une fois l'occasion de traiter des malades soumis sans succès à cette méthode, et qui ont parfaitement guéri dès qu'on a cessé de chercher à découvrir dans leur esprit ce qui n'y était pas pour s'adresser tout simplement aux troubles fonctionnels visibles et facilement constatables. On oublie vraiment trop que le cerveau est l'organe de la pensée et que, pour agir sur la fonction, il n'est peut-être pas absurde de chercher à agir directement sur l'organe. Malheureusement en médecine les théories les plus com-

<hr>

[1] *Loc. cit.*, p. 187.

pliquées et les plus subtiles séduisent souvent plus que celles qui découlent de l'examen tout simple des phénomènes. C'est une tendance de l'esprit humain d'admirer d'autant plus qu'il comprend moins.

J'en arrive maintenant au dernier emploi de l'hypnotisme, à celui que j'en fais pour réveiller la sensibilité et faire sortir le cerveau de l'état d'engourdissement, de sommeil, dans lequel il est plongé et d'où découlent tous les stigmates et tous les accidents hystériques somatiques et psychiques.

Au lieu de l'employer pour endormir plus profondément les malades, et profiter de l'affaiblissement de leur volonté et de leur personnalité pour leur imposer des suggestions quelconques, on ne s'en sert au contraire que pour les réveiller de plus en plus, de telle sorte qu'après chaque séance ils soient, partiellement ou en totalité, plus réveillés qu'au moment où ils ont été mis en état d'hypnose. Mais pour bien montrer son rôle véritable, et en réalité secondaire dans ce cas, je dois maintenant exposer le traitement général par réveil cérébral, tel qu'il ressort de mes recherches sur la genèse et la nature de l'hystérie, auxquelles je renvoie pour l'exposé détaillé des phénomènes cliniques et des expériences. Les limites de cet ouvrage m'obligent à me borner au côté pratique de la méthode.

Méthode du réveil cérébral.

Cette méthode essentiellement physiologique, même pour le rétablissement des fonctions psychiques, a l'avantage de s'adresser d'emblée au trouble fondamental de l'hystérie, à savoir l'engourdissement des centres cérébraux, qui se traduit objectivement par des modifications de la sensibilité sous toutes ses formes. Réveiller une hystérique ou restaurer sa sensibilité sont donc une seule et même chose, et suivant les cas on peut procéder au réveil d'emblée, ou au contraire agir méthodiquement et progressivement sur la sensibilité.

A la vérité, tous les moyens que nous avons précédemment examinés, et qui ont tous pour but d'amener une réaction énergique du sujet, qui le tire de sa torpeur cérébrale, excite son attention, ranime sa volonté, comme l'isolement et les excitants moraux, ou de réveiller la sensibilité des divers organes et de la peau, comme la mécanothérapie, l'électricité, la rééducation des mouvements, etc., constituent une partie de cette méthode. Dans les cas légers ou moyens, ces divers procédés, isolément ou plus souvent combinés, sont suffisants. Dans les cas anciens, où les accidents sont tenaces, où le cerveau tout entier est atteint, et où, par conséquent, toutes les fonctions sensitives, sensorielles, motrices et psychiques sont troublées, ils peuvent amener une amélioration plus ou moins grande, plus ou moins durable, mais ils sont ordinairement incapables de ramener les sujets à l'état absolument normal, de reconstituer leur personnalité dans son unité et sa continuité.

Tant que la personnalité n'est pas intégralement reconstituée, l'hystérique n'est pas guérie. Et pour se reconstituer, il faut que tous les souvenirs qui s'étaient effacés reparaissent. Le sujet ignore le plus souvent ces lacunes, et ce n'est que lorsque les souvenirs reviennent qu'il constate qu'il les avait perdus. Aussi est-il de bonne foi quand il vous dit que sa mémoire est toujours aussi bonne. Il en est d'elle comme de beaucoup d'autres troubles fonctionnels : on ne constate leur existence que lorsqu'ils disparaissent. Aussi le médecin doit-il s'assurer par lui-même de la façon dont fonctionne réellement chaque organe et ne pas s'en rapporter aux seules impressions du malade.

La *régression de la personnalité* que j'ai signalée dans le chapitre premier, et qui est un des faits les plus importants et les plus intéressants au point de vue non seulement de la thérapeutique et de l'histoire de l'hystérie, mais encore à celui des fonctions psychiques du cerveau, se manifeste d'une façon tellement complète dans le réveil des grandes hystériques vigilambules, qu'elles croient réellement avoir l'âge auquel l'état de leur cénesthésie et de leur sensibilité générale les ramène, et qu'elles repassent par toutes les impressions, reproduisent toutes les attitudes, toutes les manières d'être et de penser qu'elles avaient alors. J'en ai cité un grand nombre de cas dans mes recherches précédentes. Et depuis lors je n'en ai pas observé moins d'une cinquantaine de nouveaux.

Mais je pensais autrefois que c'était seulement dans les cas d'hystérie grave, généralisée, qu'on observait ces régressions de la personnalité jusqu'à l'époque du début de l'hystérie. En réalité il n'en est rien, et c'est un phénomène constant, chaque fois que l'engourdissement cérébral a été suffisamment étendu ou profond. Mais, de même que suivant son degré on observe des troubles de la sensibilité plus ou moins marqués et généralisés, des troubles de mémoire plus ou moins accentués, et une insomnie plus ou moins tenace, il y a des troubles plus ou moins profonds de la personnalité. Au lieu de repasser par toutes les phases de leur existence pathologique, les sujets les voient surgir par fragments dans leur esprit, soit sous forme de rêves, soit sous forme de souvenirs obsédants, et qu'aucun événement n'évoque chez eux. Ils vous racontent un jour que pendant la nuit ils ont rêvé à tout ce qui leur était arrivé à une certaine époque de leur maladie ; le lendemain ils rêvent d'une époque antérieure et ainsi de suite. Pendant la journée ils vivent de la vie ordinaire et ne songent à rien de leur passé ; dès qu'ils sommeillent tout surgit de nouveau sous forme de rêves. Chez d'autres, ce sont des souvenirs qui leur apparaissent brusquement de gens, d'événements qui leur sont survenus et auxquels ils ne pensaient plus jamais ; ils viennent vous les raconter sous un prétexte quelconque, pour se soulager en quelque sorte. Et l'on constate que les jours suivants ils vous en rapportent d'autres dont la date est plus éloignée toujours, jusqu'à en arriver à des souvenirs quelquefois très lointains et ayant trait aux premières manifestations de leur hystérie. Ils s'étonnent souvent de voir surgir sans cause ces souvenirs, dont ils s'aperçoivent seulement alors de la disparition auparavant, depuis un temps plus ou moins long. Marchant de pair avec ces souvenirs personnels, surgissent également les sentiments qui ont accompagné les circonstances qui en sont l'objet, et l'on comprend dès lors les changements d'humeur des hystériques qui paraissent si bizarres quelquefois.

Mais ce qui est intéressant dans ces cas, ce n'est pas tant le réveil des souvenirs et des sentiments connexes anciens, sans compter, bien entendu, la réapparition des accidents que les sujets ont pu présenter en même temps, au fur et à mesure des progrès vers la guérison, c'est surtout que l'ordre de leur résurrection est rétrograde d'une façon régulière depuis le moment de leur mise en traitement jusqu'à l'époque du début de l'hystérie. Ces phénomènes sont importants à connaître pour porter un jugement sûr au sujet de la marche du traitement. En effet, si l'on voit survenir une disparition plus ou moins complète des stigmates, et qu'ensuite des accidents anciens, avec retour des anesthésies, reparaissent, on pourrait croire qu'on a eu une amélioration, puis une rechute. Mais qu'on recherche quels sont les souvenirs, soit à l'état de veille, soit dans le sommeil naturel, qui surgissent en même temps dans l'esprit du sujet, et on constatera qu'on est en présence d'une régression de la personnalité, reproduisant en sens inverse des phases d'aggravation et d'amélioration qu'il a traversées autrefois. Loin de s'alarmer de cette rechute apparente, on en conclura au contraire que l'évolution du cerveau se fait normalement, que le réveil suit son cours régulier et qu'on marche en réalité vers la guérison.

Il faut être prévenu de ces phénomènes auxquels, lorsqu'ils sont peu marqués, les malades n'attachent pas grande importance, et dont ils ne nous feraient pas part même quelquefois si on ne s'en informait pas.

Les ayant constatés chez des malades qui n'étaient soumis qu'à un traitement général physiologique, isolement, hydrothérapie, mécanothérapie, sans aucune adjonction de suggestions directes ou indirectes, leur spontanéité, leur constance, leur identité avec ce qu'on observe au maximum dans le réveil des grandes hystériques vigilambules au moyen de l'hypnose, montrent qu'il s'agit là d'une loi générale du retour du cerveau à l'état normal, en sortant de son engourdissement.

Il ne saurait en aucune façon être question de suggestion : pour répondre à cette objection, il me suffit de dire que j'ai pu déterminer des régressions complètes de la personnalité, puis sa reconstitution à l'état normal *par des exercices de mécanothérapie employés seuls* à l'exclusion de tout autre procédé psychologique, en dehors de l'isolement, et que dans certains cas même je les ai vus se dérouler d'une façon absolument spontanée, sous la seule influence de la réaction produite par l'isolement. Je crois donc être en droit de dire qu'il en est de même lorsque je les vois se développer au cours de la restauration de la sensibilité pendant l'hypnose.

J'ajouterai que les phénomènes subjectifs, accompagnant ces modifications de la personnalité sous l'influence du traitement général, sont identiquement les mêmes que ceux qui se produisent quand on réveille le cerveau dans l'hypnose. C'est la preuve que dans les deux méthodes — avec ou sans hypnose — la chose à considérer c'est la réaction du cerveau aux excitations qui l'atteignent, quelle que soit la voie par laquelle elles y arrivent et le procédé qu'on emploie. Le principe est le même ; la variété seule des moyens de le mettre en œuvre diffère suivant la forme et l'intensité de l'engourdissement cérébral.

Lorsqu'on a affaire à des cas anciens datant, comme j'en ai rapporté des exemples, de 10, 15, 20 et 27 ans, avec accidents de tous ordres, dont quelques-uns particulièrement tenaces, et où l'attention du sujet est extrêmement difficile à fixer, où sa mémoire est très affaiblie, où sa conscience est plus ou moins diminuée, il faut alors recourir à l'hypnose. Grâce à elle, on obtient du sujet plus d'attention, car il peut la fixer sur le point qu'on lui indique, l'y concentrer avec toute l'énergie dont il dispose, au lieu de la laisser se disperser sous l'influence de toutes les excitations, si faibles quelles soient, qu'il reçoit du monde extérieur quand il n'est pas endormi.

Suivant le degré du sommeil cérébral on peut, une fois l'hypnose provoquée par les moyens que nous avons vus plus haut, procéder de deux façons différentes : 1° *par réveil simple, d'emblée ou progressif; — 2° par restaurations partielles de la sensibilité suivies du réveil cérébral proprement dit.* Toutes deux consistent en fin de compte en une seule et même chose : réveiller l'hystérique de son état de vigilambulisme. Les difficultés qu'on a à vaincre sont plus ou moins grandes et proviennent de diverses causes : c'est ainsi que la généralisation de l'engourdissement cérébral est beaucoup moins importante que sa profondeur et son ancienneté; que son instabilité et son intensité sont pires que sa ténacité, et qu'enfin sa propagation aux centres viscéraux est plus grave qu'aux centres moteurs et sensoriels.

Réveil simple.

Étant donné que l'hystérie n'est qu'un état de sommeil avec apparence de veille, ce que j'ai appelé vigilambulisme, — terme assez impropre, je le reconnais, mais qui a pour but de le mettre en opposition avec le somnambulisme nocturne, dont le mécanisme est d'ailleurs le même —, il est naturel de penser qu'on pourraitpeut-être réveiller une vigilambule par une injonction ou une excitation appropriées. C'est en effet ce qui arrive dans certains cas. J'ai vu plus d'une fois des hystériques à qui je soufflais sur les yeux, en leur disant énergiquement : « Réveillez-vous », sursauter, secouer les membres et la tête, et me regarder étonnées, comme si elles sortaient d'un rêve, ne sachant pas ce qui venait de se passer, et se montrant à la suite plus alertes, plus « dégourdies », l'esprit plus éveillé, la sensibilité quelquefois modifiée sur certains points ou plus vive sur ceux où elle était relativement conservée.

Mais ce procédé élémentaire n'a d'autre utilité que de mettre en évidence la vraie nature de leur état et la possibilité de les en faire sortir en les réveillant. Faisons un pas de plus. Fermons les yeux du sujet, sans même lui donner l'ordre de s'endormir, ni lui en suggérer l'idée : laissons-le se mettre au repos, en état de calme, et ordonnons lui de se réveiller. Il ouvrira aussitôt les yeux, confondant le réveil avec l'ouverture des paupières. Maintenons lui les yeux fermés avec les doigts, et répétons lui l'injonction de se *réveiller complètement de la tête aux pieds*. On le voit alors s'étirer, contorsionner les membres, présenter des secousses dans tout le corps, se renverser en arrière, et ébaucher en somme toutes les réactions de la grande attaque, lesquelles ne sont, disons-le en passant, que celles du retour de la sensibilité cérébrale. Sous l'influence de la perturbation ainsi produite dans son état cérébral, il se trouve dès lors dans un véritable état d'hypnose dont il ne peut plus sortir volontairement. C'est ainsi que j'ai signalé plus haut que certains exercices de mécanothérapie, ceux par exemple qu'on exerce sur un membre contracturé, peuvent déterminer l'hypnose.

Plus on insiste alors, plus on enjoint énergiquement au sujet de se réveiller, plus ces réactions augmentent, et si, à un moment donné, on arrête et qu'on dise au sujet de se *réveiller en ouvrant les yeux* quand on soufflera dessus, il paraît quelque peu étonné, se trouve changé, et l'on constate qu'en effet sa sensibilité est revenue plus ou moins nette, et que les accidents qu'il présentait ont disparu ou se sont atténués.

Au lieu de laisser l'hypnose se produir en quelque sorte d'elle-même, on peut la provoquer d'abord par les moyens ordinaires. Il n'est d'ailleurs pas nécessaire qu'elle soit profonde.

Dans les cas les plus favorables, on peut en quelques séances obtenir un réveil complet, c'est-à-dire la guérison. Quelquefois même on peut y arriver en une seule fois, Ainsi se produisent les miracles. Mais, même provoqués, les miracles sont rares.

Réveil par restaurations partielles de la sensibilité.

Le réveil simple en une ou plusieurs séances, avec hypnose préalable ou non, n'est malheureusement applicable qu'à un nombre très restreint de cas. On peut toujours le tenter sans inconvénient. S'il est insuffisant on est obligé de recourir au second procédé de réveil, celui que l'on peut appeler par *restaurations partielles de la sensibilité.* L'anesthésie traduisant simplement à la périphérie l'engourdissement de la région cérébrale sur laquelle vient se projeter la partie du corps considérée, tout procédé qui parvient à faire disparaître, à modifier l'anesthésie périphérique, agit en réalité sur les centres corticaux eux-mêmes et les réveille. Or, il est plus facile d'avoir accès à la périphérie des nerfs que sur les centres cérébraux, d'où la méthode des restaurations partielles de la sensibilité dans l'hypnose, lorsque la mécanothérapie d'une part, le réveil simple de l'autre, ont été insuffisants à faire disparaître l'anesthésie et par conséquent les accidents.

Cette méthode ne doit donc s'appliquer qu'en dernier ressort en quelque sorte, ou lorsque tous les autres moyens ont échoué, ou lorsqu'on juge, d'après l'intensité et l'ancienneté des troubles hystériques, du vigilambulisme, que les autres procédés sont insuffisants. Car il est, dans ce cas, inutile de perdre du temps à les essayer, ce qui ne peut que décourager le malade et lui enlever la confiance.

Je me bornerai à indiquer ici l'ordre que l'on doit suivre, les difficultés qu'on rencontre, les conditions dans lesquelles on doit se mettre, les signes enfin auxquels on reconnaît que l'état normal est atteint dans tout l'organisme. Quant aux réactions qui accompagnent le retour de la sensibilité des membres, des viscères, des organes des sens, du cerveau, je suis forcé de renvoyer à mon ouvrage sur la genèse et la nature de l'hystérie, où elles sont exposées dans les plus grands détails, où les moindres expressions, stéréotypées et caractéristiques chez tous les malades, sont notées dans l'ordre même où elles se déroulent, depuis l'anesthésie complète jusqu'au retour à la normale ; où ce que j'ai décrit s'appuie sur des observations cliniques prises au jour le jour, minute par minute même, pendant les séances de réveil, et où toutes les réactions, toutes les réflexions du sujet, toutes les manœuvres et toutes les injonctions du médecin, sont notées au fur et à mesure. On y trouvera donc un véritable tableau de ce qui se déroule dans la réalité, et les observations des auteurs qui, comme le Dr Comar (de Paris) et le Dr Vial (de Marseille), ont appliqué ma méthode, montrent que les choses se passent d'une façon absolument identique, quel que soit l'opérateur. Je laisserai donc ici tout le côté théorique, expérimental et clinique, que j'ai exposé dans l'ouvrage précité, pour m'en tenir essentiellement au côté pratique.

Pour bien comprendre comment il faut procéder, je vais prendre un cas de grande hystérie : anesthésie généralisée, plus ou moins profonde, points douloureux divers, amyosthénie, insomnie, troubles vaso-moteurs et de la nutrition générale, anesthésies viscérales, anorexie, crises diverses, contracture ou spasmes divers, affaiblissement de l'attention, de la mémoire, idées fixes, etc. Ce tableau est moins rare qu'on ne croit, et, dans les établissements spéciaux, c'est le plus souvent à des cas de ce genre qu'on a affaire. Supposons, ce qui est souvent aussi la réalité, que tous ces accidents remontent à l'âge de dix ou douze ans et se sont progressivement installés, passant tantôt inaperçus, tantôt étant pris pour des accidents organiques et non nerveux, jusqu'à ce qu'enfin, au bout de huit ou dix ans, un gros accident, contracture, paralysie, crises diverses, attire l'attention et oblige à traiter l'hystérie négligée ou méconnue.

A ce moment existe un état de vigilambulisme complet. Rien n'est donc plus facile que d'endormir ce sujet du sommeil hypnotique, puisqu'il dort déjà : on ne fait en réalité, en lui fermant les yeux, que le séparer davantage du monde extérieur, et ces sensations visuelles, qui maintenaient encore son activité cérébrale dans un certain éveil, étant supprimées, le cerveau tombe dans le sommeil complet.

Pour arriver à ce résultat il suffit de lui appliquer la main sur les yeux en lui disant, ou même quelquefois sans avoir besoin de lui dire : « Dormez ». J'ai toujours trouvé préférable de lui parler sur un ton persuasif plutôt qu'autoritaire. On ne se rend pas ridicule de n'avoir pas persuadé une chose du premier coup ; on a bien des chances de l'être si on trouve une résistance, due quelquefois à une cause ignorée, après avoir affecté des airs irrésistibles.

Le sujet est endormi assez profondément pour n'être plus guère en rapport qu'avec vous. Il faut, en effet, qu'il reste en rapport avec vous, c'est-à-dire que non seulement il entende votre parole, mais qu'il soit en état de répondre aux questions que vous lui posez sur ce qu'il éprouve. Ce n'est que par ses sensations subjectives que vous pourrez reconnaître à quel point du réveil il est parvenu pour certains organes, les viscères par exemple. Il y a bien sans doute des signes objectifs, mais qui ne sont pas toujours faciles à constater et qui, d'autre part, deviennent, à mesure qu'on se rapproche de la normale, trop fins, de nuances trop délicates, pour pouvoir être discernés par les moyens cliniques dont on dispose alors, et qui varient d'ailleurs trop d'un moment à l'autre.

Le sujet est placé sur un lit spécial, un peu résistant, où il puisse se livrer sans crainte à tous les mouvements réactionnels qui vont se produire sous l'influence du retour de la sensibilité. S'il s'agit d'une femme, je lui fais revêtir un costume de gymnastique pour qu'elle puisse s'y livrer sans arrière-pensée de pudeur bien naturelle. On peut d'ailleurs se servir d'un lit quelconque, ou simplement d'un matelas étendu par terre.

Ayant ainsi placé et endormi son sujet, on lui dit de faire bien attention et de « sentir ses jambes en commençant par les pieds ». S'il ne comprend pas ce qu'on lui demande, on lui montre qu'il ne sait pas reconnaître où sont ses pieds, distinguer le droit du gauche, savoir quelle attitude on leur fait prendre. On fait exécuter alors quelques mouvements forcés ou on dit au sujet de remuer les orteils. Il arrive souvent qu'il les remue sans le savoir, et alors on lui dit de continuer jusqu'à ce qu'il les sente remuer. Il sent, au bout d'un temps plus ou moins long, « qu'il remue quelque chose », puis il éprouve quelques tiraillements, quelques picotements, des brûlures, et alors on constate qu'il sent les piqûres qu'on lui fait à la peau, mais qu'il ne sait pas encore distinguer ses orteils les uns des autres. Maintenant il peut les remuer volontairement, et il a conscience de leur existence.

On procède ainsi segment par segment, en commençant par les extrémités des membres, pour remonter progressivement vers la racine, ne passant au segment supérieur que lorsque le segment inférieur paraît à peu près normal. Souvent, sans qu'on le veuille, la propagation de la sensibilité se fait dans toute l'étendue du membre. Sous l'influence de ce retour on voit reparaître, parallèlement à la conscience musculaire, la liberté complète des mouvements et un sentiment de force plus grande dans le membre.

Que fait et dit le médecin pour obtenir ce résultat ? Simplement ceci : il reste auprès du sujet, et l'excite en lui disant : « Sentez, sentez plus, sentez mieux encore ; continuez ; faites bien attention » — et pas autre chose. Donc pas l'ombre de suggestion.

Il ne lui dit même pas ce qu'il doit sentir, éprouver, ni quels mouvements il doit faire. Il lui demande par contre ce qu'il ressent, mais sans ajouter la moindre réflexion, le moindre commentaire à ses réponses. En outre il note tout ce qui se produit, vérifie la sensibilité objective d'après les sensations subjectives éprouvées, mais tout cela sans informer le malade de ses constatations et de ses remarques.

Quand celui-ci a recouvré sur une partie du corps la sensibilité, le médecin se borne à dire : « Sentez plus haut, sentez telle partie du corps, tel organe, etc. » Une fois la mise en train faite pour des parties accessibles aux excitations directes, comme les membres, la propagation de la sensibilité se fait tout naturellement. On serait d'ailleurs bien embarrassé pour dire au sujet comment faire pour sentir son estomac ou tel autre viscère. Cependant il le fait très bien instinctivement, et cela par la raison que j'en ai donnée plus haut, à savoir que dans cet état il a conscience de son fonctionnement organique, normalement inconscient, et que, en ayant conscience, il peut volontairement agir sur lui.

Dans les premières séances il n'est pas nécessaire d'aller très loin. Il suffit d'avoir obtenu un résultat qu'on fait constater immédiatement au sujet, s'il ne le constate pas lui-même spontanément au réveil par des phrases caractéristiques : « Tiens ! j'ai des pieds, des jambes, maintenant ! — Vous n'en aviez donc pas avant ? — Si, je le savais, mais je ne les sentais pas. »

Malheureusement ce résultat ne tarde pas à disparaître au bout de quelques heures et l'anesthésie reparaît.

Mais à la séance suivante la sensibilité revient beaucoup plus vite, et on constate en outre qu'elle est plus vive, plus affinée. A la suite elle persiste plus longtemps.

Enfin, après un nombre de séances plus ou moins grand, elle persiste presque tout le temps, mais elle présente encore une grande facilité à disparaître. Mais il faut bien remarquer une chose, c'est que lorsqu'on croit ainsi avoir restauré complètement la sensibilité des membres, on n'a pas encore réveillé complètement les centres moteurs. Les sensations actuelles sont redevenues conscientes, mais les représentations anciennes, conscientes, de l'ancienne personnalité normale, sont encore absentes. Or, pour que le réveil des centres puisse être dit complet, il faut que toutes les sensations présentes soient perçues, que toutes les futures soient possibles, que toutes les représentations anciennes soient évocables.

On reconnaît que les centres cérébraux commencent à se réveiller pour leur propre compte lorsqu'il apparaît de la douleur à leur niveau au moment où la sensibilité périphérique se restaure, puis que reparaît au même point la sensibilité du crâne. Car la superposition des anesthésies superficielles aux troubles profonds existe aussi bien pour le crâne vis-à-vis des centres corticaux que pour la peau vis-à-vis des viscères sous-jacents à la périphérie.

Ce que je dis des membres s'applique exactement aux viscères et aux organes des sens. J'ai donné ailleurs l'explication de cette superposition, qui ne se remarque pas du reste que dans l'hystérie[1].

Après avoir procédé au réveil des membres, et le plus souvent en même temps, on restaure la sensibilité viscérale : abdomen, bas-ventre, estomac, poumons, cœur, larynx et pharynx, langue, lèvres. Comme je l'ai dit plus haut, il est impossible de rapporter ici les réactions diverses se déroulant toujours dans le même ordre, accompagnées des mêmes sensations, formulées par les malades d'une manière en quelque sorte identique, montrant bien qu'il se passe réellement dans leur organisme des phénomènes d'un déterminisme absolu, et non pas le moins du monde des idées, des représentations mentales seulement. L'exposé détaillé de ces réactions, organe par organe, tel que je l'ai fait dans mon ouvrage sur la nature de l'hystérie, occuperait à lui seul plus de la moitié du présent volume. Je me contenterai donc d'indiquer la marche à suivre pour obtenir ces réactions, qui sont tellement caractéristiques, toujours si identiques à elles-mêmes, qu'une fois qu'on les a vues une fois on est sûr de les retrouver, à quelques variantes près dans la rapidité de leur apparition ou dans leur intensité, dans tous les cas. Mais les impressions subjectives des malades sont toujours les mêmes et ils les traduisent par les mêmes expressions imagées.

Après les viscères, c'est le tour des organes des sens. Ici encore ce sont toujours les mêmes ordres du médecin : « Sentez, sentez bien, sentez complètement. Dites-moi ce que vous éprouvez. Continuez, sentez davantage encore. »

Il ne faudrait pas croire que ces réactions soient indolores. Il en est au contraire de très pénibles, et plus l'organe est anesthésié profondément plus elles le sont. C'est

---

[1] *Localisation cérébrale des troubles hystériques.* — Revue Neuroogique, 1900, n° 9.

d'ailleurs un point de la plus haute importance à connaître au point de vue du traitement, que ce fait de la *douleur qui accompagne le retour de la sensibilité*, et qui se produit aussi bien quand on se sert des autres procédés que nous avons décrits que du réveil avec hypnose. En effet, si on n'en est pas prévenu, on cherche à arrêter cette douleur, à restreindre le fonctionnement de l'organe qui en est le siège, ou à arrêter le réveil. Si on le sait au contraire, on active le fonctionnement dans les autres procédés, le réveil dans celui-ci, et la douleur disparaît en même temps que la fonction et la sensibilité redeviennent normales. Mais les malades cesseraient vite de faire des efforts si le médecin n'était pas là pour les encourager et les stimuler. En réalité son rôle se borne à cela, et à enregistrer les phénomènes qui se produisent.

Il juge aussi du moment auquel il doit cesser la séance, de façon à ne pas fatiguer le malade. Il est du reste à remarquer qu'il est rarement fatigué, même quand il a réagi pendant deux ou trois heures et quelquefois plus. Spectateur et directeur, voilà donc le rôle du médecin. Il ne saurait rien suggérer au malade, même pour l'ordre dans lequel il doit opérer et recouvrer sa sensibilité, même pour arrêter les phénomènes dans leur évolution. J'ai fait bien des essais à cet égard, et j'ai toujours vu les phénomènes, qui paraissaient s'arrêter lorsque je disais au sujet de ne plus faire d'efforts, continuer plus ou moins leur évolution même après l'avoir réveillé. Je n'ai jamais pu davantage en intervertir le cours. C'est un phonographe qui se déroule dans un sens déterminé, auquel on ne peut rien changer, et qui reprend son cours, si par hasard on est arrivé à l'enrayer.

Un point intéressant à signaler au cours de la restauration de la sensibilité périphérique, c'est la disparition des idées fixes sous la simple influence du retour de la sensibilité et de la fonction des régions, ou des viscères, ou des organes des sens qui en étaient le point de départ. La jeune fille, que j'ai citée, qui avait perdu la sensibilité du bas-ventre à la suite d'une tentative de viol dont le souvenir la poursuivait, voyait cette idée disparaître, en tant qu'obsession émotionnelle, dès qu'elle recouvrait la sensibilité abdominale et génitale. Une autre, ayant des hallucinations visuelles dans lesquelles elle voit son père mort, ce qui la fait tomber en crise, cesse de penser à ce spectacle le jour où je lui rends la sensibilité de l'appareil de la vision. Je pourrais multiplier les exemples.

Ce phénomène se produit surtout au cours du réveil du cerveau. J'ai, en effet, par de nombreuses expériences, montré que le cerveau est doué d'une sensibilité propre, spéciale, et que le retour de cette sensibilité, qui consiste dans le réveil des centres corticaux, s'accompagne de réactions motrices, sensitives et psychiques, tout à fait caractéristiques.

Lorsque tous les membres, tous les viscères, tous les organes des sens, dont les centres de projection sont répartis sur la partie moyenne et postérieure du cerveau, ont recouvré leur sensibilité et leurs fonctions, il reste encore à synthétiser toutes ces sensibilités, à faire converger vers le centre d'aperception les impressions émanées de tous les centres moteurs et sensitifs. Ce centre d'aperception semble bien être constitué par les lobes frontaux. En même temps que les sensibilités musculaire, cutanée, sensorielles et viscérales reparaissent, on voit en effet toutes les régions du crâne superposées aux régions motrices et sensitivo-sensorielles de l'écorce — et j'y ai ajouté expérimentalement les centres viscéraux dont une partie occupe la zone dite latente — recouvrer leur sensibilité. Seule la région frontale reste plus ou moins anesthésique. Si alors on dit au sujet de sentir son cerveau, ou mieux de se réveiller complètement des pieds à la tête, on assiste à l'évolution de toute sa personnalité.

Après avoir fait osciller sa tête de droite à gauche, avoir eu des secousses qui correspondent à des sensations de chocs dans la tête, etc., on voit tout d'un coup le sujet se mettre à parler, à marmotter quelquefois tout bas des paroles que vous avez peine à saisir.

Demandez-lui alors la date du jour présent, et vous êtes

surpris de l'entendre vous en donner une antérieure à la date réelle. Dites-lui de continuer à se réveiller encore davantage et interrogez-le de nouveau au bout de quelque temps : il donne une date encore plus antérieure; il y mêle alors, si vous insistez, des détails sur les circonstances dans lesquelles il se croit. Il remonte ainsi le cours de son existence en repassant par tous les événements, en représentant tous les accidents pathologiques qu'il a eus, et on constate alors les modifications concomitantes de la sensibilité avec ces accidents.

En général cette *régression* se fait très rapidement, quelquefois tout d'un coup. Subitement le sujet qui éprouve toutes les réactions du retour de la sensibilité cérébrale : secousses, chocs, tiraillements, fils qui se cassent, brûlures, fourmillements, écoulements de liquide froid, puis chaud, etc., sent une sorte de confusion dans sa tête ; il lui semble qu'il va devenir fou, puis tout se calme, et il se trouve ramené à l'époque où l'hystérie a commencé. Quelquefois il se réveille alors, fort étonné de se trouver là et n'y comprenant rien, surtout quand la régression porte sur plusieurs années, comme c'est généralement le cas.

Parfois elle se fait en plusieurs temps. Après une première régression allant jusqu'à une époque où il y a eu une amélioration, une guérison partielle, on voit la personnalité se reconstituer. Mais au moment où on croit atteindre le but, le réveil à l'état normal, un nouveau réveil se produit qui ramène le sujet à un état de personnalité très antérieure. Pareille chose peut se produire deux ou trois fois, jusqu'à ce qu'enfin on soit arrivé à l'époque du début réel de l'hystérie ; j'ai rapporté des cas où cette époque était celle où la malade tétait encore. Cela est rare, mais j'en ai cité d'autres où il y a eu des régressions à vingt-cinq et vingt-sept ans en arrière, et où le sujet se retrouvait exactement comme il était alors : mêmes attitudes, même langage, mêmes sentiments, mêmes connaissances, et ayant perdu tous les souvenirs postérieurs à l'âge où il se croyait.

Quand la régression est ainsi complète, la *progression*

se fait et le sujet, sur l'injonction de se réveiller de plus en plus, — ce qui, on le voit, n'a aucune espèce de rapport avec la suggestion de souvenirs quelconques, que le médecin ignore d'ailleurs, — se met à repasser par toutes les phases de son existence. Ce sont surtout celles où il a eu des émotions, où sa maladie a fait des progrès, qu'il traverse le plus lentement, procédant jour par jour, quelquefois heure par heure, revoyant, revivant tout dans les plus petits détails, et les décrivant soit spontanément dans des colloques imaginaires avec les personnes qui y ont pris réellement part autrefois, ou dans une sorte de monologue où il décrit tout ce qu'il a pensé alors, soit d'une manière provoquée, en réponse aux questions du médecin lui demandant ce qu'il fait dans ce moment même : « Je suis chez mon père ; je vais à l'école; maman va me gronder, etc., » sont les réponses qu'on obtient. On voit le sujet frissonner, grelotter : il est dehors en hiver ; il pousse un cri d'effroi : c'est la vision, la réminiscence d'un accident dont il a été victime; voilà des pleurs : c'est la perte d'un parent ; voici maintenant des rires : c'est une partie de plaisir avec des amis. Et ainsi de suite, le sujet passe par les moindres incidents de sa vie. On voit évoluer sous ses yeux tous les accidents qu'il a présentés, les réflexions que cela lui a suggérées, les discussions médicales auxquelles ils ont donné lieu.

Et c'est alors qu'on peut facilement juger combien les médecins en imposent peu aux hystériques quand ils croient les impressionner par des menaces de maladie grave si elles ne se soignent pas. Elles ne s'y trompent pas ; elles savent très bien que leur phtisie ou leur maladie d'estomac n'en sont pas et que les drogues et les régimes n'y feront rien. On est à même de saisir sur le vif l'état de leur esprit, et on s'aperçoit vite qu'inconsciemment elles connaissent admirablement leur véritable mal et ne pardonnent pas à ceux qui ne savent pas le reconnaître. C'est pourquoi le seul moyen d'en devenir maître c'est de leur montrer qu'on sait ce qu'elles ont et qu'on n'est pas dupe de leurs explications.

A mesure qu'on approche de la date actuelle, la lucidité

devient de plus en plus grande dans l'esprit du sujet. Il cause avec plus de facilité, plus haut ; il reprend de plus en plus conscience de lui-même, interroge quelquefois le médecin, se rend compte de ce qu'il fait et fait des réflexions sur ce qu'il ressent. Il assiste à ce qui se passe dans son cerveau et peut le décrire très bien.

Quand il atteint le jour et l'heure actuels, après avoir revécu heure par heure tous les jours de son traitement, il ouvre les yeux spontanément. Mais ce n'est pas le vrai réveil encore, quoiqu'il le croie et se trouve très bien et très heureux de se sentir revivre. Il faut lui refermer les yeux et insister encore pour qu'il se réveille davantage de la tête aux pieds. On le voit alors s'étirer, faire l'arc de cercle, secouer la tête de nouveau, et l'on s'aperçoit que la sensibilité périphérique qu'on croyait revenue à la normale gagne encore. Il en est de même des viscères, en particulier l'estomac. Au moment de se réveiller définitivement, le sujet se met à bailler, à sentir son estomac creux et à avoir faim.

Mais du côté du cerveau il se passe aussi des phénomènes intéressants : c'est quelquefois toute la vie morbide qui défile comme dans un panorama ; ou bien c'est la vision intérieure de tous les organes du corps que le sujet vous décrit comme s'il les voyait devant lui sur une planche anatomique, bien que ne les connaissant pas, et les décrivant dans un langage plus ou moins vulgaire, mais toujours pittoresque. Enfin le sujet a la sensation que « tout se remet en place dans sa tête », que « ses idées deviennent bien nettes », que « tout son corps tient ensemble et lui appartient bien » ; il sent sa volonté revenue, il se sent redevenu « lui-même ».

La caractéristique la plus intéressante du réveil complet c'est le retour de l'appétit et surtout du sommeil normal. Dès la première nuit après le réveil, le sujet dort du sommeil naturel, et lui-même fait, sans qu'on l'en prie, la différence avec le semblant de sommeil, la torpeur, l'engourdissement plus profond qu'il avait auparavant. Sommeil calme, reposant, sans rêves. Ce retour du sommeil

normal vient à l'appui de ma théorie que si les hystériques
ne dorment pas normalement, c'est parce qu'elle dorment d'un sommeil pathologique. Dès que ce sommeil
pathologique cesse, le sommeil normal reparaît.

Mais ce n'est pas du premier coup qu'on arrive au
réveil complet, et lorsqu'on y est ce n'est pas non plus dès
la première fois qu'il se maintient.

En ce qui concerne le premier point, il faut y revenir à
maintes reprises ; il faut souvent dix et quinze séances,
et l'on est soi-même surpris des progrès obtenus chaque
fois. Car chaque fois, si l'on s'en rapportait au sujet, on
croirait qu'on est arrivé au but. Il se figure ne pas pouvoir
être mieux, n'ayant jamais été aussi bien depuis des
années. Il faut donc s'assurer que toute sa sensibilité, et
particulièrement celle du front, est normale. Pour être
bien certain que le réveil est complet, il faut que le sujet
se réveille malgré l'application de la main ou du pouce
sur le front entre les deux yeux. Ce procédé, par lequel
on l'endort d'habitude, lui cause toujours une sensation
particulière, l'engourdit, l'endort. Il sent le doigt pénétrer
dans son cerveau : mais peu à peu cette sensation s'efface,
à mesure que le réveil se produit — toujours par la même
simple injonction de se réveiller complètement. Il sent
le doigt appliqué seulement sur sa peau, mais la peau est
épaisse, brûlante ; puis elle devient comme celle du reste
du front, et enfin le sujet se réveille. Si on cherche à le
rendormir on ne doit plus pouvoir le faire. Pour qu'il se
rendorme, il faudrait que sa sensibilité diminuât.

La possibilité où il est de ne plus s'endormir par les
moyens employés habituellement avec lui prouve qu'il est
bien réellement et complètement réveillé, et en même
temps qu'il a recouvré une résistance et une volonté nouvelles. C'est donc à ce point qu'il faut l'amener pour être
sûr du réveil complet.

Quant au maintien de l'état normal après le réveil
complet, il subit les mêmes vicissitudes que la sensibilité
périphérique. Outre que les moindres émotions suffisent
à enrayer plus ou moins l'activité cérébrale, une des

choses qui favorisent le plus le retour de l'engourdissement du cerveau, c'est le sommeil normal. Au lieu de se
réveiller d'un coup ou très vite, comme on le fait à l'état
normal, l'hystérique reste plus ou moins engourdi et, si on
n'y prend garde, retombe dans un état de plus en plus
accentué. Il faut donc, dès qu'on s'en aperçoit, secouer
son activité, le réveiller en un mot, pour combattre cette
tendance ancienne du cerveau, qui ne saurait, on le
comprend, disparaître du jour au lendemain après avoir
duré des années.

Pour y parvenir, on a du reste maintenant un auxiliaire
intéressé : c'est le malade lui-même. Une fois qu'il a
compris la cause et le mécanisme de sa maladie, une
fois qu'il a repris part à la vie normale, qu'il a eu la satisfaction de retrouver toutes sortes d'impressions, de sensations, de sentiments perdus, qui lui paraissent tout
nouveaux, il est le premier à désirer se conserver en cet
état et ne demande qu'à faire le nécessaire.

C'est ici, je crois, que la méthode que je préconise a une
réelle supériorité sur toutes les autres : c'est de permettre au
malade, dès qu'il s'en aperçoit, de sortir lui-même de son
engourdissement, de se réveiller lui-même. On comprend
toute l'importance que cela peut avoir pour un malade
qui, ayant été traité par un médecin dans une autre ville
que celle qu'il habite, se trouve livré à lui-même, à peine
convalescent quelquefois, et exposé à des rechutes sous
des influences impossibles à prévoir et à éviter, mais toujours possibles à survenir.

Voici sur quelles observations j'ai basé le procédé qui
permet d'atteindre ce but : d'une part, à mesure que le
réveil complet approche, le sujet prend conscience de
tout ce qu'il éprouve et substitue des réactions volontaires aux réactions involontaires qu'il avait présentées
antérieurement ; il se souvient, d'ailleurs en général, de
tout ce qui se passe dans cette dernière période du réveil.
D'autre part, les malades éprouvent spontanément le
besoin de faire ces mouvements, de se détendre, quand
ils se sentent mal à l'aise, et c'est ce qui les porte quel-

quefois à se tordre les membres, à déchirer, à crier, etc.
Enfin ces réactions ne sont qu'une exagération de celles
qui se produisent au sortir d'un sommeil normal profond.
Lorsqu'il a bien compris ce qu'il éprouve quand il s'engourdit, qu'il connaît les signes objectifs auxquels il
peut être certain que ce qu'il ressent est bien dû à son
engourdissement cérébral, il n'a qu'à s'étendre et à faire,
les yeux fermés, les mouvements d'étirement des membres
et du tronc, d'oscillation de tête, qui se produisent à la
fin du réveil. Ces mouvements volontaires le font quelquefois tomber dans un état analogue à l'hypnose provoquée,
mais où il conserve toute sa volonté pour faire les mouvements nécessaires.

C'est à l'ensemble de ces mouvements et de ces réactions, soit provoquées par le médecin, soit spontanées et
volontaires, et aboutissant au réveil complet, que les premières malades qui ont été soumises à cette méthode
ont donné le nom de *travail*. Ce mot peint assez bien
ce qui ce passe dans leur tête, où elles ont en effet,
comme dans toute leur personne aussi, la sensation d'un
travail qui s'opère. Les termes de *travail* et de *travailler*
m'ont paru dignes d'être conservés comme équivalent
bref et simple des opérations diverses que comporte ce
réveil : hypnose préalable, restaurations partielles de la
sensibilité, réveil cérébral enfin, avec régression puis progression de la personnalité, le tout accompagné de réactions spéciales, localisées ou générales, caractéristiques.

J'habitue donc les malades, dès qu'ils se sentent un
peu endormis, engourdis, — à la suite des premières promenades, d'émotions, et, comme je le disais plus haut, le
matin au réveil — à « travailler » immédiatement jusqu'à
ce qu'ils se sentent complètement bien réveillés, la tête
légère, les idées nettes, et la sensibilité absolument normale.

Ce travail volontaire amène exactement les mêmes
réactions que le travail provoqué. Mais lorsque l'engourdissement survenu est un peu trop profond, le sujet a
quelquefois de la peine à s'en tirer tout seul : le trouble
de la conscience, qui résulte de l'auto-hypnose provoquée

par les réactions volontaires du début du travail, l'empêche de vouloir avec l'énergie suffisante pour lutter contre les manifestations douloureuses. Il faut dans ce cas que le médecin l'aide. Mais il doit toujours le laisser d'abord livré à lui-même. Au bout de quelque temps le sujet va tout naturellement « travailler » dès qu'il se sent fatigué, mal à l'aise, et le matin surtout pour se réveiller tout à fait complètement. Peu à peu, il s'habitue ainsi à ne compter que sur lui, et, quand il rentre dans son milieu habituel, il sait ce qu'il faut faire pour se remettre d'aplomb s'il sentait quelque trouble ou quelque engourdissement. Il emporte donc avec lui le moyen radical de se guérir lui-même.

Dans les premiers temps de son retour je lui conseille de « travailler » ainsi tous les matins, et de ne se lever que quand il a une conscience bien nette de toute sa personne, n'éprouve aucune gêne nulle part, a faim, peut bailler, et a ses idées très nettes, sans vague, sans lourdeur de tête. Ce travail lui demande souvent d'abord une heure, puis trois quarts d'heure, et très rapidement il lui suffit de dix minutes, pour être tout à fait bien dégourdi. Au bout d'un certain temps le réveil se fait normalement le matin, sauf de rares exceptions, et le sujet peut se dispenser de tout « travail », en le réservant pour des occasions où il se sent envahir par l'engourdissement. J'ai un grand nombre de malades, grandes hystériques depuis dix et vingt ans, qui se maintiennent ainsi sans accidents depuis six et sept ans, sans rechute. Quelques-unes sont venues deux ou trois fois, à dix-huit mois ou deux ans d'intervalle, me demander de les faire « travailler » à fond, sentant que certaines fonctions ne marchaient pas tout à fait bien. Et c'est tout.

Si j'ajoute que certaines de ces malades avaient été traitées déjà par d'autres méthodes, soit par moi-même, soit par d'autres médecins, et que c'est par cette méthode seulement que je suis parvenu non seulement à les guérir, mais à les faire se maintenir *elles-mêmes* dans leur état normal, on conviendra que c'est là une méthode de choix dans le cas où toutes les autres échouent, ou lorsque les accidents sont si graves, si invétérés, si profonds, qu'on ne peut espérer en venir à bout par les moyens ordinaires.

Est-ce à dire que, même avec elle, on est sûr de guérir toutes les grandes hystériques, même les plus anciennes. Je ne l'affirmerai pas, bien entendu. Il n'y a pas de maladies où il n'y ait des cas incurables, contre lesquels tout échoue.

Ce que je puis dire c'est que je compte les cas où elle a amené seulement une guérison momentanée ou bien une amélioration des symptômes, permettant toutefois le retour à la vie ordinaire que des accidents trop graves rendaient auparavant impossible, mais que je ne compte plus ceux où elle a remis assez complètement sur pied de grandes hystériques pour qu'elles se marient, aient des enfants, et reprennent une vie absolument normale sans rechute depuis plusieurs années, alors qu'elles traînaient une malheureuse existence et paraissaient condamnées à l'incurabilité, à laquelle elles étaient d'ailleurs résignées. Le Dr Comar, médecin directeur de la Villa Montsouris, à Paris, qui a appliqué maintes fois cette méthode dans des cas graves qu'on lui confiait en dernier ressort, est arrivé à des résultats absolument identiques aux miens, tant au point de vue des réactions observées que de la guérison. Je suis heureux de voir mes théories et mes méthodes confirmées par un clinicien aussi consciencieux et compétent.

La durée d'un pareil traitement est longue. Il y faut plusieurs mois souvent, de quatre à huit ou dix dans les cas exceptionnellement sérieux, anciens, ou dans ceux où les malades ne font aucun effort pour aider à leur guérison, n'ayant aucun but dans la vie, rien qui les stimule et leur en donne le désir. C'est dans ces cas que le traitement moral proprement dit, que l'action morale du médecin doit et peut avoir une grosse influence.

De plus, il faut bien savoir que ce n'est pas dès les premières séances qu'on obtient le réveil cérébral. Avant d'en arriver à la régression de la personnalité qui en résulte, et qui dure un assez long temps, il faut restaurer la sensibilité des membres et des viscères, et cela ne se fait pas en un jour. Des semaines y sont souvent nécessaires. Ensuite, une fois la régression et la progression de la personnalité en marche, il y a des temps d'arrêt, des reculs pour ressaisir plus complètement certains détails des événements passés, puis des progrès en avant. Et toutes ces alternatives demandent encore longtemps avant que rien de la personnalité passée n'ait été revu, revécu, ressenti. Mais si cette méthode est longue, c'est que les cas dans lesquels on est obligé de l'employer sont seulement les plus graves, les plus invétérés. Quand il s'agit de guérir des états qui sont considérés comme incurables la question de temps est secondaire.

On peut d'ailleurs dire de cette méthode ce qu'on peut dire de toutes : tant vaut l'homme tant vaut la méthode. Il faut y consacrer beaucoup de patience et de temps. Il n'est pas rare de voir des traitements demander de soixante à cent séances et quelquefois plus. Or, ces séances durent au moins deux heures et souvent davantage. On voit quel temps un médecin perdrait en ville à l'employer. D'ailleurs les conditions de l'entourage rendraient son application presque impossible. On ne peut pas toujours choisir son heure pour faire « travailler » une hystérique. C'est souvent une occasion, un accident à arrêter, qui vous force la main. Il faut être là pour pouvoir en profiter. Que diraient des parents, et dans quel étonnement et quel embarras seraient-ils, en voyant leur enfant se réveiller en se croyant revenue à cinq ou six ans en arrière ! Ils croiraient qu'elle devient folle, ou plutôt que c'est le médecin qui la rend folle, et ils suspendraient tout traitement. Dans un établissement spécial où on est habitué à ces phénomènes, cela ne soulève même plus la curiosité ; rien ne se passe d'ailleurs, devant les autres malades. Le médecin, en outre, est toujours là ; et comme le « travail », une fois mis en train, se continue automatiquement, il lui est facile de pouvoir vaquer à ses soins auprès d'autres malades, tout en venant le plus souvent possible surveiller l'évolution des phénomènes chez la malade en « travail » sous

la garde du personnel habitué à cette méthode, et pouvant
rendre compte de ce qui se passe hors de la présence du
médecin.

Outre que l'isolement est nécessaire aux malades soumis à cette méthode, pour éviter le trouble que jetterait
dans leur esprit la vue de leur famille qu'ils ne recon-
naîtraient plus bien pendant leur régression, trouble
qu'ils n'éprouvent pas quand cela se passe parmi des étrangers et dans un milieu nouveau, on comprend que la
proximité continuelle du médecin traitant, la durée des
séances de « travail », sans compter le traitement moral
qui s'exerce d'une façon en quelque sorte continue
pendant la journée, que tout cela, dis-je, rende impossible,
ou tout au moins peu praticable, son application en
dehors d'un établissement spécial.

On peut combiner l'hydrothérapie à ce traitement par
réveil cérébral. En ce cas, je la donne sous forme de
douches en jet brisé à 40°. Mais le plus souvent je m'en
abstiens complètement. La plupart du temps en effet j'ai
constaté — et le Dr Comar a fait la même remarque — que
les douches font perdre la sensibilité restaurée avec trop
de facilité, et détruisent ainsi en une demi minute des
résultats qu'on a mis souvent plusieurs heures à obtenir.

Les exercices de mécanothérapie spéciale que j'ai
indiqués plus haut trouvent aussi leur emploi, pour aider
ou mettre en train le « travail » de certaines régions —
membres, cou, tête —. A la fin du « travail » surtout, au
moment du réveil définitif, il est indispensable que le
médecin aide le sujet dans ses efforts violents pour se
réveiller.

Isolement, réveil général du cerveau, sans ou le plus
souvent avec hypnose, avec adjonction de l'hydrothérapie
et de la mécanothérapie s'il y a lieu, et traitement moral
au moment de la reconstitution de la personnalité normale du sujet, telles sont les bases rationnelles de la
méthode à employer avec les grandes hystériques, d'ancienne date, à accidents multiples, avec anesthésie
généralisée et vigilambulisme complet, lorsque tous les

autres procédés, isolés ou combinés, ont échoué soit totalement, soit partiellement.

En règle générale, en effet, il faut éviter l'hypnotisme chez les hystériques à cause de leur accoutumance possible si on n'y prend garde, et n'employer d'ailleurs jamais que les méthodes nécessaires, mais dans toute leur précision et leur rigueur. A ce prix seulement est le succès.

C'est à cet ensemble de moyens que je donne le nom de *traitement d'ensemble* de l'hystérie, pour ne pas le confondre avec le *traitement général*, terme qui s'applique aux procédés généraux seulement, par opposition avec les procédés spéciaux, comme nous le verrons dans la troisième partie.

Un mot encore. Puisqu'il s'agit en somme dans l'hystérie d'un état de sommeil, d'engourdissement, d'arrêt cérébral, des fonctions de l'écorce pour mieux dire, et que le traitement n'a pas d'autre but que de produire le réveil, la remise en jeu de cette écorce, il y a peut-être d'autres procédés, d'autres agents physiques ou chimiques capables de produire ce résultat. Je n'en connais pas, mais l'avenir nous en fournira peut-être. En tous cas le principe reste le même.

Traitement prophylactique.

Existe-t-il un traitement prophylactique de l'hystérie ? Existe-t-il même des mesures prophylactiques ? Je crois qu'on peut répondre que non, quoiqu'en disent certains auteurs, en donnant quelques conseils applicables à tous les enfants nerveux en général : vie calme, au grand air, absence d'excitations de toutes sortes, alimentation saine et fortifiante, exercices physiques, peu de travail intellectuel, direction morale ferme et régulière. Tout cela est excellent, mais quand on le conseille à une famille de névropathes il est bien exceptionnel qu'on écoute le médecin.

Au moment de la puberté, occasion si fréquente de l'éclosion de l'hystérie, le médecin a un peu plus de chances

de prévenir le mal, ou plutôt de l'enrayer à ses débuts.
Car lorsqu'on y pense, c'est qu'il est déjà en voie d'évolution. Ce sont des céphalées persistantes, n'ayant pas le
caractère de la migraine, avec hyperesthésie du cuir chevelu souvent, poussant les fillettes à demander qu'on
leur coupe les cheveux, de la diminution de l'appétit et du
sommeil, avec cauchemars et rêves, de la difficulté pour
apprendre et surtout retenir, des caprices de caractère,
de la fatigue générale ou simplement cérébrale. Toutes
ces manifestations, qu'on met ordinairement sur le compte
de la formation, de la croissance, de l'anémie, sont en
réalité des troubles purement hystériques. Il faut alors
suspendre sans hésitation les études, envoyer la jeune
fille ou le jeune garçon à la campagne, mener la vie
simple sans travail cérébral, et ne les ramener que lorsque
le sommeil et l'appétit sont redevenus bons, et que la
céphalée a cessé. Le malheur est que le plus souvent
on se dit que tout cela est dû aux causes que je rappelle
plus haut et que « cela passera tout seul ». C'est en effet
ce qui arrive quelquefois, souvent même si l'on veut;
mais que de fois aussi l'évolution continue, et suffit-il
d'une émotion quelconque pour déterminer un trouble de
sensibilité permanent, autour duquel va se faire la propagation et la généralisation de l'anesthésie, jusqu'à ce
qu'un accident plus ou moins bruyant vienne enfin attirer
l'attention.

*La véritable prophylaxie de l'hystérie, c'est de la recon-
naître dès ses premières manifestations et d'agir en conséquence.*

En ce qui concerne la prophylaxie de la récidive, on ne
peut guère formuler non plus de règles précises. Tout
dépend des conditions dans lesquelles l'hystérie s'est
développée, et de celles où va se retrouver le malade après
sa guérison. C'est une question d'espèce où l'expérience
personnelle du médecin peut seule servir de guide.

Il y a une question que l'on ne peut passer sous silence,
car elle est souvent soulevée par les familles : *Peut-on
et doit-on marier une hystérique?* Si l'hystérie est consti-

tuée, si la malade est sujette à des accidents sérieux ou fréquents, il me paraît hors de doute qu'on ne doive pas la marier, et que le mariage ne risquerait le plus souvent que d'aggraver son état. Sans compter que, comme je l'ai vu plus d'une fois, des malades mariées ainsi en état d'hystérie, avec des troubles de la personnalité beaucoup plus marqués qu'on ne croyait, changeaient de caractère en guérissant et voyaient alors les choses d'une tout autre façon qu'au moment de leur mariage.

Quand l'hystérie a été guérie complètement, et que depuis un certain temps, un an ou deux ans au moins, il n'y a pas eu d'accident, il est bien difficile de déconseiller le mariage, et, le déconseillerait-on, de l'empêcher. Bien souvent d'ailleurs, je l'ai vu avoir de très bons effets, en donnant à la jeune fille un but dans la vie, une occupation, un intérêt, en même temps que ses fonctions génésiques y trouvent une satisfaction toute naturelle. C'est souvent un trouble de ces fonctions qui a déterminé l'hystérie. Quand celle-ci guérit, elles reparaissent donc comme les autres, et il n'y a aucune raison pour ne pas les laisser s'exercer, d'autant qu'elles sont une des plus importantes à une certaine période de la vie de la femme, et ont un retentissement plus ou moins marqué sur toutes les autres.

La maternité elle-même n'a pas d'inconvénients, et elle sert bien souvent, si la jeune femme est bien constituée, à donner un coup de fouet plus énergique encore à la reprise de ses fonctions organiques, à sa vitalité, et la modifie aussi heureusement au point de vue moral.

En somme, à moins d'être en présence d'hystérie confirmée, on ne peut défendre à une hystérique de se marier ni d'être mère. Et on peut d'autant moins le lui défendre qu'elle passerait outre ainsi que sa famille.

Quant à compter sur le mariage pour guérir l'hystérie, il me paraît plutôt avoir l'effet contraire, et l'on ne saurait davantage le conseiller pour empêcher une récidive.

Le seul parti qui me semble sage en pareil cas est d'attendre que l'hystérie soit guérie depuis un temps suffisamment long pour qu'on puisse considérer la guérison comme stable. D'ailleurs, c'est une question qui, difficile déjà à trancher dans tous les cas pour une jeune fille quelconque, présente plus d'aléa encore pour une personne nerveuse et impressionnable. Il y a dans chaque cas des considérations spéciales qui tiennent souvent la plus grande place dans la décision à prendre. C'est au médecin de la famille, qui connaît les tenants et les aboutissants, qui sait le caractère de la jeune fille, et quelquefois celui de son futur mari, à juger de l'opportunité de telle ou telle union.

Traitement de l'hystérie chez les enfants, les hommes et les vieillards.

Je ne veux dire que quelques mots de cette question. L'hystérie étant univoque dans son mécanisme et sa nature, il est évident qu'elle est justiciable des mêmes procédés de traitement dans tous les cas. Ce qui diffère c'est le résultat qu'on peut en attendre. C'est donc plus une question de pronostic que de thérapeutique.

Chez les *enfants*, — quel que soit leur sexe — l'hystérie affecte souvent les formes délirantes, somnambuliques franches, convulsives. Elle n'est pas en général très tenace : l'isolement agit là merveilleusement, combiné à l'hydrothérapie, à la gymnastique, et à une bonne direction morale. Il ne faut pas hésiter : la menace seule de l'appliquer suffit quelquefois à tout remettre en ordre.

L'hystérie *mâle* est absolument la même que celle de la femme, dans sa nature et son mécanisme. Dans certains cas seulement elle revêt la forme hypochondriaque, dépressive, qui est plus difficile à guérir que les formes franches qu'on rencontre chez les femmes.

Chez les *vieillards*, ou l'hystérie est de vieille date et c'est une récidive, ou elle est de formation récente. Dans le premier cas c'est aux procédés que nous avons examinés plus haut qu'il faut avoir recours, mais on ne doit pas se dissimuler que les chances de succès sont très amoindries, par suite du défaut de réaction du fait de la sénilité, par l'inefficacité du traitement moral, l'impossibilité souvent d'appliquer l'hydrothérapie et plus encore la mécanothérapie, en raison de l'état des viscères (cœur, poumons) et des articulations. Dans le second cas l'état hystérique n'est souvent qu'un symptôme précurseur d'un trouble lésionnel de l'écorce. Il est donc préférable de n'y pas toucher, car si une attaque de ramollissement survient, la famille ne manquerait pas de l'imputer au traitement suivi. Un traitement médicamenteux simple, dirigé contre cette éventualité, est le seul qui me paraisse à conseiller.

Hystéro-traumatisme et hystéro-neurasthénie.

Je ne veux dire que quelques mots de ces deux formes de l'hystérie, qui ne se distinguent pas de l'hystérie en général, autrement que par l'origine des accidents dans la première et par la prédominance des troubles d'épuisement dans la seconde. Dans les deux viennent s'ajouter souvent aussi des troubles psychiques de nature mélancolique, ou hypochondriaque surtout, des obsessions, des phobies, etc., qui en rendent le pronostic plus sombre et le traitement plus difficile. On ne saurait donc l'appliquer assez tôt, et d'une façon énergique, méthodique et rigoureuse, si on veut qu'il porte ses fruits. Encore doit-on faire des réserves sur son issue, qui, si elle est bonne, demande en tout cas plus de temps pour se produire que dans les autres formes d'hystérie.

TROISIÈME PARTIE

TRAITEMENT SPÉCIAL DE L'HYSTÉRIE

Nous examinerons ce traitement à trois points de vue :
1° les procédés à employer contre les *troubles généraux*,
physiques et psychiques, *non localisables;* 2° ceux à employer contre les troubles généraux, moteurs, sensitifs,
vaso-moteurs et trophiques, *localisables*, mais considérés
en dehors de leurs localisations ; 3° enfin les troubles
localisés, nécessitant, suivant leur localisation même, des
moyens particuliers.

I

TROUBLES GÉNÉRAUX NON LOCALISABLES

A. — Troubles généraux physiques.

Attaques.

Les attaques de formes diverses sont fréquentes dans
l'hystérie. Ce sont elles qui déterminent le plus souvent
les parents des malades à les reconnaître malades et à les
faire traiter. Il y a deux points à considérer dans le traitement des attaques : le traitement de l'état général hystérique auquel elles sont dues, et celui de l'attaque elle-
même.

Contre l'état général hystérique, c'est l'isolement et le

traitement d'ensemble que nous venons de voir qui s'imposent, quand elles se répètent et qu'elles s'accompagnent d'autres manifestations ou de stigmates permanents et généralisés.

Quand elles sont légères, peu fréquentes, et qu'on n'observe que des stigmates légers et peu nombreux, on peut tenter les douches froides à 12° ou 15°, la gymnastique suédoise spéciale, un voyage, une villégiature. Cela varie suivant la cause qu'il faut éloigner, si c'est possible, et sans avoir l'air de le faire pour céder aux exigences du malade. Il s'en servirait plus tard pour obtenir tout ce qu'il veut, au moyen de la menace d'une crise si on ne le lui accorde pas. Il ne faut pas, en tout cas, s'en émouvoir ; les personnes de l'entourage ne doivent pas être aux petits soins au moment de la crise autour de la malade, prendre des précautions suggestives quand l'heure où elle a eu lieu précédemment approche. Une forte admonestation, la menace formelle de l'isolement si cela se reproduit, suffisent souvent pour enrayer ces petites crises de nerfs.

En présence d'une *grande attaque,* que faire ? D'abord éloigner toutes les personnes qui entourent la malade, sauf une ou deux qui ne s'en émeuvent pas. Plus elle sent de monde autour d'elle, plus l'attaque prend de proportions. Faire le calme autour d'elle. Éviter de parler des débuts, des causes de sa crise devant elle, car si elle ne se souvient pas de ce qu'on a dit après, elle l'entend ordinairement, et il faut en tout cas s'en méfier toujours.

Aussi est-il bon de montrer la plus grande indifférence à cet état, de dire quelles mesures on sera obligé de prendre — isolement, maison de santé — si cela continue ou se reproduit, de rassurer les personnes compatissantes sur l'innocuité de pareilles crises, sur le peu de danger où est la malade de se faire du mal en heurtant les objets qui l'entourent, et par contre d'insister sur la nécessité de protéger ces objets.

Cette indifférence et ce dédain, affichés d'une façon très naturelle, suffisent souvent pour que la crise cesse peu de temps après. La flagellation du visage avec une serviette trempée d'eau froide a souvent de bons effets, surtout quand elle est accompagnée de quelque injonction énergique d'en finir, formulée par le médecin. La compression de points hystérogènes, soit aux ovaires, soit aux seins, soit à la tête, et qu'on doit chercher toujours, suffit aussi dans un certain nombre de cas. Mais ils n'existent pas toujours, et s'il sont hystérogènes ils ne sont pas toujours frénateurs. Enfin il est des cas où, malgré tout, la crise continue. Le mieux est alors de laisser la malade sous la surveillance d'une seule personne, qui évite qu'elle abime rien dans la pièce où elle se trouve. Il est inutile, et souvent même cela ne fait qu'exagérer les choses, de chercher à empêcher les mouvements convulsifs.

On peut encore, dans un moment d'accalmie, essayer d'obtenir l'hypnose par compression oculaire, et arrêter ensuite la crise par injonction.

Mais il y a souvent utilité à laisser la crise évoluer. Ainsi que nous l'avons dit, les réactions motrices et psychiques qui la constituent ne sont en réalité que celles qui accompagnent le retour de la sensibilité générale et cérébrale, que celles qu'on provoque partiellement, puis dans l'ensemble, dans ce que j'ai appelé le « travail » du réveil des grandes hystériques.

Si ce retour de la sensibilité dans l'attaque va jusqu'au réveil complet, les accidents que présentait la malade disparaissent à sa suite. Il y a donc intérêt à laisser ces réactions se développer complètement. Malheureusement, si cela arrive quelquefois — ainsi s'expliquent ces cas de guérison brusque à la suite d'une grande attaque complète —, il s'en faut que ce soit la règle, loin de là, de même qu'il est rare qu'on puisse obtenir le réveil cérébral en une seule séance. D'où la persistance de l'état hystérique et des attaques.

Il faut alors recourir au traitement général, car cela prouve que malgré la tendance du système nerveux, du cerveau, à recouvrer son activité, il est incapable de le faire spontanément et a besoin d'excitations spéciales.

Les attaques convulsives partielles — *épileptiformes* — indiquent, comme les précédentes, un retour de la sensibilité après une disparition récente, en général. Il faut donc aider à ce retour, et les tractions, les torsions, les frictions du membre qui est le siège des convulsions, ont une assez grande utilité. Mais il est difficile d'en prévoir la réapparition et il est souvent nécessaire, si elles se reproduisent périodiquement d'une façon trop fréquente, si elles laissent à leur suite des anesthésies permanentes et envahissantes, de recourir au traitement général pour enrayer les progrès du sommeil, de l'engourdissement cérébral.

Il en est de même à fortiori lorsque ces attaques à forme d'épilepsie partielle prennent le caractère subintrant de l'*état de mal hystérique*, qui se reconnaît surtout à l'absence de fièvre et de changement de coloration du visage. Cet accident laisse ordinairement à sa suite un grand épuisement cérébral qui favorise singulièrement le développement de la névrose.

Si ces attaques à réactions motrices prouvent que le cerveau a de la tendance à se réveiller, il n'en est pas de même des *attaques syncopales* et *apoplectiformes*. Celles-ci sont dues au contraire à l'arrêt brusque de tout ou partie des centres cérébraux, et à leur suite on observe soit une anesthésie profonde et généralisée, soit des accidents paralytiques, le plus souvent à forme hémiplégique. L'hystérie se trouve quelquefois constituée ainsi d'emblée et très profondément enracinée. Pour être d'apparence beaucoup moins tapageuse que les grandes attaques, elles sont en réalité beaucoup plus graves et nécessitent un traitement général d'urgence.

Troubles du sommeil.

Le sommeil est constamment diminué dans l'hystérie, nous avons vu pourquoi. Il y a en effet balancement entre le sommeil naturel et l'engourdissement cérébral. Plus celui-ci est prononcé, plus le sommeil naturel est de courte durée et de faible profondeur. Quand l'engourdissement a envahi tout le cerveau, le sommeil naturel est complètement supprimé. Il ne faut pas, en effet, le confondre avec les états quasi léthargiques ou cataleptiques, dans lesquels tombent un certain nombre de malades une fois qu'elles sont au repos au lit, condamnées à l'immobilité, et plongées dans l'obscurité — dont elles ont presque toutes peur — ou dans la demi-obscurité d'une lampe ou d'une veilleuse. Il est facile de s'assurer que ce sommeil, dans lequel elles paraissent tomber, n'est pas autre chose qu'une aggravation de leur engourdissement cérébral, provoquée par la suppression des excitations motrices et sensorielles.

Lorsque l'hystérie est à son début, le sommeil n'est que troublé par des rêves, dans lesquels les malades parlent tout haut, puis par des cauchemars effrayants dans lesquels ils voient du sang, des animaux, des figures variées de couleur, grimaçantes et menaçantes. Il y a souvent des réveils en sursaut avec des peurs — peurs nocturnes des enfants — et parfois le rêve continue éveillé. De là au noctambulisme il n'y qu'un pas, qui est assez souvent franchi. Ces troubles du sommeil se voient chez presque toutes les hystériques et surtout chez les enfants.

Chez les grandes hystériques, complètement vigilambules, il y a insomnie absolue, et l'état de sommeil cérébral de la nuit est le même, avec seulement un degré de plus, que celui de la journée.

Que faire contre cette insomnie ? La cause même, son mécanisme, interdisent l'emploi des narcotiques qui seraient un non-sens, puisqu'ils ne feraient que provoquer une diminution plus considérable encore de l'activité cérébrale, c'est-à-dire une aggravation de l'hystérie. Nous avons vu d'ailleurs, à propos des médicaments, combien l'usage de ces narcotiques était inutile toujours, et dangereux souvent, dans ce cas d'ensemble.

L'insomnie étant en raison directe de l'état d'engourdissement du cerveau, c'est à lui qu'on doit s'attaquer, mais quand il est assez complet pour que l'insomnie soit absolue, il ne va pas sans une foule d'autres manifestations plus ou moins apparentes, qui nécessitent le traitement d'ensemble. Traiter l'insomnie des hystériques, et en général tous les troubles du sommeil chez les hystériques, c'est en somme traiter l'hystérie, dont ils ne sont que l'expression à des degrés divers.

Sommeils pathologiques.

A côté des troubles par diminution de quantité et de qualité du sommeil naturel, il y a des troubles qui consistent au contraire dans des attaques plus ou moins prolongées de sommeil pathologique. Depuis les attaques de sommeil légères, dans lesquelles les sujets ferment tout à coup les yeux au milieu de leurs occupations et présentent les attitudes d'un dormeur naturel, ou se mettent à parler à voix basse, comme s'ils rêvaient — ce qui est en réalité — jusqu'à ces cas célèbres mais rares, dans lesquels le sommeil pathologique se prolonge pendant des mois et des années, il n'y a que des différences de degré avec le vigilambulisme qui résulte de l'engourdissement cérébral et qui est l'état ordinaire des hystériques. Ce vigilambulisme n'est lui-même que le degré supérieur du sommeil de l'écorce cérébrale, car il n'est constitué complètement que lorsque l'engourdissement a envahi toute l'écorce.

Depuis l'engourdissement léger et localisé à un seul centre cortical jusqu'à la léthargie prolongée, on a donc toutes les nuances possibles, qu'il est facile de reproduire artificiellement par l'hypnotisme, et qui montrent qu'entre la petite hystérie, comme l'on dit, et la grande hystérie, il n'y a qu'une question de degré et non de nature, ni même de mécanisme. C'est le même trouble fondamental, plus ou moins étendu, plus ou moins profond, plus ou moins permanent.

Tous ces différents degrés d'un même trouble sont donc justiciables en somme du même procédé, et c'est au réveil du cerveau par les divers moyens que nous avons examinés dans le traitement général qu'il convient d'avoir recours. C'est à la méthode du réveil cérébral général dans l'hypnose qu'il faut s'adresser quand il s'agit d'attaques de sommeil somnambulique, cataleptique, léthargique, longues et profondes. Dès que ces manifestations s'installent elles ne font que croître, et l'hystérie se développe de plus en plus. Le traitement général, avec l'isolement à la base, s'impose immédiatement.

Vertiges.

Le vertige est moins rare qu'on ne croit chez les hystériques, mais il est en général peu marqué et surtout peu apparent. Il accompagne toujours des modifications, soit en plus soit en moins, de l'engourdissement cérébral. C'est ainsi qu'on le voit se produire au moment de son augmentation lorsque le malade se couche et se plonge dans la demi-obscurité, ou au contraire lorsqu'il en sort brusquement. Les malades l'éprouvent surtout quand ils sont couchés ; il leur semble qu'ils s'enfoncent. Il se produit encore lorsque le cerveau recouvre sa sensibilité dans le lobe frontal ; il s'y mêle alors une certaine confusion des idées, une incertitude dans les perceptions : c'est une sorte de vertige intellectuel plutôt que physique. Plusieurs malades m'ont traduit la sensation qui l'accompagne de la façon suivante : « J'ai mal au cœur dans la tête. »

C'est en tout cas un phénomène accessoire, qui ne se montre guère à l'état isolé — je ne l'ai jamais rencontré du moins — et qui, par conséquent, ne mérite pas un traitement particulier.

Céphalée.

Elle est pour ainsi dire constante, et c'est souvent la première manifestation de l'hystérie, surtout chez les adolescents. Les médicaments dirigés ordinairement contre les douleurs de tête, antipyrine, phénacétine, acétanilide, aconitine, etc., les bromures, sont absolument sans effet, pour cette simple raison que ces médicaments agissent surtout sur la circulation cérébrale, alors qu'ici la douleur provient de l'état de diminution fonctionnelle de la cellule nerveuse elle-même. C'est donc à ce qui peut réveiller cette activité fonctionnelle qu'il faut avoir recours. Parmi les procédés que nous avons examinés dans la seconde partie, l'hydrothérapie sous forme de douches froides ou écossaises, une alimentation plus fortifiante, la régularisation des fonctions intestinales, sont souvent suffisantes. On obtient quelquefois de bons effets de la douche statique ou du souffle, mais cela n'est pas durable. Le repos, la vie à la campagne, la cessation de tout travail intellectuel, la suppression de toute préoccupation morale, sont des conditions indispensables à remplir dès le début. Enfin, si tout cela ne suffit pas, l'isolement devient nécessaire, dès qu'on constate quelques manifestations plus nettes de l'hystérie : modifications du caractère, difficultés de la mémoire, fatigue rapide des organes des sens, troubles de la sensibilité musculaire, du sens stéréognostique, toutes manifestations qu'il faut rechercher soigneusement et que le sujet ne signale jamais, pour ainsi dire, de lui-même.

Quant à la céphalée, accompagnée d'hyperesthésie et de points douloureux disséminés du cuir chevelu, elle ne va pas sans un état hystérique généralisé qui nécessite le traitement par l'isolement et ce qu'il comporte ensuite comme procédés généraux.

La céphalée peut revêtir une grande intensité et faire croire à une *méningite*. Les moyens employés dans la méningite vraie, et en particulier l'application de la glace sur la tête, en anesthésiant davantage la tête et le cerveau, ne font qu'augmenter la douleur. Ils doivent donc être rejetés. Du reste, en règle générale, comme je l'ai déjà dit, tout procédé qui a pour but de calmer la douleur dans les maladies organiques est inefficace quand il s'agit d'une manifestation hystérique et souvent même l'aggrave, la douleur étant liée au moindre fonctionnement de l'organe, — que ce soit un viscère quelconque ou le cerveau —, et tout ce qui la sidère sans réveiller en même temps l'activité fonctionnelle ne le faisant qu'au prix d'une diminution plus grande encore que cette activité.

La pseudo-méningite hystérique réclame d'abord l'emploi des moyens hydrothérapiques les plus simples, ceux qu'on peut avoir à sa portée chez soi, à savoir les lotions froides, ou le drap mouillé. Mais si l'état se prolonge, si l'alimentation devient difficile, s'il survient des vomissements ou des contractures, si, d'autre part, la pseudo-méningite n'est qu'un accident nouveau au cours d'une grande hystérie constituée depuis plus ou moins longtemps, il faut recourir à l'isolement.

On peut se demander comment l'isolement peut agir, puisque le sujet paraît plongé dans un état d'inconscience complète. Mais en réalité son inconscience n'est pas aussi absolue qu'on le croit, et, pour subconscientes qu'elles sont, les impressions n'en pénètrent pas moins dans le cerveau et y déterminent des réactions plus lentes, mais de même genre que si l'état de subconscience était moins profond. Il n'y a qu'une question de degré toujours entre l'état de vigilambulisme, laissant aux grandes hystériques l'apparence de la veille complète, et tous les états divers, léthargiques, cataleptiques, méningitiques, etc., où leur obnubilation de la conscience est plus grande. Il faut donc se comporter vis à vis de ces derniers comme vis à vis du premier, et, lorsqu'on est bien sûr qu'il s'agit de pseudo-méningite, transporter la malade dans un établissement spécial et l'y isoler.

Mais une question ne manque jamais d'être posée : celle du moyen de transport et des conséquences de ce transport.

Elle se pose d'ailleurs à propos de bien d'autres cas où se fait chez les parents ce raisonnement contradictoire : « Ma fille ne peut, nous affirme-t-on, guérir que si on l'isole ; mais le voyage nous effraie ; attendons qu'elle soit mieux pour la transporter. » Si vraiment il est urgent de l'isoler, c'est que son état peut s'aggraver si on ne le fait pas ; comment alors espérer et attendre qu'elle soit mieux pour faire le nécessaire ?

Le médecin ne doit pas manquer de relever cette contradiction, le caractère inconciliable de ces deux manières de voir. Il peut, sans crainte d'être démenti par les événements, affirmer que la malade supportera parfaitement le transport, et même, s'il s'agit d'un long voyage, qu'elle le supportera avec moins de fatigue que les personnes qui l'accompagnent. Cette remarque, que nous avons déjà signalée à propos de l'isolement, a d'ailleurs une application générale.

Fièvre.

La fièvre hystérique, pour rare qu'elle soit, n'existe pas moins d'une façon certaine et peut compliquer le diagnostic, en même temps que faire hésiter sur le traitement. Isolée, comme seule manifestation hystérique, si tant est qu'on l'ait jamais observée et qu'on ait fait le diagnostic, ou à titre épisodique au cours d'une grande hystérie, avec manifestations multiples et surtout viscérales, il n'y a pas lieu d'y rien opposer. D'abord nous ignorons son mécanisme, sa cause réelle, et ce qu'on ferait risquerait d'aller à l'encontre du but qu'on se propose; ensuite parce que l'expérience montre que les fébrifuges ordinaires restent sans action sur elle. Il est donc inutile d'administrer de la quinine ou de l'antipyrine, si ce n'est à titre de contrôle pour le diagnostic. Mais il est une précaution à prendre, c'est de ne pas laisser connaître à la malade sa température, et de lui annoncer au contraire que, malgré la chaleur apparente de la peau, la température centrale est normale. Cette fièvre cède d'ailleurs au traitement général, et le plus sage est de ne lui appliquer aucun procédé spécial.

B. — Troubles généraux psychiques.

Idées fixes.

Nous avons déjà examiné le soi-disant rôle des idées fixes dans l'hystérie; nous avons vu que l'idée n'est persistante que parce que l'état sensitif et cénesthésique qui en a été contemporain est lui-même permanent, le cerveau qui a subi l'impression qui les a déterminés n'ayant pas eu le pouvoir de réaction suffisant pour reprendre son état habituel, sinon normal. Il faut remarquer en effet que, si une nouvelle impression violente vient provoquer dans le cerveau déjà engourdi de nouvelles modifications qui s'accompagnent d'un état sensitif et cénesthésique spécial et d'idées en rapport avec cet état, ces modifications persistent comme précédemment et que les idées qui y sont jointes persistent également et se substituent à l'idée fixe antérieure, comme l'état cérébral nouveau se substitue à l'ancien. Tandis que normalement le cerveau, après une impression vive déterminant en lui un état spécial, avec ses concomitants sensitif, cénesthésique et idéologique, revient à son état habituel et que la continuité se trouve établie entre tous les états successifs qu'il peut présenter, réalisant ainsi la continuité de la conscience, de la mémoire et de la personnalité, il n'en est plus de même du cerveau hystérique. Après chaque nouvelle impression forte il ne reprend pas son état antérieur; c'est donc en quelque sorte chaque fois un cerveau d'une qualité nouvelle, de degré moindre, sur lequel les impressions vont produire des effets différents, et affaiblis ordinairement, qui entre en fonction et qui est différent du précédent.

La continuité de la conscience, de la mémoire et de la personnalité, se trouve ainsi interrompue, et c'est à un système nouveau qu'on a affaire chaque fois. Cette solution de continuité peut être absolue — comme dans les cas de double conscience, ou de consciences multiples qu'on connaît — mais elle n'est le plus souvent qu'incomplète, une partie seulement du cerveau subissant des modifications nouvelles persistantes, sous l'influence d'impressions n'agissant que sur un certain nombre seulement de centres cérébraux.

On se trouve donc en présence d'une succession d'états cérébraux distincts et comportant des états sensitifs, cénesthésiques et moteurs d'une part, des états intellectuels et émotionnels de l'autre, qui constituent des personnalités superposées plus ou moins distinctes les unes des autres. Il est dès lors facile de comprendre qu'il est oiseux de chercher à détruire les idées qui sont partie intégrante de chacune de ces personnalités.

Ces idées ne sont pas des choses imaginaires et fausses; elles se rapportent à des impressions réelles; on ne peut donc les détruire qu'en les annihilant par amnésie suggérée, ou en leur substituant des hallucinations contraires, également suggérées. Est-il bon de développer ces accidents artificiellement sur un cerveau qui a, par constitu-

tion, tendance à les produire spontanément? Nest-ce pas
entretenir d'un côté ce qu'on détruit de l'autre? N'est-ce
pas créer dans l'esprit un état de confusion dangereux, et
est-on bien sûr que l'amnésie et l'hallucination suggérées
persisteront toujours? Qu'adviendra-t-il si elles ne persistent pas? Ou l'état antérieur reparaîtra, ou il faudra constamment les entretenir par suggestion hypnotique? Est-ce
là une méthode pratique, à la portée de tous les médecins
d'une part, et facile à appliquer à des malades qui doivent, après leur cure, quitter le médecin suggestionneur?
Je ne le pense pas, etc'est pourquoi je repousse formelle-
ment cette méthode de la dissociation de l'idée fixe pré-
conisée par M. Janet, tant au point de vue théorique qu'au
point de vue pratique.

Si nous partons au contraire du mécanisme de la formation de l'idée fixe telle que je viens de la rappeler,
nous voyons qu'il suffira de réveiller le cerveau de son
engourdissement progressif pour voir reparaitre successivement toutes les phases de cet engourdissement et
par conséquent tous les états de personnalité que le sujet
a présentés, avec les modifications de la sensibilité, de la
cénesthésie, de la motricité, et enfin des idées et émotions
qui les constituent. Si donc on restaure la sensibilité
d'un organe — c'est-à-dire en réalité du centre cérébral
sous la dépendance duquel il est placé — lorsqu'on obser-
vera une idée fixe en rapport avec un état sensitif et fonctionnel anormal de cet organe, on est certain de voir
disparaître l'idée fixe. Et cela est si vrai que si une cause
quelconque, absolument différente de la cause première,
amène le même état sensitif et fonctionnel anormal de
l'organe, on verra aussitôt reparaître l'idée fixe qui lui
avait été primitivement liée. Ce n'est donc pas l'idée
qui crée le trouble hystérique, c'est le trouble hystérique
qui entretient l'idée.

Or, ce trouble hystérique fonctionnel, nous avons bien
des moyens de l'atteindre et de le faire disparaître. Nous
les avons passés en revue dans le traitement général. Nous
avons vu qu'ils sont essentiellement physiques, mécani-

ques même, et par conséquent à la portée de tous les médecins, même si on est obligé de recourir à l'emploi de l'hypnose.

La longue durée du traitement et surtout la perte de temps considérable que ces procédés occasionnent à un médecin dans la clientèle de ville, en outre des conditions beaucoup plus favorables à leur application quand on soumet le malade à l'isolement, toutes ces considérations que j'ai déjà soulevées, et sur lesquelles je n'ai pas à revenir ici, nécessitent le plus souvent son placement dans un établissement spécial. Mais l'avantage considérable que trouve le malade à cette méthode — qui, je le répète, peut à la rigueur être appliquée par tous les médecins en dehors d'une maison de santé — c'est que, une fois guéri, il n'a plus besoin de rester continuellement sous la direction du médecin qui l'a soigné, même quand le réveil a eu lieu dans l'hypnose, comme c'est le cas dans la grande hystérie à accidents multiples, anciens, invétérés. En effet, le malade sait lui-même se débarrasser de son engourdissement cérébral et par conséquent de ses idées fixes, comme de tout autre accident, s'il les sentait reparaître. S'il ne se croit pas capable d'en sortir tout seul, son médecin ordinaire peut l'y aider très facilement en l'endormant, s'il l'a été, et en se contentant de lui dire de «se sentir complètement, de se réveiller complètement». En une ou deux heures il remet son malade dans son état normal.

Telle est la méthode que je préconise dans les cas d'hystérie grave avec idées fixes, et grâce à laquelle j'ai pu en guérir qui duraient depuis plus de vingt-cinq ans, sans rechute depuis plusieurs années, et qui avaient résisté à tous les autres traitements que j'avais employés moi-même. Donc, en présence d'un cas de grande hystérie avec idées fixes, isolement du malade et réveil cérébral.

Dédoublement de la personnalité.

Ce trouble constant dans l'hystérie, au moins à certaines phases, est la conséquence même de l'engourdissement du cerveau, une partie étant engourdie et l'autre non, ou l'étant moins. Si tout le cerveau était engourdi de la même façon, il n'y aurait pas de dédoublement. C'est ce qui arrive quelquefois, mais rarement. Quand cela se produit, on en constate toujours néanmoins quand le cerveau se réveille et repasse par les étapes du début, où son engourdissement l'envahissait peu à peu et d'une façon inégale. On peut donc observer du dédoublement dans des cas légers et cesser de le rencontrer quand l'hystérie est généralisée et l'engourdissement cérébral très profond. Ce n'est donc pas à proprement parler un accident de l'hystérie, c'est l'état hystérique lui-même. Il n'y a pas de procédé spécial pour le faire disparaître. C'est le traitement général de l'hystérie qui lui est applicable.

États seconds. — Automatisme ambulatoire.

Ces deux accidents ne sont que des aggravations, et des conséquences des troubles que nous venons d'examiner. Les états seconds, pendant lesquels peut se produire l'automatisme ambulatoire, qui en forme une variété particulière à cause des conséquences spéciales que cela peut avoir, ne sont en réalité pas autre chose que des retours plus ou moins brusques à des états de personnalité antérieurs. Ils dénotent, quelque degré, quelque durée qu'ils présentent, un trouble très marqué de la personnalité et par conséquent une hystérie généralisée, un engourdissement profond.

On ne traite pas séparément les états seconds. Ils disparaissent avec l'hystérie sous l'influence du traitement d'ensemble.

Amnésie. — Aboulie.

Je pourrais en dire autant de ces troubles, qui font partie intégrante de l'hystérie, et n'en constituent pas des accidents plus ou moins fréquents seulement. Toutes les hystériques ont des troubles de la mémoire, toutes ont une diminution de la volonté. Les impressions extérieures ne déterminant plus les modifications normales dans les centres cérébraux appelés à les recevoir, par suite de leur engourdissement, elles ne sauraient en effet être suffisamment fixées et conservées pour constituer des souvenirs : voilà pour la mémoire, qui est surtout atteinte dans ses deux premières opérations, la fixation et la conservation qui en est la conséquence. Quant à la volonté, qui n'est en somme que la réaction motrice aux excitations diverses, il est évident qu'elle est affaiblie, tant par le fait de la diminution de réceptivité de ces excitations par le cerveau engourdi que par l'engourdissement lui-même des centres sensitivo-moteurs.

Les souvenirs de tous ordres constituent en grande partie notre personnalité, car c'est par eux que tous nos états antérieurs se trouvent reliés à l'état présent. Or, nous avons vu, à propos des idées fixes, comment les divers états de personnalité que nous traversons peuvent être indépendants les uns des autres chez les hystériques et se masquer réciproquement ; et nous avons montré d'autre part que le réveil cérébral ramenait tout naturellement tous les souvenirs et rétablissait le lien interrompu entre les diverses phases de notre conscience et de notre personnalité. Il suffit donc de procéder à ce réveil pour faire disparaître les troubles de mémoire, qu'ils consistent dans un simple affaiblissement du pouvoir de fixation et de conservation, ou qu'ils aillent jusqu'à l'amnésie rétrograde ou rétro-antérograde la plus complète.

Dans ces derniers cas faut-il, comme on en a cité des exemples restés célèbres et rares, tenter la rééducation complète des sujets ? C'est un procédé terriblement long, et d'ailleurs peu sûr, puisque, si l'amnésie persiste, c'est que l'état cérébral persiste lui-même, et par conséquent ne sera guère apte à de nouvelles acquisitions. Ce n'est en tout cas pas une méthode pratique, ni rapide. Faut-il essayer, dans les formes limitées à une période relativement courte, d'éveiller dans l'esprit du malade ses souvenirs abolis par le récit des événements qu'il a oubliés ? On peut arriver à lui faire apprendre ainsi ce qu'il a fait pendant la période sur laquelle porte son amnésie ; il se souviendra de ce que vous lui apprenez, mais il ne se rappellera pas, il ne se représentera pas les circonstances elles-mêmes ; *il saura, il ne se souviendra pas.* Cela peut lui rendre service, mais cela ne lui restaure pas sa mémoire personnelle.

J'ai montré par diverses expériences et des cas cliniques, dont un des plus remarquables a été rapporté par le Dr Comar[1] et confirme pleinement ma théorie[2], que l'amnésie rétro-antérograde, qui peut se rencontrer à l'état isolé sans autre phénomène hystérique, est dû à l'anesthésie, à l'engourdissement des lobes frontaux, que révèle d'ailleurs l'anesthésie localisée à la peau du front, alors que tout le reste du crâne a sa sensibilité normale. Il suffit alors d'endormir le sujet, et de lui ordonner de « sentir son front » ou de « se réveiller complètement » pour voir les souvenirs reparaître régulièrement, en même temps que l'anesthésie cutanée frontale disparaît et que le malade éprouve dans la partie antérieure du cerveau toutes les sensations du retour de l'activité cérébrale, et en particulier des douleurs souvent très vives, qui paralyseraient quelquefois ses efforts si le médecin n'était là pour l'encourager et l'exciter.

C'est donc au réveil cérébral qu'il faut recourir dans ces cas, et on peut l'essayer avant d'isoler le malade, quand il n'y a pas eu autrefois d'autres manifestations hystériques. Car il y a de grandes chances alors de voir la régression de la personnalité et sa reconstitution subir des alternatives assez nombreuses avant que cette dernière soit stable, et nécessiter par conséquent une direction assez longue et soutenue qui ne peut se faire efficacement que dans un établissement spécial.

Contre l'*aboulie*, on peut également employer des méthodes de rééducation, d'entraînement. J'en ai cité un cas en collaboration avec le docteur Séglas[3], où le résultat a été assez satisfaisant, mais incomplet.

Comme l'amnésie, il est rare que l'aboulie existe à l'état

---

[1] *Loc. cit.* Revue Neurol., 1900.

[2] *Le Problème de la Mémoire*, Paris, 1900.

[3] Séglas et Sollier. *Folie puerpérale. Amnésie. Astasie et abasie.* Arch. de neurol., t. I, 1891.

de manifestation hystérique isolée. Elle est le corollaire obligé, pour ainsi dire, de l'amyosthénie d'une part et de l'affaiblissement des perceptions de l'autre. Quand on procède au réveil cérébral, on constate que le sentiment de la volonté est un des derniers à reparaître ; c'est tout à fait à la fin, près du réveil, que le sujet a conscience que « c'est lui qui veut », et que ce n'est plus une force étrangère à lui, quoique intérieure à lui, qui le mène. Pour favoriser ce sentiment de puissance personnelle et de volonté, j'ai pour habitude de pousser le réveil jusqu'à ce que le sujet me résiste assez pour que, lui appliquant la main sur les yeux ou le front pour l'endormir de nouveau, il ne s'endorme plus. Sa volonté équilibre donc alors — en y mettant de mon côté un peu de complaisance — la mienne.

Du reste la rééducation de la volonté se fait tout naturellement dès que le malade est isolé, puisque son but, à partir de ce moment, est de reconquérir sa liberté et, pour l'atteindre, de faire tous ses efforts. De plus, le médecin traitant doit habituer son malade, une fois entré dans la période de reconstitution de sa personnalité, de consolidation, après la disparition des accidents, à exercer sa volonté à propos des moindres actes de l'existence, et le forcer à prendre lui-même des décisions de plus en plus importantes. C'est là une des parties de ce que nous avons étudié sous le nom de traitement moral et celle qui nécessite plus que toute autre la présence constante du médecin au milieu de ses malades, car il doit profiter des mille occasions de la vie journalière pour faire cet entraînement.

Hypochondrie.

Ordinairement les hystériques assistent à l'évolution de leurs accidents et éprouvent les sensations les plus bizarres sans paraître s'en émouvoir, comme si elles se rendaient compte qu'en réalité rien n'est lésé dans leur organisme et que tout, par conséquent, est réparable un jour ou l'autre. Et l'on peut dire que plus les accidents sont sérieux, plus l'hystérie est profonde, et plus elles y sont indifférentes. Elles veulent bien guérir, mais elles ne veulent pas faire ce qu'il faut pour cela.

Mais, dans les cas où l'hystérie est plus légère, où elle atteint surtout la cénesthésie, comme cela se produit souvent chez les hommes, il n'en est plus de même. La diminution de la cénesthésie produit un état de malaise qui inquiète le sujet : il greffe des interprétations sur toutes ses sensations, a des appréhensions de toutes les maladies imaginables, et devient un véritable hypochondriaque.

C'est une des plus mauvaises formes de l'hystérie. Elle se développe sur un terrain mental assez faible généralement.

Son traitement est celui de l'hystérie en général. On peut essayer, au début, de quelque diversion par des voyages, des occupations nouvelles et intéressantes. Mais quand cela prend des proportions telles que le malade devient incapable de travailler, passe son temps à gémir, et à manifester ses craintes de mourir, il faut recourir à l'isolement et au traitement général : l'hydrothérapie (douches froides ou écossaises), la mécanothérapie, le traitement moral surtout, trouvent ici leur application. Malheureusement il faut plutôt compter sur des améliorations que sur des guérisons. C'est la forme la plus rebelle de l'hystérie : c'est celle qu'on qualifie souvent d'hystéro-neurasthénie, et qu'on rencontre habituellement dans l'hystérie traumatique, particulièrement à la suite d'accidents de chemins de fer ou autres.

Hallucinations, délire, folie.

Avec l'hypochondrie nous empiétons sur le terrain de la médecine mentale. C'est à cette forme, comme à celles où l'on rencontre les hallucinations et le délire, qu'on peut donner le nom d'hystérie mentale.

Les hallucinations sont fréquentes dans l'hystérie ; elles sont ordinairement *visuelles*. Elles peuvent exister tout à fait isolées sans entraîner de délire ; elles ne sont alors qu'un rêve plus extériorisé que ceux qui hantent les grandes hystériques.

Elles ne sont souvent aussi que la reproduction, à l'état

de reviviscence complète, de scènes anciennes et réelles : par conséquent des souvenirs objectivés comme on en voit au cours de la grande attaque. Cela se rencontre surtout chez les malades qui, à l'état ordinaire, ont l'imagination très vive. Cela n'a pas grande importance et cède au traitement général.

Où cela devient plus grave, c'est lorsque l'hystérique interprète ses hallucinations, y croit par conséquent, et en a d'autres que des visuelles.

Nous nous trouvons ici aux confins de l'aliénation mentale et on peut y voir tomber définitivement le malade.

Mais il est permis de se demander, dans le cas où les choses se passent d'emblée de cette façon, si on est bien en face d'hystérie ou si, au contraire, ce n'est pas une aliénation causée par un trouble cérébral différent dans sa nature, mais qui, affectant les mêmes centres corticaux, et empêchant leur fonctionnement normal, se manifeste par les mêmes désordres apparents. On peut encore penser que beaucoup d'aliénations mentales ont le même mécanisme que l'hystérie, mais que ce qui diffère c'est la faiblesse d'esprit du sujet, grâce à laquelle il interprète faussement ses sensations et ses accidents. Suivant ses tendances naturelles, un sujet peut être indifférent à des sensations de fourmillements, d'élancements, de tiraillements dans les membres, comme les hystériques qui se bornent à les constater et les décrire, ou les prendre pour des effluves démoniaques, comme les mystiques possédés du diable, ou croire qu'elles sont provoquées par des ennemis, comme les persécutés, ou encore qu'elles sont symptomatiques d'une maladie grave, comme les hypochondriaques.

Ce n'est pas ici le lieu de discuter cette question, si grosse d'intérêt théorique et pratique des rapports de l'hystérie avec l'aliénation mentale. Tout ce que nous pouvons dire, c'est qu'en présence de formes apparemment hystériques, mais dans lesquelles interviennent des hallucinations autres que des visuelles, et des interprétations délirantes, l'isolement s'impose, non pas dans un établissement hydrothérapique, mais dans une maison d'aliénés.

II

TROUBLES GÉNÉRAUX LOCALISABLES

A. — Troubles moteurs.

Amyosthénie.

La force dynamométrique est toujours diminuée chez les hystériques. Mais tous les muscles ne se prêtent pas à l'examen au dynanomètre. C'est alors par la résistance qu'ils opposent aux mouvements passifs qu'on peut en juger, comme par exemple pour les membres inférieurs. Pour les muscles du tronc et de l'abdomen il suffit de faire exécuter au sujet des mouvements de flexion, d'extension, ou de latéralité, pour constater que certains de ces mouvements ne peuvent être que faiblement réalisés, quoique le sujet ne s'en doute pas. C'est ainsi que certains malades sont incapables, étant sur le dos, dans leur lit, de se relever sur le séant, et sont obligés de se mettre d'abord sur le côté, puis sur les genoux, pour se lever.

Cette amyosthénie qui, suivant les cas, peut être localisée ou généralisée, tient à un affaiblissement du sens stéréognostique et du sens musculaire, avec une diminution plus ou moins nette de la sensibilité cutanée, diminution dont on ne se rend bien compte que lorsque la sensibilité est redevenue normale. C'est donc à la sensibilité musculaire et cutanée qu'il faut s'adresser pour faire disparaître l'amyosthénie : le procédé de choix est ici la mécanothérapie par la méthode des mouvements forcés passifs, puis des mouvements d'opposition, puis de ceux de résistance et enfin des mouvements volontaires.

Tremblement.

Le tremblement hystérique peut affecter diverses

formes, et simuler ainsi toutes les maladies à tremblement.
Ce n'est qu'un degré intermédiaire entre l'amyosthénie
et le spasme. Qu'il soit localisé ou généralisé, son traitement est le même, puisqu'il s'adresse à son mécanisme
pathogénique. J'ai constaté, au cours des restaurations
partielles de la sensibilité, qu'il tient à une diminution de la sensibilité musculaire plus marquée que l'amyosthénie, mais assez voisine de la sensibilité normale. Il faut
donc restaurer la sensibilité des parties atteintes de tremblement pour le faire disparaître. Il n'est pas nécessaire
de plonger le malade dans l'hypnose. Il suffit de lui faire
fixer avec attention la partie qui tremble et de lui ordonner de la bien sentir, en même temps qu'on la prend et
qu'on l'immobilise en tirant dessus ou, ce qui vaut
encore mieux, en lui faisant subir un mouvement de
torsion douloureux. Sous l'influence de l'immobilisation
ou de la torsion, il éprouve des sensations d'énervement,
des picotements, des fourmillements dans la région considérée, et il cherche à les fuir. Mais, si on persiste, on voit
ces sensations s'atténuer, le tremblement diminuer, puis
disparaître. L'énervement persiste le plus longtemps, s'accompagnant souvent de démangeaison, « entre cuir et
chair » comme on dit, ou superficielle.

Si ce procédé est insuffisant, il faut recourir à la mécanothérapie, et en particulier aux étirements des membres,
par le sujet lui-même, s'arcboutant contre un obstacle.
Dans ce cas, le retour de la sensibilité des gros muscles
se manifeste par des secousses, des contractions plus ou
moins violentes et douloureuses, qui s'accompagnent souvent de bruit musculaire perceptible à l'oreille de l'observateur. La douleur nécessite la présence du médecin pour
stimuler le sujet et intervenir au besoin pour le forcer à
continuer ses exercices jusqu'à retour complet de la sensibilité profonde et disparition du tremblement.

On peut avoir recours aussi à des exercices gradués,
dans lesquels on augmente de plus en plus la précision et
l'étendue des mouvements à accomplir. C'est un procédé
de perfectionnement plutôt que le traitement immédiat
du tremblement, mais il n'est pas à négliger.

Athétose. — Ataxie. — Chorée.

Les mouvements athétosiques et ataxiques qu'on rencontre quelquefois, mais assez rarement, marchent de pair avec l'énervement qui accompagne un très léger degré de diminution de la sensibilité musculo-cutanée et l'amyosthénie. Dans les dernières phases de la restauration de la sensibilité des membres on voit souvent se produire des petits frémissements, des tortillements, qui rappellent les mouvements athétosiques, et nous donnent la clef de leur mécanisme dans l'hystérie.

Quant à l'ataxie, elle consiste plutôt dans de l'incertitude des mouvements que dans de l'ataxie véritable. On observe cependant quelquefois le signe de Romberg. Elle tient à un défaut de conscience musculaire et est plus fréquente relativement que l'athétose.

Pour ces deux troubles, c'est aux procédés généraux, et en particulier à la mécanothérapie, qu'il faut recourir pour rétablir la sensibilité musculaire.

La *chorée* est au contraire un accident assez fréquent de l'hystérie. Elle se présente souvent sous la forme d'hémichorée. Il serait difficile d'établir les rapports exacts entre la chorée de Sydenham et la chorée hystérique. Ce qui paraît certain c'est qu'un grand nombre d'hystériques ont été autrefois atteints de chorée de Sydenham. Le traitement semble être le même dans les deux cas : repos au lit, suppression de tout travail intellectuel, de toute excitation, gymnastique rationnelle, hydrothérapie froide sous forme de douches, traitement arsenical à l'intérieur, et, si les accidents persistent ou s'aggravent, isolement.

Spasmes.

Plus fréquents encore sont les spasmes. Ils peuvent porter sur tous les muscles, et ceux sur lesquels on les observe peut-être le plus souvent, sans qu'il y paraisse, ce sont ceux de la respiration. Chez l'immense majorité des hystériques — je dirais volontiers chez la totalité quand l'hystérie atteint un certain degré — les tracés respiratoires montrent non seulement une diminution de l'amplitude des mouvements respiratoires, mais encore des saccades, dont les suffocations, si connues chez les névropathes, ne sont qu'une manifestation grossière.

Les spasmes du pharynx ne viennent qu'en seconde ligne. Ceux des autres parties du corps et des membres sont encore moins fréquents. Ils se montrent tous, soit d'une façon permanente, soit d'une façon passagère, sous l'influence de certaines excitations, soit sous forme d'attaques, et revêtent alors les caractères les plus divers, depuis la toux jusqu'à ces spasmes saltatoires d'aspect si singulier, qui paraissent avoir été si fréquents au moyen âge où ils se montraient sous une forme épidémique.

Quelle que soit la forme du spasme, il est toujours dû à un état d'instabilité de l'excitabilité musculaire, dépendant lui-même d'une variation dans l'état des centres sensitivo-moteurs et de la conscience musculaire qui lui est liée.

Le principe fondamental du traitement des spasmes est de forcer les muscles qui en sont atteints à se détendre. Il semble, en effet, qu'après s'être contractés, il ne peuvent plus se relâcher d'emblée et reprendre leurs dimensions normales, et que les contractions spasmodiques qu'ils présentent résultent précisément de cette tendance à reprendre leur forme de repos contrariée par de nouvelles décharges motrices qui se produisent dans les centres cérébraux. En obtenant mécaniquement ce relâchement, en résistant à l'excitation centrale qui vient les faire contracter de nouveau, et en agissant ainsi pendant un temps suffisamment prolongé, on arrive à vaincre le spasme. Ce n'est pas sans peine pour le médecin, ni douleur pour le sujet, qui éprouve pendant ce temps des secousses plus ou moins pénibles, énervantes et douloureuses, dans les muscles intéressés, jusqu'à ce qu'enfin il y ait une détente, brusque quelquefois, suivie d'un sentiment de fatigue de la région, et dans certains cas même d'un peu de parésie ou de paralysie. C'est que l'épuisement du centre moteur a succédé à ses alternances d'excitation et d'inhibition.

Il faut donc être prévenu de ce fait, et procéder avec une

certaine prudence, pour ne pas substituer ainsi une paralysie à un spasme. Le meilleur moyen m'a paru être, quand il s'agit des membres, de faire alternativement de l'immobilisation et des mouvements forcés, puis des mouvements d'étirement et d'assouplissement passifs, et enfin d'essayer peu à peu l'action volontaire du sujet sur les muscles.

L'hydrothérapie froide a une mauvaise action sur les spasmes et ne fait souvent que les augmenter. Les douches chaudes de 40° à 45° sont au contraire beaucoup plus favorables.

Quand les spasmes sont très violents ou généralisés, ou que, par la gêne qu'ils apportent à la respiration et surtout à l'alimentation, ils ont une action très fâcheuse sur l'état général, il est nécessaire de recourir à l'isolement qui permet l'emploi plus facile de tous les procédés nécessaires, et surtout leur application au fur et à mesure des besoins et des circonstances.

D'ailleurs, lorsqu'ils atteignent un certain degré de développement, ils sont toujours accompagnés d'autres phénomènes hystériques plus ou moins marqués, qui impliquent le traitement d'ensemble de l'hystérie.

J'ai rapporté au Congrès des aliénistes et neurologistes de 1899, à Angers (p. 509) le cas d'une femme de quarante-trois ans, atteinte de spasmes saltatoires, laryngés, etc., datant de vingt-cinq ans, et qui avaient fini par rendre son existence impossible dans la société. Traitée par la méthode du réveil cérébral après hypnose, cette femme guérit en cinq mois. Sauf deux petites atteintes, vite réprimées par quelques séances de réveil cérébral, cette malade a pu reprendre depuis trois ans sa place dans sa famille et se livrer, comme elle ne l'avait jamais fait, à toutes ses occupations.

Dans des cas semblables, invétérés, généralisés, le réveil cérébral avec hypnose préalable est le seul qui puisse convenir et ait des chances de succès.

Contractures.

Charcot a décrit sous le nom de *diathèse de contrac-*

ture la tendance qu'ont les hystériques à présenter des contractures. On s'accorde à reconnaître que cet état coïncide avec une anesthésie tactile et musculaire très prononcée et disparaît en même temps que la sensibilité repara t.

La contracture présente une analogie complète avec la catalepsie partielle; elle correspond au même état d'anesthésie, et ne diffère que par la façon dont est provoqué le mouvement. Dans la catalepsie partielle, en effet, on place le membre dans une attitude sans qu'il y ait contraction musculaire. Par suite de l'anesthésie musculaire et de l'inconscience où est le sujet de l'attitude de son membre, il est incapable de la modifier, et l'état tonique persiste. Pour la contracture au contraire, il faut provoquer une contraction musculaire. La contraction une fois produite, les sensations musculaires étant supprimées comme dans le cas précédent par suite de l'anesthésie profonde, le sujet ne peut plus modifier l'attitude prise, et l'état de contraction persiste comme tout à l'heure l'état tonique.

Mais ce qui est important à connaître pour le traitement des contractures hystériques, c'est ce qui peut les provoquer. Non seulement, en effet, il faut se garder d'employer, pour les réduire, des moyens qui ne font que les entretenir ou les aggraver, mais, quand elles ne se sont pas encore montrées, de les produire en agissant intempestivement sur d'autres manifestations.

Pour mettre en évidence la diathèse de contracture, c'est-à-dire en somme provoquer une contracture sur un membre anesthésique, quels moyens emploie-t-on? Le massage profond, la flexion ou l'extension brusque des membres, la faradisation, la bande d'Esmarch. Mais tous ces moyens ne sont pas également efficaces. Les procédés d'excitation directe des muscles échoueront là où la bande d'Esmarch ou le froissement d'un nerf réussiront. Les premiers réussiront par exemple sur un membre très anesthésique, et les seconds, au contraire, devront être employés quand l'anesthésie n'est pas très profonde.

A quoi tient cette différence? A ceci que, sous l'influence de la compression, du défaut d'irrigation sanguine,

ou de l'excitation directe d'un nerf, il se produit une anesthésie plus profonde. C'est un phénomène normal d'ailleurs, et que chacun peut observer sur soi-même, que cet
engourdissement, cette anesthésie, produits par le défaut
de circulation ou le choc d'un nerf. C'est un phénomène
essentiellement physiologique qui disparaît avec la cause
qui l'a produit. Mais chez l'hystérique il ne disparaît pas,
par suite de l'état d'engourdissement, du manque de réac-
toin du cerveau, et la contraction musculaire ainsi provoquée persiste sous forme de contracture.

En présence d'une contracture hystérique il faut donc,
avant de songer à ce qu'il faut faire pour la traiter, éviter
de faire ce qui peut l'aggraver. Cela paraît évident, et
cependant il s'en faut de beaucoup qu'on agisse ainsi en
général. On s'efforce en effet de réduire la contracture
par des moyens de contention chirurgicaux, appareils plâ-
trés ou autres, extension continue, etc. Ces appareils ne
font que développer l'état de contracture et, quand on les
enlève, on constate que celle-ci se reproduit comme auparavant, sinon d'une façon plus sérieuse encore.

*Tout moyen de contention permanente doit être absolu-
ment rejeté dans les contractures hystériques. Il en est
de même du massage profond et de la faradisation.*

Non seulement ces moyens doivent être repoussés
quand il s'agit de traiter une contracture, mais il faut se
garder aussi de les appliquer, quand il s'agit de spasmes,
si on ne veut pas les transformer en contractures permanentes, ou lorsqu'on a à intervenir sur un membre présentant une anesthésie profonde.

Il faut cependant intervenir, car la persistance d'une
contracture, pendant des années quelquefois, peut avoir de
graves inconvénients lorsqu'il s'agit d'un adolescent à la
période de croissance. J'ai eu à soigner une jeune fille de
seize ans qui était atteinte d'une contracture hystérique
de la jambe droite, avec flexion de la jambe sur la cuisse
et de la cuisse sur le bassin, qui durait depuis six ans.
Elle guérit parfaitement par la mécanothérapie, mais on
constata que, par suite de la mauvaise nutrition du membre

pendant cette période, il y avait entre les deux jambes une différence de 3 à 4 centimètres de longueur, d'où boîterie incurable qui aurait pu être facilement évitée si on avait traité l'enfant tout de suite. Mais elle avait été placée pendant une année dans un appareil plâtré, à la sortie duquel la contracture s'était naturellement reproduite avec plus d'intensité que jamais.

Et cependant, si anciennes qu'elles soient, on peut toujours venir à bout des contractures.

Pour y arriver que faut-il donc faire? Remarquons d'abord que, lorsqu'une contracture se produit, c'est que l'hystérie du sujet est déjà assez accentuée, et que, lorsqu'elle persiste pendant des mois et des années, l'hystérie est généralisée et grave. Il ne s'agit donc pas d'essayer des traitements palliatifs de la contracture : c'est l'hystérie tout entière qu'il faut attaquer. Le traitement d'ensemble avec l'isolement pour base, et sous la direction d'un médecin compétent, dans un établissement spécial, s'impose donc.

Quant à la contracture elle-même, il y a lieu de distinguer suivant qu'elle a été l'accident primitif, et est restée presque isolée, ou du moins prédominante sur le fond hystérique général, ou au contraire qu'elle est survenue d'une façon secondaire au cours de l'évolution d'une grande hystérie à manifestations multiples.

Dans ce dernier cas il est presque inutile de s'attacher spécialement à la contracture. C'est le traitement par réveil de la sensibilité qui est la méthode de choix. Toutefois il pourra être avantageux, la contracture étant l'accident actuellement principal et le plus profond, d'agir sur elle d'une façon indépendante ou préalable par la mécanothérapie. Il arrivera souvent d'ailleurs que, par ces manœuvres, non seulement on la modifiera, mais encore on mettra en train le réveil cérébral général, qu'il n'y aura plus alors qu'à continuer de provoquer de la manière que nous avons examinée dans la seconde partie.

Dans le premier cas la mécanothérapie tient au contraire la première place presque tout le temps. Tous les troubles hystériques ayant évolué — sur un terrain évidemment prédisposé — autour de la contracture initiale, la disparition de celle-ci les entraînera forcément avec elle.

Pour corriger mécaniquement une contracture il ne faut pas faire le redressement sous le chloroforme. Celui-ci ne doit être employé qu'en cas de doute sur sa nature et pour éclairer le diagnostic. C'est dans l'état habituel du sujet qu'on doit agir. Ce qu'il faut provoquer en effet, ce n'est pas le relâchement des muscles par la tension des antagonistes, puisque dans les contractures hystériques les antagonistes sont pris en même temps que les autres. C'est grâce à la perte du sens musculaire et à l'anesthésie profonde survenues au cours d'un état de contraction musculaire que la fixité de cet état, qui n'aurait dû être que passager, s'est produite. C'est donc la sensibilité consciente qu'il faut rétablir.

Ce n'est que par des mouvements forcés que ce réveil de la sensibilité peut être obtenu. On ne doit donc pas se contenter de faire du redressement dans le sens opposé à la contracture et de chercher à maintenir le membre dans l'attitude qu'on lui donne. En agissant ainsi on transforme quelquefois une contracture en flexion en une autre en extension ou réciproquement, ce qui n'est pas un avantage. Ce procédé ne serait du reste, en diminutif, que l'immobilisation forcée que l'on rejette depuis Charcot. À ce redressement forcé il faut joindre les mouvements forcés, de façon à agir et sur les muscles les plus contracturés et sur leurs antagonistes alternativement. La résistance plus ou moins forte qu'on rencontre n'est pas vaincue sans quelque douleur plus ou moins vive, non pas seulement au niveau même des muscles contracturés, mais aussi au niveau de la moelle ; quelquefois même elle détermine une sorte de crise dans laquelle le sujet perd conscience. Bien loin de s'en alarmer et d'arrêter les manœuvres, il faut au contraire les continuer, et au bout de quelque temps le sujet revient à lui, après avoir présenté des secousses dans le membre intéressé, mais la contracture a plus ou moins complètement cédé.

Elle a cependant une grande tendance à se reproduire, dès qu'on laisse pendant trop longtemps le membre sans l'exercer. On doit donc combattre cette tendance aussitôt qu'elle se manifeste, plusieurs fois souvent dans la première journée, d'où la nécessité pour le médecin d'être à la portée de son malade. On constate alors qu'après chaque intervention on obtient un relâchement plus grand et plus durable. Lorsque la contracture a suffisamment cédé pour que les fonctions du membre soient en partie possibles, on pratique alors la mécanothérapie comme nous l'avons indiqué dans la seconde partie. Il est rare qu'on ne s'aperçoive pas alors que certains groupes musculaires, qu'on croyait indemnes, étaient en réalité intéressés plus ou moins, eux aussi.

Ce qu'il faut savoir c'est que le relâchement d'une contracture quelle qu'elle soit ne se produit jamais sans douleurs, et même sans douleurs très vives parfois. Si on s'arrête devant ces douleurs, la contracture se reforme aussitôt et on les a provoquées sans résultat ni profit; si on persiste au contraire, on les voit s'atténuer; des secousses, des tiraillements, se produisent à la place, accompagnés souvent de craquements musculaires perceptibles à distance, jusqu'à ce qu'enfin la sensibilité plus ou moins consciente reparaisse, et avec elle, naturellement, les fonctions normales.

Ce n'est pas du premier coup, tant s'en faut, qu'on arrive à ce résultat, surtout quand il s'agit d'une contracture ancienne. Il faut multiplier les exercices, faire des séances chaque jour, et, dès que les fonctions sont suffisamment rétablies par la mécanothérapie, les perfectionner par les exercices de rééducation, où on fait intervenir l'attention et la volonté du sujet. Nous aurons lieu de revenir sur ces exercices à propos du traitement des troubles moteurs localisés. Ici, ce ne sont que les principes généraux que nous voulons indiquer.

Quand, à la suite de la contracture, l'hystérie s'est développée et a présenté d'autres manifestations, il devient nécessaire d'appliquer le traitement d'ensemble, avec isolement. En effet, cette généralisation de l'hystérie entraîne des troubles des fonctions psychiques, conséquence forcée de l'engourdissement qui a envahi le cerveau tout entier. Aussi n'est-il pas rare de voir, sous l'influence du traitement local de la contracture, des modifications survenir du côté des autres fonctions, et en particulier des fonctions psychiques. Ce sont toutes les réactions que l'on rencontre dans le réveil cérébral, c'est-à-dire d'abord de la confusion des idées, qui font croire au sujet qu'il va devenir fou ou perdre la mémoire, puis le retour des souvenirs anciens et leur déroulement, d'abord en remontant vers le début, puis en redescendant vers le moment actuel, régression et reconstitution de la personnalité, soit sous une des formes atténuées que nous avons vues, soit d'une façon très accusée avec reviviscence complète, comme dans le réveil avec hypnose préalable.

Il est bon de savoir que cela peut et doit même se produire, car on pourrait croire à l'éclosion de nouveaux accidents, alors qu'en réalité c'est un signe de l'évolution vers la guérison complète. *Cela nous montre une fois de plus que, pour traiter l'hystérie, il faut d'abord la connaître à fond dans ses moindres manifestations au point de vue de leur pathogénie, sinon on est exposé à chaque pas à prendre pour des accidents d'aggravation ce qui n'est que des phénomènes de retour des fonctions.* Tel est par exemple le phénomène « douleur », qui est lié nécessairement à l'état intermédiaire entre l'anesthésie, à quelque degré qu'elle soit, et la sensibilité normale. Il est donc impossible de l'éviter, et tout moyen employé pour la supprimer suspend en même temps l'évolution vers la normale. Faute de connaître cette particularité, qui se retrouve à propos du rétablissement de chaque fonction dans l'hystérie, on s'expose à enrayer le travail de réparation qu'on cherche à provoquer d'autre part.

Un mot encore à propos des *contractures douloureuses*. Bien loin d'être plus sérieuses et plus difficiles à guérir que les non douloureuses, elles sont au contraire, en raison même de cette douleur, moins accentuées que les autres. Il faut donc leur appliquer exactement le même traitement, au lieu de respecter, comme on a tendance à le faire, la douleur qui les accompagne, en évitant de mouvoir les membres contracturés. Elles cèdent plus vite que les autres, car le sujet a un plus grand désir de s'en délivrer que lorsqu'elles ne lui causent aucune gêne autre que l'impotence fonctionnelle.

Paralysie.

La paralysie hystérique plus ou moins complète, jusqu'à flaccidité absolue, tient à une anesthésie plus profonde encore que celle qui permet la contracture. Comme pour les contractures il faut distinguer deux cas : celui où elle est primitive, mais s'accompagne d'autres manifestations hystériques, et celui où elle survient à titre secondaire au cours d'une grande hystérie. Si on peut intervenir tout de suite après son apparition, comme dans le cas où elle est produite par un traumatisme, ou une émotion violente et brusque, c'est à la mécanothérapie, aux mouvements passifs forcés, jusqu'à ce qu'on obtienne une sensation douloureuse d'une articulation quelconque du membre intéressé, qu'on doit avoir recours, puis à tous les exercices que nous avons indiqués dans la seconde partie, et enfin à la rééducation des mouvements.

Je dois signaler un petit fait intéressant à ce propos, tant au point de vue clinique qu'au point de vue thérapeutique, c'est le suivant : Quand la sensibilité commence à revenir dans le membre paralysé et anesthésié, le malade éprouve le besoin instinctif de faire les mouvements qu'on lui fait exécuter pendant les séances de mécanothérapie, et particulièrement de s'étirer, comme lorsqu'on a une crampe ou des fourmillements dans un bras ou une jambe. Il a l'impression que quelque chose l'enserre, le limite dans ses mouvements, et il cherche instinctivement à s'en débarrasser. C'est sur cette remarque que je me suis basé pour pratiquer certaines manœuvres mécanothérapiques, qui ne font en réalité que reproduire ce que la nature a tendance à faire spontanément. D'ailleurs la clef du traitement de l'hystérie est de favoriser toutes les réactions qui accompagnent normalement le retour des fonctions et de les provoquer sous la même forme qu'elles se produisent spontanément.

Mais le plus souvent le choc, physique ou moral, qui a été assez violent pour déterminer une paralysie flasque, a inhibé plus ou moins les autres régions du cerveau et l'on se trouve en présence d'une hystérie généralisée constituée d'emblée. Il est rare alors qu'on puisse en venir à bout par un traitement local de la paralysie. Si elle persiste, comme c'est le cas le plus ordinaire, ou si, à la suite d'une amélioration de la paralysie, on constate la permanence des autres troubles, il faut se décider à la cure d'isolement avec le traitement d'ensemble. Celui-ci s'impose dans le cas où la paralysie est secondaire.

Nous examinerons plus loin les divers moyens de rééducation employés suivant la localisation de la paralysie, moyens adjuvants seulement dans un grand nombre de cas, où la guérison serait partielle si on s'en tenait à celle de la paralysie, et qu'on n'obtient que par la restauration de la sensibilité et même le réveil cérébral.

B. — **Troubles sensitifs**.

Nous serons assez bref sur le traitement spécial dirigé contre les troubles sensitifs, ces troubles n'étant que la traduction de l'état d'engourdissement des centres cérébraux, et leurs diverses variétés ne représentant que des degrés de cet engourdissement. Nous les passerons néanmoins rapidement en revue pour signaler les quelques particularités que certains d'entre eux peuvent présenter au point de vue de la conduite à tenir.

Anesthésie. — Hémianesthésie.

L'anesthésie est le symptôme obligatoire de l'hystérie. La traiter c'est donc traiter l'hystérie elle-même, et les procédés à employer sont ceux du traitement général. Suivant son degré, suivant sa distribution, suivant sa généralisation, on s'adressera à tel ou tel des moyens que nous avons examinés dans la seconde partie.

En présence d'une hémianesthésie on pourrait être

tenté d'essayer des procédés locaux d'esthésiogénie. Mais
une simple remarque montre que ce serait insuffisant et
qu'il faut agir comme dans le cas précédent, c'est la suivante : l'hémianesthésie n'est jamais que l'exagération sur
un des côtés du corps d'une anesthésie généralisée ; le
côté qui paraît non anesthésique ne l'est pas en réalité ; il
le paraît seulement par contraste avec l'autre, et la
preuve c'est que, lorsque le sujet guérit et recouvre sa
sensibilité normale, le côté qui semblait indemne récupère
lui aussi une sensibilité beaucoup plus vive, ce qui prouve
qu'elle était en réalité altérée auparavant.

Lorsqu'on constate une anesthésie généralisée, avec
prédominance ou non d'un côté du corps, on n'a qu'à
examiner soigneusement toutes les fonctions organiques
et psychiques pour reconnaître qu'elles sont toutes plus
ou moins troublées.

Le sujet se trouve par conséquent exposé à présenter à
la moindre occasion des accidents quelconques suivant les
circonstances. Il y a donc lieu d'instituer un traitement
énergique, que ces accidents soient sur le point d'éclater
ou qu'ils existent déjà. C'est l'isolement avec tout ce qu'il
comporte.

Troubles du sens musculaire.

Il n'est pas rare de voir des troubles du sens musculaire coïncider avec une sensibilité tactile *en apparence*
normale. Il faut les rechercher en faisant exécuter au sujet
différents actes au cours desquels on s'aperçoit que certains mouvements ne peuvent s'accomplir normalement,
ou provoquent une gêne, un peu douloureuse même parfois. Je les ai déjà signalés à propos des troubles moteurs.
Je n'y reviens donc pas et me borne à rappeler que la
mécanothérapie constitue le procédé de choix pour les
faire disparaître.

Hyperesthésie. — Points douloureux.

L'*hyperesthésie* hystérique n'est jamais, à mon avis, une
véritable exagération de la sensibilité. Elle accompagne
des degrés relativement légers d'anesthésie ou elle con-

siste en de l'anesthésie douloureuse, par dissociation de la sensibilité.

La preuve de cette manière de voir réside dans ce fait que, lorsqu'on restaure la sensibilité, l'hyperesthésie se montre quand on approche de la normale : c'est une sensation d'énervement superficiel, accompagnée souvent de démangeaison, et le moindre attouchement cause un agacement général qui est différent du chatouillement, lequel ne reparaît qu'avec la sensibilité normale. On peut observer, et j'en ai eu moi-même l'occasion, des cas où cette forme d'hyperesthésie existe seule comme manifestation apparente de l'hystérie. Quant à la seconde forme d'hyperesthésie, celle où la douleur est provoquée par le frôlement superficiel et disparaît avec des pressions profondes, il est facile de constater que la sensibilité tactile est toujours plus ou moins abolie et que la sensibilité douloureuse persiste seule.

Dans tous les cas d'hyperesthésie hystérique il y a donc en réalité non une exagération, mais une diminution de la sensibilité, soit dans son ensemble, soit dans un de ses modes seulement. Mais, du moment que l'on se trouve en présence d'un trouble par diminution, il est nécessaire de réveiller la sensibilité, au lieu de chercher, comme on a l'habitude de le faire en présence de l'hyperesthésie, à la calmer. On ne la fait disparaître, en effet, que de deux façons : ou en amenant une anesthésie plus profonde et par conséquent en aggravant l'hystérie, ou en réveillant la sensibilité normale par les moyens déjà signalés.

La glace, les pulvérisations d'éther, les compresses chloroformées, les badigeonnages de cocaïne, tous les anesthésiques en un mot que l'on emploie quelquefois, vont donc à l'encontre du but qu'on se propose et doivent être absolument rejetés. Il en est de même, bien entendu, des médicaments calmants donnés à l'intérieur, particulièrement les bromures et *surtout la morphine*. Administrer la morphine dans les troubles douloureux, quels qu'ils soient, de l'hystérie, c'est plus qu'une faute thérapeutique, c'est une action coupable.

Les *points douloureux* sont un phénomène constant dans l'hystérie, même peu développée et relativement localisée. Chaque fois qu'on les constate on peut être sûr que l'organe sous-jacent est troublé, diminué dans son fonctionnement, que ce soient les ovaires ou l'estomac, le cœur ou les poumons. Quand il s'agit des membres, c'est surtout au niveau des renflements de la moelle qu'on les rencontre, et enfin, quand l'hystérie est très développée, que les centres corticaux sont le siège d'un engourdissement marqué, ce n'est plus seulement sur le corps qu'on les observe, mais sur la tête, dans les régions sus-jacentes aux centres intéressés. Lorsque l'hystérie est généralisée à toute l'écorce, le crâne tout entier aussi est douloureux et il devient impossible de distinguer le rapport qui existe entre les troubles périphériques et les points douloureux du crâne. Mais quand on procède aux restaurations partielles de la sensibilité, au réveil cérébral, ils deviennent au contraire évidents et le malade lui-même en indique la place, en même temps qu'il éprouve au niveau de l'organe les sensations et les réactions caractéristiques du retour de la sensibilité et de sa fonction.

Les points douloureux ont donc une grande importance au point de vue de l'appréciation, tant du siège des organes les plus troublés dans leur fonctionnement, que du degré de leur trouble, que ce soit le cerveau ou un organe quelconque que l'on considère ; viscère, muscle ou articulation. Cela étant, la conclusion au point de vue thérapeutique s'impose d'elle-même : il est absolument inutile et même contre-indiqué de chercher à supprimer ces points douloureux par des procédés locaux analogues à ceux que l'on doit rejeter dans le traitement de l'hyperesthésie. C'est cependant contre eux plus encore que contre elle qu'ils ont été employés, parce que leur application sur un point localisé est plus facile.

Mais parmi ces procédés, il en est deux qu'il faut proscrire d'une manière tout à fait spéciale : ce sont les vésicatoires et les pointes de feu. J'ai vu souvent de malheureuses jeunes filles dont le creux de l'estomac, ou la partie supérieure de la poitrine avaient été ainsi couverts de pointes de feu absolument inutiles, et dont la trace persistante les désolait, avec juste raison, une fois guéries. Il serait bien difficile d'ailleurs de dire à quelle conception pathogénique correspond une telle manière de faire.

J'en dirai autant de la pratique de la compression permanente des ovaires ou d'autres organes, sous prétexte que la compression les calme quelquefois. Il y a à cela une raison : c'est qu'elle entrave la circulation et augmente ainsi l'anesthésie, aggravant par conséquent l'état qu'elle a la prétention de combattre.

En présence dès manifestations douloureuses de l'hystérie c'est le cas ou jamais de se rappeler ce principe fondamental de la thérapeutique : *Primum non nocere.* Ce sont aussi celles qui se réclament le plus de cet autre adage : *Noli me tangere.* Que d'hystéries n'auraient pas été aggravées et entretenues si on ne les avait jamais traitées !

En présence d'un cas d'hystérie avec points douloureux nombreux, permanents, surajoutés toujours d'ailleurs à une anesthésie plus ou moins profonde, c'est donc au traitement général et non à des procédés symptomatiques qu'il faut recourir. Il s'agit toujours d'une hystérie grave, beaucoup plus ancienne qu'on ne croit, et à laquelle il faut opposer tous les moyens dont on dispose avec l'isolement.

Perversions sensitivo-sensorielles.

Il y a lieu de signaler un assez grand nombre de troubles sensitivo-sensoriels qu'il est assez difficile de classifier, mais qui montrent combien les hystériques paraissant le plus jouir de toutes leurs facultés intellectuelles sont sujettes à de grandes erreurs de jugement. C'est ainsi que le sentiment qu'elles ont de leur propre personne est presque toujours perverti. Elles se sentent un des côtés du corps plus gros, plus lourd que l'autre ; leurs articulations paraissent déboîtées, leur tête est plus grosse d'un côté que de l'autre, il leur semble qu'il n'y a plus d'os dans leurs membres ; la peau leur paraît épaisse, rigide, etc., etc.

L'appréciation des distances et des dimensions est souvent faussée aussi : tantôt tout leur paraît trop grand, tantôt trop petit; les objets leur semblent tout près d'elles et elles les dépassent en voulant les atteindre ou, au contraire, tout leur paraît lointain, et quelquefois même ces sensations succèdent l'une à l'autre très rapidement, d'où le sentiment de vertige qu'elles ont souvent.

On n'en finirait plus de signaler toutes ces sensations bizarres qui ne sont généralement pas avouées par les malades, mais qui les font agir d'une manière anormale et qui attire l'attention des gens exercés.

La contradiction entre la réalité qu'elles *savent* devoir exister et ce qu'elles *sentent* leur montre leur erreur quand il s'agit des choses matérielles. Mais dans l'ordre moral, les mêmes illusions se produisent, et l'on voit alors quelles conséquences cela peut entraîner dans les jugements et dans la conduite. Seulement là, elles n'ont pas de contrôle sur elles-mêmes et sont convaincues que ce qu'elles sentent est vrai, d'où leur obstination à soutenir des choses fausses ou absurdes. Tout cela disparaît par le traitement, et elles sont alors les premières à vous signaler tous les jugements bizarres, toutes les idées erronées qu'elles avaient fondés sur ces perversions sensorielles.

Arthralgies.

L'hyperesthésie limitée aux articulations n'est qu'un cas particulier de ce que nous venons de dire de l'hyperesthésie en général et des contractures douloureuses, qui en sont d'ailleurs fréquemment la conséquence. On sait que la sensibilité articulaire est une des plus délicates et de celles qui persistent le plus. Aussi est-ce assez facile de combattre les arthralgies, comme les contractures douloureuses, non pas par le massage qui les exaspère, mais par la mobilisation forcée, puis volontaire. Comme pour toutes les manifestations douloureuses, il faut être prévenu de l'augmentation de la douleur au début des manœuvres pour passer outre.

Névralgies.

Il est permis de se demander s'il existe de véritables névralgies hystériques. Du moins, chaque fois que de telles névralgies sont tombées sous mon observation, n'y ai-je jamais rencontré les points douloureux caractéristiques au niveau de l'émergence des filets nerveux, et ai-je toujours vu au contraire la douleur siéger dans les muscles des régions voisines, mais non sur le trajet du nerf lui-même. Les grandes névralgies pelviennes, pour lesquelles tant de castrations inutiles ont été pratiquées sur des femmes et même des jeunes filles, ne sont dues qu'à des troubles de la sensibilité profonde, soit des ovaires, soit de l'intestin, soit des muscles intra-pelviens.

A ce propos je dois signaler certains faits qui peuvent avoir une grande importance au point de vue thérapeutique.

Le premier c'est que les points dits ovariens, s'ils siègent réellement aux ovaires dans un certain nombre de cas, siègent au moins aussi fréquemment au niveau de l'intestin, soit cæcum, soit rectum dans l'S iliaque. On constatera fréquemment leur coïncidence avec de l'entéro-colite muco-membraneuse qu'il faudra traiter comme nous le verrons plus loin.

Le second point, c'est que certains *troubles paraplé-giques* sont dus à l'existence de ces points pseudo-ovariens qui siègent en réalité au niveau du psoas iliaque. Sous l'influence de la douleur, les femmes marchent le bassin un peu fléchi sur les cuisses, qui sont serrées, et si on commet la faute de les immobiliser sur une chaise longue sous prétexte de douleurs ovariennes par lésions, on ne tarde pas à en faire des paralytiques par appréhension de la douleur, qui ne fait qu'augmenter par le repos.

C'est alors qu'on fait un curetage utérin, puis une amputation du col, puis l'hystérectomie ; et les douleurs reparaissent toujours. La raison en est très simple : elles ne siègent pas dans l'appareil utéro-ovarien, mais dans les muscles pelviens. Il est facile de le constater : il suffit d'appuyer sur les points suivants : insertions lombaires du psoas, centre du psoas iliaque dans la fosse iliaque, et insertions fémorales du psoas et des adducteurs, pour déterminer trois douleurs qui se correspondent. Si on fait exécuter les mouvements de rotation de la cuisse en dehors et les mouvements d'abduction, on détermine aussitôt de la douleur dans les mêmes points.

Pour guérir ces paraplégies, dont j'ai vu plusieurs cas durer depuis des mois, et qui ne sont pas provoquées par de la paralysie musculaire, mais par la douleur liée à une certaine diminution de la sensibilité musculaire, il suffit de faire faire des exercices de flexion, de rotation et d'abduction des cuisses. On provoque, comme toujours, une douleur plus vive d'abord, puis le relâchement — car il y a un certain degré de spasme musculaire, — se produit et la douleur disparaît avec le retour de la fonction.

J'ai cru devoir parler ici de cette forme spéciale de paraplégie, que je n'ai vu signalée nulle part, au lieu de la mentionner plus loin en étudiant le traitement des troubles localisés, parce qu'elle est ordinairement attribuée à des névralgies utéro-ovariennes, et que les malades sont exposées à subir la castration, sans même avoir le profit d'être débarrassées de leurs douleurs. On ne saurait trop répéter que *l'intervention chirurgicale en matière d'hystérie est véritablement immorale.* C'est là un des cas où elle est cependant encore trop souvent appliquée.

C. — Troubles vaso-moteurs et trophiques.

Contre ces troubles, dont les premiers sont partie intégrante et conséquence forcée de l'hystérie, qu'on a pu considérer avec raison comme une névrose vaso-motrice, il n'y a guère que le traitement général qui soit indiqué. Les phénomènes évoluent souvent d'une manière isolée ; telles sont les diverses éruptions cutanées : herpès, eczéma, pempligus, urticaire, gangrène ou ulcérations. On constate toujours que ces altérations de la peau, dont certaines s'accompagnent d'une sensation de brûlure, sont toujours entourées d'une zône d'anesthésie et que le centre de l'éruption est lui-même anesthésique. Il est vraisemblable que ces divers troubles proviennent simplement de l'état des vaso-moteurs, soit dilatés, soit contractés au point de suspendre la nutrition de la peau en certains points.

Ce qui est également hors de doute, outre l'existence de cette anesthésie plus ou moins profonde qui constitue déjà un signe important de leur nature, c'est l'inefficacité des moyens ordinaires pour les guérir : antiseptiques, cautérisations, topiques variés, rien n'y fait. On a signalé la faradisation comme capable de produire quelquefois une amélioration. C'est possible, mais je n'en ai aucune expérience personnelle.

Par contre, j'ai vu de ces troubles disparaître très rapidement par la restauration de la sensibilité ou le réveil cérébral dans l'hypnose, quand ils étaient greffés sur d'autres manifestations hystériques, paralysies ou contractures, qui nécessitaient elles-mêmes l'emploi de cette méthode.

Parmi les troubles vaso-moteurs les plus intéressants, et qui donnent le plus lieu à des erreurs de diagnostic, il faut signaler les *hémorragies,* soit de la peau, soit des muqueuses. Elles impressionnent toujours le malade, et son entourage encore plus, et il faut bien le dire aussi le médecin. Il est certain que, en l'absence de manifestations très nettes d'hystérie, l'apparition d'hémorragies stomacales, pulmonaires, ou utérines, est toujours un peu inquiétante. Et c'est précisément souvent dans des formes à manifestations viscérales, peu apparentes par conséquent, que ces hémorragies se montrent de préférence.

Quoique par elles-mêmes elles n'aient pas grande gravité en tant que manifestation de la névrose, elles peuvent contribuer à aggraver la situation, et par l'affaiblissement qu'elles causent au malade, et par l'émotion que, dissimulée ou non, elles ne manquent pas de produire en lui. On ne risquera donc rien en les traitant par les moyens ordinaires, d'autant que ces moyens, en agissant sur les vaso-moteurs, risquent toujours de réussir, au moins momentanément. Mais il faut ensuite traiter l'état hystérique général à la faveur duquel elles ont pu survenir et nous rentrons alors dans les indications générales.

Nous devons signaler encore une forme de troubles vaso-moteurs d'un certain intérêt, c'est *l'œdème bleu*, qui accompagne quelquefois des paralysies, surtout aux extrémités des doigts, aux mains, aux pieds. Les frictions, les mouvements passifs, sont utiles et s'adressent à la fois à la paralysie et à l'œdème.

On voit souvent survenir de l'œdème — ordinaire cette fois comme coloration — en dehors de toute paralysie, chez les anorexiques arrivées à un grand degré d'émaciation, ou chez certains paralytiques quand ils recommencent à marcher. Chez les premières, l'apparition de ces œdèmes, qui peuvent atteindre toutes les régions du corps, indique un état de cachexie contre lequel il faut se hâter de prendre des mesures — isolement absolu et alimentation forcée — si on ne veut pas voir survenir la mort par cachexie ou par tuberculose aiguë. Dans le second cas, il n'y a pas à s'en occuper ; c'est l'analogue de l'œdème des convalescents, qui disparaît spontanément avec la reprise des forces.

On ne saurait passer sous silence, à l'occasion des troubles vaso-moteurs, le *refroidissement* et les phénomènes de *cyanose* des extrémités — allant quelquefois jusqu'à *l'asphyxie locale* des doigts — qui sont presque de règle chez les hystériques, et qui s'accompagnent de moiteur de la paume des mains et de la plante des pieds. Il est indispensable en effet, au point de vue du traitement, de parer le plus possible à cet effet d'une mauvaise circulation en tenant les malades chaudement, et en veillant à ce que leur circulation périphérique soit aussi active que possible.

En outre de la moiteur qui accompagne ces troubles vaso-moteurs des extrémités, il est fréquent de rencontrer des *sueurs*, localisées quelquefois à tout un côté du corps, celui qui est le plus anesthésié ordinairement, ou à certaines régions seulement, et présentant dans certains cas un caractère paroxystique. Le traitement général et l'hydrothérapie froide sont particulièrement indiqués contre ces sueurs.

Parmi les *troubles trophiques* il en est deux qui méritent une mention particulière : *l'atrophie musculaire* et les *rétractions fibro-tendineuses*. La première se produit surtout dans les paralysies et les arthralgies, les secondes dans les contractures.

Contre *l'atrophie musculaire* on doit, en dehors du traitement général de l'hystérie et local de la paralysie ou de l'arthralgie, employer l'électrisation comme dans les polynévrites. La pathogénie de cette atrophie musculaire dans l'hystérie est assez obscure d'ailleurs, et ce trouble doit toujours éveiller l'attention et mettre en garde contre l'existence de quelque lésion, à laquelle l'hystérie n'est que surajoutée. On devra être très circonspect sur le pronostic thérapeutique dans ces cas, surtout quand il y aura de l'arthralgie. J'en ai vu plus d'une fois, associées à de soi-disant arthralgies ou coxalgies hystériques, à cause de l'existence d'autres manifestations hystériques ou hysté-riformes manifestes, et qui ont abouti à des abcès, montrant ainsi que l'on avait eu affaire en réalité à une véritable lésion, à laquelle l'hystérie du sujet avait imprimé seulement un caractère un peu particulier. Avant d'instituer le traitement dans ces cas, l'examen sous le chloroforme s'impose donc toujours.

On voit quelquefois s'ajouter à cette atrophie des muscles des *troubles trophiques des os*, et j'ai vu plusieurs cas de fractures spontanées, indolores, et qui ne se révélaient que par l'impotence fonctionnelle qu'elles entraînaient.

J'ai signalé aussi [1] une altération spéciale des *dents* qu'on rencontre chez les anorexiques anciennes, surtout chez les vomisseuses, et qui amène leur chute par atrophie et désagrégation.

Les sels de chaux, glycérophosphates, phosphates, carbonates, trouvent ainsi leur emploi tout indiqué, mais il

---

[1] *Congrès des médecins aliénistes et neurologistes* de Nancy, 1894.

ne faut pas faire trop fond sur eux. Une alimentation très forte et substantielle aura beaucoup plus d'efficacité encore.

Les *altérations* des *ongles*, des *cheveux*, sont chose banale chez les hystériques ayant subi un amaigrissement plus ou moins marqué, et il n'y a rien à y faire sauf de relever énergiquement leur nutrition.

Je ferai les mêmes remarques à propos des *rétractions fibro-tendineuses*. Quand on voit des contractures datant de vingt ans céder complètement sans laisser de traces, on est en droit de se défier de ces rétractions. Là encore il faut toujours faire un examen sous le chloroforme avant d'intervenir chirurgicalement. Mais, alors même qu'elles semblent persister, il faut tenter encore avant le traitement général de l'hystérie. Si elles persistent, après guérison de celle-ci, on est en droit de les opérer. Mais alors, elles n'ont à mon avis rien d'hystérique dans leur pathogénie, et tiennent avant tout au tempérament arthritique du sujet.

Pour être hystérique il ne faut pas oublier en effet qu'on n'en est pas moins homme, et par conséquent sujet à toutes les autres maladies. C'est une tendance fâcheuse, contre laquelle il faut se mettre en garde, que de considérer comme manifestations hystériques tous les troubles qui peuvent survenir chez des hystériques, en se souvenant par contre que l'hystérie imprime à toutes leurs conséquences fonctionnelles un cachet d'exagération dont il faut faire la part. On a décrit toutes les maladies que l'hystérie peut simuler. Il y aurait peut-être autant à dire sur les maladies qui peuvent simuler l'hystérie.

III

TROUBLES LOCALISÉS

Ayant ainsi examiné successivement le traitement général de l'hystérie, puis les procédés à employer contre ses manifestations spéciales considérées au point de vue géné-.

ral de leur mécanisme, nous n'avons plus qu'à indiquer très rapidement maintenant à propos des nombreuses variétés que présentent les troubles hystériques suivant leur localisation, les particularités que celle-ci entraîne dans l'application des procédés précédemment étudiés et décrits. Nous passerons donc en revue tous ces troubles en examinant successivement chaque système et chaque organe. Les procédés que nous indiquons et dont nous nous servons journellement sont aussi simples que possible, et n'exigent l'emploi d'aucun appareil, d'aucun dispositif compliqués. C'est l'utilisation de tout ce que l'on a partout sous la main. Il faut être en effet pratique avant tout et ce n'est pas pour apprendre à des malades à se servir d'objets spéciaux et à vivre d'une façon spéciale qu'on les traite, mais pour les mettre en état de mener de nouveau la vie ordinaire, dans leur milieu ordinaire, et de « vivre comme tout le monde. »

A. — Fonctions motrices. — Membres.

Monoplégie brachiale.

Fixer l'attention du sujet sur sa main, puis lui faire exécuter avec la main indemne quelques mouvements des doigts, qu'on insiste pour lui faire répéter de la main paralysée, et en lui demandant sans cesse ce qu'il sent dans la main. L'attention expectante est ainsi mise en éveil par la curiosité de savoir ce qui va se passer et utilisée par l'attention volontaire. Si rien ne se produit, si l'anesthésie est trop profonde, il faut recourir aux mouvements forcés et essayer de déterminer un peu de douleur articulaire, par torsion du poignet. Dès qu'on l'a obtenue, le sujet commence à sentir quelque chose de vague dans sa main ; les yeux fermés, il ne lui semble plus qu'elle n'existe pas, mais il la sent d'une façon vague, informe. On insiste alors de plus en plus jusqu'à ce que quelques mouvements se dessinent dans les doigts et la main. La première séance doit être courte, de dix à quinze minutes ; la seconde est un peu plus longue, et ainsi de suite, sans qu'il soit jamais nécessaire de dépasser une demi-heure.

Dès que la main est un peu plus libre, on passe au segment supérieur de l'avant-bras et on fait constater au malade sa force dynamométrique comparée avec le côté opposé. On l'intéresse ainsi à ses progrès, alors qu'il était auparavant indifférent à son état. On procède ainsi segment par segment de membre, en commençant à chaque séance par les mouvements de l'extrémité et en remontant. On fait alors exécuter des mouvements d'opposition en excitant toujours le malade à faire effort, à faire attention à ce qu'il ressent dans son bras. Les mouvements de torsion des articulations du segment considéré, et les tiraillements du membre tout entier, sont souvent nécessaires pour réveiller un certain sentiment kinesthétique, qui, une fois apparu, se développe assez facilement. On fait faire simultanément au sujet les mêmes mouvements des deux côtés, non plus des mouvements d'opposition, mais des mouvements d'amplitude de plus en plus grande. Il est souvent bon de le placer devant une glace, pour qu'il se rende compte de l'inégalité qui existe entre les deux côtés et fasse ainsi effort pour égaliser ses mouvements.

Quand ces exercices gradués restent sans effet, ce dont on s'aperçoit dès les premières séances, il vaut mieux y renoncer, et comme dans ces cas la monoplégie n'est qu'un accident épisodique au milieu d'autres manifestations plus ou moins nombreuses, il n'y a qu'à s'adresser au traitement d'ensemble. La modification des autres troubles entraîne forcément à un moment donné un changement dans le membre paralysé, changement qu'il faut mettre aussitôt à profit, en agissant comme ci-dessus.

Enfin, si cela même est encore insuffisant, et si l'état local et général menace de rester stationnaire, alors il faut recourir au réveil de la sensibilité du membre et au réveil cérébral.

C'est ce qui arrive ordinairement quand on a affaire à une paralysie flasque. Quand il y a au contraire de la contracture, on en arrive beaucoup plus facilement à bout par les procédés généraux que nous avons indiqués précédemment.

Paraplégie des membres inférieurs.

Les mêmes exercices d'attention, la même mécanothérapie, y sont applicables au début pour arriver à éveiller une sensation kinesthétique si faible qu'elle soit. Une fois que celle-ci est provoquée par des mouvements passifs, on fait accomplir au sujet quelques mouvements volontaires. On le met d'abord dans la position couchée et on lui fait remuer les orteils, la cheville, puis retirer et allonger la jambe, enfin la soulever un peu du plan du lit.

On essaie alors de le placer assis sur une chaise : on lui fait d'abord relever la pointe des pieds, puis soulever le pied, et la jambe par conséquent, en même temps ; il doit ensuite allonger la jambe et la maintenir au-dessus du sol. Les encouragements, les stimulations, ne doivent pas lui être épargnés pendant tout ce temps.

Quand ces résultats sont obtenus, même à un faible degré, on aide le sujet, en le tenant par les deux mains et en se plaçant en face de lui, à se relever de sa chaise et à se rasseoir sans se laisser retomber comme une masse. Ce n'est qu'après qu'on essaie de le mettre debout. Pour y arriver, on l'appuie contre un mur et on se place devant lui, en le soutenant sous les bras, en même temps qu'un aide appuie sur ses genoux, pour les empêcher de fléchir, pendant que soi-même on l'empêche de tomber de côté. Quand il est parvenu à se tenir tant bien que mal accoté contre le mur, on s'écarte alors un peu de lui en le soutenant toujours et on le détache du mur. Généralement il fléchit aussitôt sur les genoux. Il ne faut pas le laisser tomber, ce qui lui ôterait de la confiance ; on recommence plusieurs fois et enfin on se place en face de lui, en le soutenant toujours, d'abord sous les bras, puis sous les coudes, puis par les poignets, et on le fait avancer en marchant soi-même à reculons, et en corrigeant au fur et à mesure les mouvements défectueux qu'il fait.

Peu à peu on le soutient moins, on le tient simplement par les doigts, puis par une seule main, puis par un seul doigt, en marchant toujours devant lui. Ce n'est que plus tard qu'on lui laisse le champ libre et qu'on marche à ses côtés en appuyant une main, ou même un seul doigt sur le dos ou le bras, de façon à ce qu'il vous sente près de lui prêt à le soutenir en cas de besoin. Enfin on le lâche en lui disant de venir au devant de soi à une faible distance qu'on augmente peu à peu.

Il est bon de se placer dans un espace assez large quand on fait ces exercices, parce que le malade a toujours tendance à se rapprocher des objets et à s'y accrocher ; il est préférable également de ne les lui faire exécuter en présence d'autres personnes que lorsqu'il commence à y mettre de l'amour-propre, car alors la vue des autres lui sert de stimulant. Une fois que le malade sait marcher sur le plancher, il faut lui apprendre à marcher sur la terre, dont l'inégalité le gêne. Mais on y arrive assez vite.

Il faut aussi lui apprendre à monter les escaliers. C'est le même mouvement que la marche, à part l'effort plus grand des extenseurs de la cuisse. Quand il sait marcher, il sait monter. Mais il n'en est pas de même pour descendre : le vide l'effraie, et il se rejette instinctivement en arrière, fléchissant la jambe à étendre et étendant celle qu'il faut fléchir. Il faut se placer devant lui, pour le rassurer contre la chute en avant et lui faire décomposer le mouvement de chaque jambe. On arrive assez rapidement à le rééduquer sous ce rapport aussi.

A partir de ce moment il ne faut perdre aucune occasion de le forcer à s'exercer. Les derniers exercices les plus difficiles à lui faire exécuter sont de se lever et s'asseoir sans s'aider des bras et enfin à s'accroupir et se relever de même.

En outre de ces exercices fonctionnels on se trouvera bien de toutes les manœuvres mécanothérapiques qui ont pour but de réveiller la sensibilité et par conséquent la force musculaire aussi.

Quand la paraplégie est invétérée et développée secondairement au cours d'une grande hystérie, il est rare qu'on puisse arriver à ce résultat sans isolement et traitement général par restauration de la sensibilité.

La *paraplégie spasmodique* est beaucoup plus facile à

traiter, au point de vue de la durée surtout. Ce n'est plus tant la rééducation des mouvements qu'il s'agit de faire, que l'assouplissement de la contracture, ce qui rentre, comme pour le bras, dans le traitement général des contractures étudié précédemment.

Enfin j'ai suffisamment insisté sur la forme particulière de *paraplégie par douleur* soi-disant ovarienne ou utéro-ovarienne, et qui n'est due en réalité qu'à un état de légère contracture douloureuse d'un ou deux psoas iliaques et des adducteurs de la cuisse, pour que je n'y insiste pas ici, et me borne à rappeler que le procédé de choix est la mécanothérapie avec mouvements forcés au début.

Hémiplégie. — *Paraplégie des quatre membres.*

Ces deux cas, dont le second est rare d'ailleurs, ne sont que des combinaisons de la monoplégie brachiale avec la monoplégie crurale. Les procédés à employer sont donc les mêmes. Toutefois il semble que d'emblée, dans le second cas, on doive s'adresser au traitement général avec isolement, puis aux restaurations de la sensibilité et au réveil général, plutôt que de s'attarder à l'emploi des procédés précédents, qui exigent un degré d'attention que ne permet certainement pas l'état d'un cerveau dont les centres moteurs des membres des deux côtés sont complètement arrêtés et engourdis.

Astasie-abasie. — *Pseudo-tabes.*

J'examinerai ensemble le traitement de ces deux troubles, qui ne sont que des variantes l'un de l'autre, et dans lesquels on trouve avant tout de l'anesthésie articulaire, sans paralysie musculaire, sauf un certain degré d'amyosthénie, et abolition plus ou moins complète des réflexes rotuliens et plantaires. Ce sont des combinaisons diverses de ces éléments principaux qui donnent naissance soit à l'astasie-abasie, soit au pseudo-tabes.

Il y a donc lieu d'employer les mêmes procédés thérapeutiques, en se basant sur ces deux points, à savoir que les troubles de la sensibilité sont légers, et qu'ils affectent surtout ou exclusivement les articulations. C'est donc aux exercices mécanothérapiques et à la rééducation de la marche qu'il convient tout naturellement d'avoir recours.

Les mouvements passifs imprimés à l'articulation du genou et à la tibio-tarsienne, même étendus, n'étant pas perçus, c'est la torsion qu'il faut employer pour réveiller la sensibilité, qui se manifeste d'abord par la douleur. Celle-ci étant provoquée de la même façon dans les diverses articulations du membre inférieur, et au pied en particulier par l'extension forcée sur la jambe, on procède aux exercices de rééducation de la marche, en suivant le même ordre que pour la paraplégie. On doit surtout accorder de l'importance aux exercices de station debout, d'abord contre un mur en soutenant le malade. Une fois qu'on est arrivé à le faire tenir accoté sans fléchir les genoux, on lui fait lever un pied en fléchissant le genou, puis l'autre pied, puis on lui fait marquer le pas. Quand il y est arrivé, on peut le détacher du mur et le faire avancer en le soutenant comme dans la paraplégie. Les résultats sont beaucoup plus rapides d'ailleurs, et il n'est pas rare de voir guérir le malade en quelques séances relativement courtes. Toutefois, dans des cas très anciens, la rééducation demande un plus long temps et, par suite, une grande patience. Dans un cas par exemple, datant de vingt ans, et survenu à l'âge de douze ans, je n'ai obtenu la guérison complète — qui s'est maintenue depuis sept ans — qu'au bout de dix mois.

Pseudo-mal de Pott.

Quand la rachialgie est très intense et accompagne une paraplégie des membres inférieurs, on peut croire à un mal de Pott. Je n'ai pas à examiner ici les éléments du diagnostic différentiel. Un des caractères du pseudo-mal de Pott hystérique est l'intensité très grande de la douleur lombaire et sa localisation au niveau du renflement lombaire de la moelle, les points douloureux siégeant à la moelle comme au cerveau au niveau même des centres sensitivo-moteurs. Il suffit souvent d'appuyer sur ce point douloureux pour voir des secousses se produire dans les membres inférieurs, et quelquefois une attaque survenir si on persiste. Un bon moyen, lorsqu'il y a flexion des cuisses sur le bassin, est d'étendre le sujet sur le dos et de faire l'extension forcée manuelle des membres inférieurs, en même temps qu'un aide maintient les épaules du malade pour l'empêcher de se redresser, comme il le ferait pour éviter la douleur que cette extension provoque. Il n'est pas rare de voir dès la première séance le redressement du tronc sur les cuisses se produire, et la marche reparaître, non pas complètement, mais suffisamment pour que, dans quelques séances, on arrive à la rétablir.

On s'aidera aussi de tous les autres procédés que nous avons examinés tout à l'heure, et s'il existe un état d'hystérie généralisée, comme c'est le cas ordinaire, il faudra recourir à l'isolement comme première mesure.

Coxalgie.

Le diagnostic de la coxalgie hystérique est un des plus délicats à faire. Pour peu que le sujet soit un peu névropathe, ou, du fait de la douleur, présente quelques troubles nerveux, on prend souvent une coxalgie vraie pour une coxalgie hystérique. Ce qui rend surtout le diagnostic difficile, c'est que la coxalgie hystérique peut être primitive. Comme le traitement applicable à la coxalgie hystérique serait très préjudiciable à la coxalgie vraie, il faut, avant de l'instituer, s'assurer du diagnostic, et pour cela chloroformer le malade.

Si la contracture de la cuisse sur le bassin cède, c'est qu'il s'agit d'hystérie et on peut agir sans crainte. On doit prendre cette précaution dans tous les cas, et même lorsque le sujet a d'autres manifestations hystériques franches. J'ai eu plusieurs fois l'occasion de voir des contractures de la hanche prises pour des coxalgies hystériques, s'améliorant même dans une certaine mesure sous l'influence du traitement général de l'hystérie, et qui, quelque temps après, s'accompagnaient d'un abcès froid qui levait tous les doutes sur la nature de la coxalgie. Il s'agissait tout simplement de jeunes sujets névropathes, dont le nervosisme se développait sous l'influence de la douleur provoquée par les premières lésions articulaires ou périarticulaires, et imprimait un caractère d'intensité particulière à la contracture qui en résultait et à la douleur qui l'accompagnait. J'ai toujours remarqué que dans ces cas les troubles de la sensibilité étaient très légers et non en rapport avec l'intensité des manifestations fonctionnelles. Cet état de la sensibilité doit donc être soigneusement recherché, et la théorie physiologique de l'hystérie que nous avons donnée montre qu'il n'en saurait être autrement.

En présence d'une coxalgie hystérique, c'est la mécanothérapie qui doit tenir la première place et les manœuvres de réduction de la contracture sont analogues à celles que nous avons indiquées pour les contractures en général et pour le pseudo-mal de Pott.

C'est dans ces cas qu'il est particulièrement interdit d'appliquer des appareils d'immobilisation ou d'extension continue. Nous avons vu qu'à la suite d'immobilisation les contractures se reproduisent ou changent simplement d'attitude, la flexion devenant de l'extension et réciproquement. Mais l'extension continue elle-même ne se justifie pas, malgré son apparence plus logique. En effet, ce qu'il faut déterminer dans un cas de contracture, où tous les muscles sont anesthésiés et immobilisés par suite de cette anesthésie dans leur état de contraction, c'est une réaction vive, capable d'atteindre les centres corticaux eux-mêmes. Or, les manœuvres douces et continues sont incapables de provoquer l'ébranlement désiré. Ou la contracture résiste à cette action continue et se reproduit aussitôt qu'elle cesse, ou, plus souvent, comme dans le cas précédent, elle se transforme, et de contracture en flexion elle devient contracture en extension.

Les difficultés qu'on a à bien mobiliser l'articulation de la hanche, à mettre en jeu les muscles lombaires et pelviens, et à s'assurer qu'ils fonctionnent tout à fait normalement, rendent le traitement de la coxalgie hystérique assez difficile. Aussi, lorsqu'elle survient à titre secondaire, comme épisode d'une grande hystérie ancienne, profonde, est-il avantageux de pratiquer d'abord l'isolement, et une fois qu'on a obtenu un certain résultat, une amélioration grossière, de procéder par restauration de la sensibilité et réveil cérébral, s'il y a lieu.

Arthralgies.

Même traitement que pour les contractures douloureuses et les hyperesthésies.

Troubles moteurs de la face.

Paralysie faciale.

Longtemps considérée comme ne se rencontrant jamais dans l'hystérie, elle est admise aujourd'hui par tous les observateurs. Elle s'accompagne ordinairement d'un spasme glosso-labié du côté opposé, qui l'accentue encore. Comme tous les troubles hystériques, elle est due à des troubles de la sensibilité. C'est donc à eux qu'il faut s'attaquer. La superficialité des muscles, leur union assez intime avec la peau de la face, font qu'en agissant sur l'une on agit très facilement sur les autres. La faradisation au pinceau, les frictions, sont tout indiquées et suffisent souvent à la faire disparaître, si elle existe à l'état isolé. Il faut seulement se garder de faradiser les muscles atteints de spasme, car on ne ferait que l'augmenter.

Les exercices mimiques sont aussi d'un emploi très précieux, et il est bon de les faire exécuter au sujet devant une glace, surtout si c'est une femme.

Spasmes de la face.

C'est presque exclusivement à ces exercices mimiques bilatéraux, puis unilatéraux alternés, qu'on peut recourir, ainsi qu'au massage et aux mouvements maximum. C'est ainsi que pour la *contracture des masséters* il faut ouvrir la bouche du sujet aussi grande que possible, et la maintenir ainsi pendant quelque temps, jusqu'à ce que le spasme soit rompu. On fait ensuite exécuter des mouvements de mastication de haut en bas, et latéraux, d'abord très faibles, puis d'une amplitude de plus en plus grande.

Pour le *blépharospasme* on peut employer les mouvements de clignement forcé, et d'ouverture maxima des yeux, exécutés au commandement et de façon à rompre le rythme ordinaire de ces spasmes. Les froncements des sourcils et du front sont d'utiles adjuvants aussi.

Il est bon de faire remarquer que le traitement de ces petits accidents est souvent beaucoup plus difficile que celui des grands et que leur guérison est souvent moindre. C'est d'ailleurs une remarque générale que, plus l'hystérie est localisée, plus elle est difficile à traiter et par conséquent à guérir, à cause des moyens d'action très limités qu'on a pour atteindre le centre malade.

Névralgie faciale.

Si j'en parle ici, c'est qu'elle accompagne souvent les troubles précédents. D'ailleurs, isolée, il est bien exceptionnel qu'on puisse faire le diagnostic de sa nature, quand elle est hystérique. Combinée à d'autres manifestations, elle relève du traitement général. S'abstenir en tout cas de toute intervention chirurgicale.

Troubles moteurs du cou.

Torticolis.

Le traitement du torticolis hystérique — contracture du sterno-mastoïdien, ou pour mieux dire des muscles du cou d'une façon générale — n'est autre que celui des contractures en général. Mais il est bon de savoir que son application est plus difficile et ses résultats moins immédiats que pour les autres contractures, comme celles des membres. On a moins de prise dessus; dans les manœuvres qu'on exerce sur les muscles contracturés, les mouvements de défense, faisant fuir sous la main la région malade, sont moins aisés à combattre. Le malade manque lui-même de contrôle et de point d'appui pour lutter contre la tendance de la contracture à se reproduire. Dans les mouvements forcés qu'on fait exécuter au cou on a d'autre part à craindre de dépasser les limites phy-

siologiques, ce qui pourrait avoir les plus graves conséquences dans cette région cervicale. On ne doit donc s'y
risquer qu'avec prudence et lorsqu'on en a une assez
grande expérience. Aussi, lorsqu'il y a un état d'hystérie
généralisé, est-il préférable de recourir à la restauration
de la sensibilité dans l'hypnose, où c'est le malade lui-
même qui exécute les mouvements d'une façon toute
spontanée. Là encore nous devons nous élever énergiquement contre toute intervention chirurgicale, section ou
élongation du spinal, par exemple, qui a été employée
dans certains cas, application de carcans, etc.

Troubles moteurs du tronc.

Contracture et paralysie des muscles du tronc et de l'abdomen.

C'est un accident moins rare qu'on ne pense, mais qu'il
faut souvent rechercher. Il en résulte en effet certains
troubles de la marche et de la station debout, ainsi que
de la respiration. La démarche peut être raide, guindée;
il y a de la difficulté à fléchir le tronc, soit en avant, soit
en arrière, ou latéralement, dans la contracture ; la démarche est au contraire balancée, inégale, dans la paralysie ou mieux la parésie, qui est plus commune; les yeux fermés le sujet oscille et présente souvent le signe de Romberg;
il écarte instinctivement sa base de sustentation; couché
sur le dos ou à plat ventre, il est obligé de se mettre sur le
côté, de s'aider des mains pour se relever; il a souvent
l'attitude d'un pseudo-hypertrophique en se relevant. Dans
les deux cas la respiration abdominale est modifiée et c'est
le type costal supérieur qui remplace le type abdominal.

C'est la mécanothérapie, les exercices progressifs, tant
des mouvements du tronc sur le bassin que la gymnastique respiratoire, qui sont indiqués ici.

Sacrodynie.

C'est un trouble assez tenace quand il est léger. Quand
il est très développé, et que la station assise détermine

par exemple, comme j'en ai vu un cas chez un jeune garçon, des attaques de nerfs, on en vient au contraire plus facilement à bout. Chez ce petit malade, qui ne pouvait plus que rester debout ou couché sur le côté, et qui avait des crises dès qu'il s'asseyait, il suffit de le maintenir assis pendant que sa crise se déroulait pour que, à la suite, tout fût disparu. Chaque fois que la sacrodynie menaça de reparaître, je fis de même, et en quelques jours la guérison fut obtenue. Il faut agir de la même façon quand la sacrodynie est moins intense; il en résulte un certain état d'énervement, d'agacement, qui n'est qu'une attaque atténuée, et si l'on persiste à maintenir le malade, assis ou couché suivant le cas, jusqu'à ce que cet énervement soit passé, une sensation de brûlure superficielle ou de démangeaison y succède, et au bout de quelques séances on en vient à bout, mais le résultat est loin d'être constant.

Fonctions sensorielles.

Nous avons déjà vu à propos des excitations sensorielles, dans la seconde partie, les principaux moyens employés contre les troubles sensoriels. Nous n'y reviendrons donc que très rapidement.

D'une façon générale, avant d'instituer un traitement quelconque, il est indispensable de s'assurer d'une façon absolue qu'il s'agit bien d'un trouble purement nerveux et fonctionnel. L'existence de troubles de la sensibilité des régions avoisinantes de l'organe considéré sera déjà une présomption que confirmera l'examen de cet organe et de sa fonction par les procédés ordinaires. Lorsque les troubles sensoriels surviennent à titre secondaire au cours d'autres manifestations de grande hystérie, l'embarras n'est pas très grand en général. Il l'est, au contraire, beaucoup plus quand l'accident est primitif, et c'est précisément ce qui arrive souvent pour les troubles sensoriels.

Quand ils sont secondaires, il n'y a pas lieu de s'en préoccuper d'une façon spéciale dans la majorité des cas. Ils disparaissent avec le traitement général. Il n'en est pas de même quand ils sont primitifs, et il faut bien reconnaître qu'alors on n'a pas grande prise sur eux. Ils disparaissent d'ailleurs quelquefois aussi brusquement qu'ils sont apparus, et il ne faut pas trop en faire honneur au traitement, en voyant un effet là où il n'y a qu'une coïncidence. On en a malheureusement souvent la preuve, quand on veut appliquer à la récidive le même procédé que la première fois. Contre la plupart d'entre eux il n'y a donc aucun procédé spécial à indiquer.

Vision.

Nous avons vu plus haut les procédés à employer contre le *blépharospasme*. Les poussées congestives — *pseudo-conjonctivite* — allant quelquefois jusqu'à de petites hémorragies sous-conjonctivales, les *larmes de sang*, sont toujours accompagnées de troubles brusques de la sensibilité périphérique de l'œil. Je les ai vus souvent céder très rapidement à la restauration, dans l'hypnose, de cette sensibilité. Les *paralysies* et *contractures des muscles de l'œil*, entraînant le strabisme et la diplopie, sont justiciables de tous les exercices gradués des muscles de l'œil. Il est à remarquer, à cet égard, lorsque le trouble siège d'un seul côté, — comme c'est ordinairement le cas — que, tandis que les mouvements se font assez bien lorsqu'ils sont conjugués, ils ne sont plus possibles quand on les fait exécuter isolément. Il y a donc lieu de faire faire les exercices alternativement avec les deux yeux, puis avec l'œil malade.

Nous avons signalé déjà les petits procédés à employer dans l'*hémiopie*, la *polyopie*, l'*amaurose*, la *dyschromatopsie* et l'*achromatopsie*. Je n'y reviens pas.

Audition. — Gustation.

Les mêmes remarques s'appliquent aux troubles de l'audition : *surdité*, *hyperacousie*, *bourdonnements*, *otorrhagies*, et à ceux de la gustation : *agustie* et *perversions du goût*. Tous ces troubles ne sont guère que secondaires et ne méritent pas de traitement général.

Olfaction.

On peut en dire autant de certains troubles comme l'*anosmie*. Le traitement de l'*épistaxis* rentre dans celui des hémorragies hystériques en général.

Mais il est trois troubles de l'appareil olfactif qui revêtent un caractère assez particulier pour mériter une mention particulière ; ce sont les *éternuements*, les *reniflements* et la *rhinorrhée*, qui prennent souvent une forme paroxystique. Les deux premiers sont dus à une anesthésie incomplète de la muqueuse nasale, d'un degré analogue à celui qui, à la peau, provoque de la démangeaison (éternuement) ou la sensation d'épaississement (reniflement). Dans ce cas, c'est la gymnastique respiratoire, mouvements d'inspiration forcés, qui conviennent le mieux pour faire recouvrer la sensibilité nasale. La bouche du sujet doit être fermée, de façon à ce que l'air pénètre uniquement par les fosses nasales. Il est facile de constater qu'il provoque l'excitation de la muqueuse dans le premier cas, et qu'il n'est pas senti dans le second. On peut faire varier la température de l'air inspiré de manière à augmenter son action. Quand il y a équilibre presque complet entre la température des fosses nasales et l'air inspiré, celui-ci ne produit pour ainsi dire aucun effet sur les extrémités nerveuses, qui ont besoin d'une forte excitation pour la transmettre aux centres récepteurs. J'ai remarqué que, sous ce rapport, l'air froid était beaucoup mieux perçu que l'air chaud.

Quant à la rhinorrhée, elle s'accompagne souvent des deux précédents phénomènes, et paraît due à un trouble vaso-moteur analogue à celui qui cause les sueurs paroxystiques. Primitive, elle a longtemps été traitée par les médicaments ou chirurgicalement. Le Docteur Natier[1] a montré qu'elle était redevable au contraire d'un traitement général anti-nerveux, comme manifestation de la neurasthénie. Neurasthénique ou hystérique, la patho-

---

[1] Marcel Natier. *La rhinorrhée exclusivement symptomatique de neurasthénie. — Son traitement.* Paris, 1901.

génie est sans doute bien voisine et la nature purement nerveuse du trouble nous importe seule, en tout cas, au point de vue thérapeutique. Elle me paraît donc, dans l'hystérie, justiciable du traitement des accidents précédents, éternuements et reniflements.

Appareil phonateur et respiratoire.

Bégaiement.

Dans tous les cas de bégaiement hystérique que j'ai observés, j'ai toujours rencontré, soit des spasmes de la langue, soit de l'inégalité de sensibilité des deux moitiés de la langue. Dans ce dernier cas, la restauration de la sensibilité faisait disparaître aussitôt le bégaiement. On peut faire cette restauration, soit par réveil dans l'hypnose, soit par faradisation de la langue, soit par tiraillements de la langue et exercices gradués pour la mouvoir. Dans le premier cas les tractions sur la langue, rythmées ou non, peuvent suffire, et on les fait suivre des mêmes mouvements gradués avant d'exercer le sujet à la prononciation régulière.

Mutisme. — Aphasie. — Agraphie.

La faradisation du larynx est un excellent procédé contre le mutisme hystérique. L'action morale doit être mise également à profit pour obtenir d'abord un chuchotement, si faible qu'il soit. On procède alors à la rééducation de la parole articulée, en commençant par quelques syllabes simples, puis redoublées, puis combinées dans un ordre de plus en plus compliqué. Il y a presque toujours coexistence d'aphonie, et nous avons rapporté, le Docteur Ballet et moi[1], une observation de mutisme avec agraphie et paralysie faciale systématisée, où la guérison fut obtenue ainsi par des exercices gradués de la parole dans un temps relativement court.

Le point capital dans le traitement du mutisme hystérique

[1] *Revue de médecine,* 1893, p. 332.

est d'obtenir l'émission d'un son, si faible soit-il. Les injonctions énergiques, une émotion quelquefois, suffisent, et dès lors les progrès sont très rapides. Mais la récidive est très fréquente aussi, et la moindre émotion peut la provoquer.

Aphonie.

Le traitement de l'aphonie est presque le même que celui du mutisme. La faradisation du larynx rend souvent de grands services. Si elle ne suffit pas, il faut recourir aux procédés méthodiques de gymnastique respiratoire, car elle est due ordinairement à de la paralysie des cordes vocales anesthésiées.

Toux. — Aboiement.

La toux, et la forme particulière qu'elle revêt quelquefois, l'aboiement, est d'origine assez variable. Elle vient en effet, soit d'une pseudo-hyperesthésie du larynx, comme les éternuements, soit de spasmes de la glotte. Mais le trouble fondamental est toujours, comme partout, un trouble de la sensibilité. Comme dans le bégaiement, elle provient quelquefois aussi d'une différence dans la sensibilité et la contractilité, par conséquent, des cordes vocales, ainsi que j'ai pu l'observer dans un cas où la malade avait une petite secousse de toux continuelle se répétant jusqu'à 12 000 fois dans la journée, sans qu'elle parût d'ailleurs en être fatiguée. Elle guérit par la faradisation, avec interruptions assez lentes, du larynx.

Un petit procédé, qui réussit quelquefois assez bien, et qui convient aussi à l'aphonie, consiste à mettre le cou du sujet en extension forcée et à comprimer légèrement le larynx entre le pouce et l'index. Le malade, gêné pour respirer, fait de violents efforts pour vaincre l'obstacle à l'entrée de l'air, et se met d'abord à tousser d'une façon plus spasmodique, plus précipitée. Mais en maintenant le larynx dans la même position la toux diminue, la respiration devient sifflante et saccadée, puis plus silencieuse, et n'est plus entrecoupée que par des spasmes expiratoires. Le sujet, qui ne sentait pas l'air pénétrer dans sa gorge et dans sa poitrine, le sent maintenant, mais il lui semble que son larynx est un peu bouché, et il fait instinctivement des efforts de respiration qui rétablissent de plus en plus la sensibilité laryngée.

Dans d'autres cas, où la toux est un phénomène secondaire, c'est au traitement général, à la restauration, avec ou sans hypnose, de la sensibilité qu'on doit s'adresser. Dans tous les cas la gymnastique respiratoire est absolument indiquée, en la pratiquant comme nous allons le voir tout à l'heure.

Bâillement. — Asthme. — Dyspnée.

Ces trois troubles, qui se manifestent souvent sous une forme paroxystique, tiennent essentiellement à ce que les malades ne sentent plus l'air pénétrer dans leur poitrine. Tantôt il leur suffit d'un effort pour suppléer à ce manque apparent de respiration : c'est le bâillement qui se produit alors ; tantôt l'anesthésie des voies respiratoires devient plus intense d'une façon assez brusque, et alors c'est l'accès d'asthme ; tantôt enfin elle est permanente, et alors c'est la dyspnée. Mais si on examine les voies respiratoires des grandes hystériques, on s'aperçoit qu'il y a toujours une diminution de l'amplitude respiratoire. La courbe peut être presque rectiligne avec des ascensions très légères, ou bien le tracé montre une ligne saccadée, tant à l'inspiration qu'à l'expiration, ou encore il y a deux ascensions très faibles là où il ne devrait y en avoir qu'une forte qui ne se montre que de loin en loin. Bien souvent d'ailleurs, l'anesthésie des voies respiratoires n'étant pas plus marquée que celle de tout le reste de l'organisme, le sujet n'en éprouve aucun malaise, et il faut la rechercher pour la mettre en évidence.

C'est là une remarque générale, et qui a son importance au point de vue de la recherche de tous les troubles latents de l'hystérie, et par conséquent aussi de la certitude qu'on a qu'ils sont bien guéris, à savoir que ce sont les variations dans l'anesthésie des divers organes qui font apparaître les accidents. Lorsque l'anesthésie envahit tout l'organisme d'une manière égale, le sujet s'engourdit peu à peu, toutes les fonctions se ralentissent à l'unisson, mais il n'y a pas de grosses manifestations extérieures. Pour être moins tapageurs, pour attirer moins l'attention, ces cas n'en sont pas moins sérieux, et le sont même souvent davantage que ceux ou il y a des paralysies, des contractures des membres, ou des crises quelconques.

Contre ces troubles respiratoires, c'est à la gymnastique respiratoire qu'il faut avoir recours comme pour la toux. Pour forcer le malade à faire des inspirations profondes il est bon de lui opposer une certaine résistance : en lui comprimant la partie de la poitrine qui fonctionne encore assez bien, il fait instinctivement des efforts pour se débarrasser de cette étreinte, et, grâce à cela, met en jeu les parois thoraciques inférieures qui étaient inertes, ou active la respiration abdominale qui était plus ou moins affaiblie. Dans d'autres cas, où c'est cette dernière qui est la mieux conservée, on l'empêche de se produire par compression abdominale de façon à ce que ce soit le thorax qui exécute les mouvements respiratoires. Les exercices de respiration artificielle aident également beaucoup au retour de la sensibilité de l'appareil respiratoire, et par conséquent à la disparition de tous les accidents qu'elle entraîne.

Spasmes du larynx. — Hoquet.
Rire. — Aérophagie.

Il est assez difficile de préciser exactement, au point de vue du traitement, les nuances qui amènent ces divers troubles, qui se montrent le plus souvent sous la forme paroxystique. Les procédés à employer pour arrêter l'accès paroxystique, quelle qu'en soit la nature, sont d'ailleurs sensiblement les mêmes : c'est l'application du même principe que dans tous les spasmes, à savoir qu'il faut les contrarier et les forcer. Dans ces spasmes respiratoires, qu'ils viennent d'un point ou de l'autre de l'appareil respiratoire, de la glotte ou du diaphragme, il faut donc s'opposer mécaniquement à leur production : la compression latérale du larynx, l'immobilisation, pendant un temps suffisant, des fausses côtes et du diaphragme, les tractions de la langue, continues et non rythmées, l'occlusion momentanée des voies respiratoires supérieures, de façon à provoquer, quand on les ouvre, une inspiration extrêmement profonde et qui rompt le spasme, tels sont les petits procédés qu'on peut mettre en œuvre. La faradisation du larynx ou du diaphragme peut rendre aussi quelques services dans les cas où le spasme se produit, comme cela arrive souvent, d'une façon périodique et rythmique.

Bien entendu, lorsque ces troubles sont associés à d'autres manifestations plus ou moins nombreuses de l'hystérie, ces procédés n'ont qu'une utilité très secondaire ; ce sont des adjuvants, mais il ne faudrait pas compter dessus pour obtenir la guérison. Le traitement d'ensemble s'impose alors, comme dans tous les cas où il existe des manifestations multiples et surtout viscérales.

Hémoptysie. — Fausse phtisie.

Il n'est pas rare de voir suspecter les hystériques de tuberculose pulmonaire. Quoique leur toux soit bien caractéristique pour ceux qui y sont habitués, les troubles de nutrition, l'anorexie, qui accompagnent ordinairement les manifestations viscérales du côté de l'appareil respiratoire, forment un tableau qui peut simuler en effet celui de la phtisie. Deux phénomènes viennent ajouter une grande vraisemblance à cette présomption : ce sont les hémoptysies, et les altérations de la respiration pulmonaire.

En ce qui concerne l'hémoptysie, qui effraie beaucoup la malade et l'entourage, nous en avons déjà parlé et il n'y a pas lieu d'y revenir.

Mais je crois utile d'attirer l'attention sur les signes d'auscultation, qui peuvent induire en erreur, et qu'il importe de connaître. Chez le plus grand nombre des anorexiques hystériques, présentant ou non de la toux, mais ayant toutes de la diminution de la respiration, au prorata de leur anesthésie plus ou moins généralisée, on signale de l'affaiblissement du murmure respiratoire aux sommets, et particulièrement à gauche. On constate en outre fréquemment des bruits de frottement pleural, et de la res-

piration saccadée. Enfin dans un cas de grande hystérie avec troubles multiples, aujourd'hui guéri d'ailleurs,
que nous avons observé, le Dr Rénon et moi, il y avait
eu un examen radiographique. Celui-ci avait montré de
l'opacité du côté gauche au sommet, en même temps qu'on
entendait du frottement et une diminution notable de la
respiration, et qu'il y avait des poussées de fièvre et une
toux spasmodique incessante.

Tous ces phénomènes s'expliquent très facilement, quand
on les compare à ce qui se passe chez d'autres hystériques
dont l'appareil respiratoire est moins anesthésié, et où on
rencontre cependant une diminution plus ou moins marquée de l'amplitude respiratoire, de la respiration saccadée
à l'expiration, et à l'inspiration aussi du reste. Il n'est en
aucune façon surprenant qu'un poumon qui fonctionne
ainsi au minimum, où le malade ne sent pas l'air pénétrer,
présente de l'atélectasie au sommet. Le bruit de frottement qu'on perçoit est dû au déplissement insuffisant
des vésicules pulmonaires, et cette atélectasie peut donner à l'examen radiographique une légère opacité.

Tant qu'on n'a pas de crachats renfermant des bacilles
de Koch, on n'a donc pas le droit, malgré tous les signes
apparents de tuberculose, même après l'examen radiographique, d'y conclure, quand il s'agit d'une grande
hystérique, *anorexique*, — car c'est toujours chez celles-
là que l'erreur de diagnostic est commise — à manifestations multiples et surtout viscérales. Du reste l'anesthésie
ou l'hyperesthésie de la poitrine, et, dans les cas les
plus accentués, comme celui dont je viens de parler, l'existence d'un point douloureux à la tempe, du même côté que
les troubles respiratoires, jettent un jour tout particulier
sur leur nature réelle.

Ce n'est pas tant alors aux troubles de la respiration
qu'il faut s'adresser, c'est avant tout à l'état général, à
l'anorexie concomitante, à la nutrition générale qui est
ralentie. C'est en un mot l'isolement et tous les procédés du traitement d'ensemble qu'il faut employer.

Il est bon de savoir d'ailleurs que, lorsque la dénutrition
est arrivée à un degré trop grand, et surtout lorsqu'elle

s'est trop prolongée, la tuberculose peut survenir réellement, comme sur tous les organismes épuisés. Elle y revêt même quelquefois une allure aiguë. D'où la nécessité de traiter énergiquement les grandes hystériques dès qu'elles présentent des troubles de la nutrition générale, contre lesquels on ne peut plus lutter par les moyens ordinaires.

Appareil digestif.

Les troubles de la nutrition générale sont pour ainsi dire constants dans l'hystérie. On doit donc toujours attacher la plus grande importance à l'alimentation, et *toute hystérique traitée qui ne reprend pas de poids ne guérit pas.* Ce principe, qui est à mon avis capital chez toutes les hystériques, quelles que soient les manifestations qui prédominent, devient absolu chez celles qui sont atteintes de troubles des fonctions digestives. On doit donc peser régulièrement les malades, en prenant les précautions nécessaires pour éviter de leur part toute supercherie. Le poids est un critérium brutal contre lequel elles ne peuvent s'insurger, et contre lequel tous les raisonnements qu'elles peuvent faire, pour démontrer que leur alimentation est suffisante, échouent. C'est donc, pour le médecin traitant, un précieux argument qu'il ne doit pas négliger, et sur lequel il doit s'appuyer le plus possible pour exiger ce qui doit être fait par la malade.

Spasmes du pharynx et de l'œsophage.

Ils sont toujours accessoires. Le meilleur moyen de les combattre est de faire l'extension forcée de la manière suivante : la tête du sujet étant rejetée en arrière, on glisse les doigts de chaque côté du cou, sous le maxillaire inférieur, en le soulevant. En même temps on fait avaler un bol alimentaire au sujet. Au bout de très peu d'exercice, la déglutition se fait seule. Dans le cas de spasme de l'œsophage, l'extension du cou suffit généralement.

Anorexie.

Sous ce titre on peut comprendre tous les troubles des fonctions stomacales des hystériques. L'anorexie, c'est-à-dire le défaut d'appétit, est en effet à la base de toutes les manifestations gastriques de l'hystérie, et cette anorexie elle-même est uniquement due, ainsi que que je l'ai démontré, à des troubles de la sensibilité stomacale. Suivant le degré de l'anesthésie, l'anorexie, qui entraîne le dégoût des aliments et la diminution progressive de l'alimentation, peut s'accompagner de *gastralgie*, de *spasmes de l'estomac*, de *régurgitation* et de *mérycisme*, enfin de *vomissements*. Depuis la tendance, qui se manifeste dès le début de l'anorexie, à réduire le régime alimentaire, jusqu'au refus complet d'aliments, tous les degrés s'observent.

La gastralgie n'est due, comme toutes les hyperesthésies, qu'à une diminution légère de la sensibilité, — anesthésie douloureuse. Le moindre contact des aliments produit alors des spasmes de l'estomac et des régurgitations. Quand l'anesthésie est très profonde, il y a anorexie absolue et refus complet des aliments ; l'amaigrissement peut devenir extrême. Comme toutes les anesthésies profondes, elle s'accompagne généralement d'un point douloureux situé sur l'organe lui-même. Si ce point douloureux siège au creux épigastrique, le vomissement se produit au moment où les aliments arrivent à son contact, au fur et à mesure par conséquent de l'ingestion des aliments ; s'il siège, comme cela arrive fréquemment au niveau du pylore, ce n'est qu'au moment du passage des aliments dans l'intestin qu'il se produit : ceux-ci trouvant l'issue fermée par le spasme du pylore, et n'étant plus dans un état où ils soient tolérés par l'estomac, prennent, sous l'influence des contractions de celui-ci, le seul chemin qui leur reste libre, l'œsophage.

En présence d'un cas d'anorexie hystérique que faire ? La première précaution à recommander est de ne prescrire aucun régime spécial, aucun médicament. Tout

régime réduit, comme volume et comme qualité nutritive,
développe l'anorexie par défaut de fonctionnement de l'estomac. Mais la gastralgie, les crampes, les brûlures d'estomac sont là, qui invitent à donner des calmants, des potions cocaïnées, morphinées, des alcalins, etc., etc., à la demande pressante de la malade, qui veut à tout prix qu'on lui enlève ses douleurs, et qui constate en même temps qu'elles se produisent dès qu'elle mange. Si on réduit le régime, si on le leur laisse réduire, si on ajoute des drogues anesthésiantes, le résultat est fatal : l'anesthésie de l'estomac augmente; l'estomac n'étant plus soumis qu'à un travail minimum perd de plus en plus son pouvoir contractile: l'appétit diminue, la difficulté de manger augmente, en même temps que l'anesthésie se développe. C'est ce qui arrive avec le régime lacté, que certains auteurs appliquent systématiquement à hautes doses. Les malades engraissent quelquefois, c'est vrai, mais ils ne recouvrent pas l'appétit, et s'ils acceptent de boire ils ne veulent pas manger. Or, tant qu'une anorexique ne veut pas manger elle n'est pas guérie. D'autre part, l'ingestion des aliments, qui réveille la sensibilité de l'estomac, amène fatalement des douleurs, et on est alors enfermé dans ce cercle vicieux : ou manger et avoir des douleurs; ou ne pas manger pour ne pas souffrir et laisser le mal s'aggraver.

Le trouble fondamental étant l'anesthésie stomacale, c'est donc elle qu'il faut faire disparaître. Or, cette disparition ne peut pas se faire sans douleur, comme pour toute autre anesthésie : c'est donc un contre-sens que de vouloir en même temps supprimer l'anorexie due à l'anesthésie, et la douleur due à la disparition de cette anesthésie. Il est par conséquent de la plus haute importance de savoir que l'ingestion des aliments va déterminer des crampes, des brûlures, une sensation de pesanteur chez l'anorexique, quand on va forcer son alimentation; il faut le savoir pour l'en prévenir, de façon à ce qu'elle ne se figure pas qu'elle va plus mal; il faut le savoir, comme médecin, pour n'être pas arrêté par cette considération, et, au lieu de suspendre, de réduire l'alimentation, pour persister au contraire et l'augmenter au besoin. Au bout de quelques jours les douleurs ont presque disparu, il reste de l'inappétence facilement vaincue, et, peu à peu, l'état de la nutrition générale se relevant, l'appétit revient. On peut suivre les progrès de la resensibilisation de l'estomac par les modifications de l'anesthésie cutanée de la région épigastrique. Celle-ci est en effet toujours, par suite de la loi de superposition des troubles de sensibilité cutanée aux troubles fonctionnels dans l'hystérie, le siège d'une anesthésie plus ou moins étendue, avec ou sans point douloureux.

Mais s'il est facile d'énoncer le traitement de l'anorexie hystérique sous cette forme simple : *rétablir les fonctions normales de l'estomac en réveillant sa sensibilité par leur excitant normal, à savoir une alimentation complète, mixte et suffisante*, il s'en faut que ce soit toujours chose facile et, lorsque l'anorexie est ancienne, dure depuis plusieurs mois et quelquefois même plusieurs années, qu'il y a un grand amaigrissement, que la malade a réduit de plus en plus son régime alimentaire malgré toutes les prescriptions, qu'elle ne dort que peu ou pas, et présente, comme c'est souvent le cas, un grand besoin de locomotion, qui lui sert à démontrer qu'elle est très forte et n'a pas besoin de manger pour vivre, alors il faut recourir à l'isolement. C'est, dans le cas particulier de l'anorexie, le traitement de choix, parce qu'il est avant tout le seul qui permette de faire exécuter à la malade les prescriptions du médecin, comme l'a montré, un des premiers, Charcot.

Car, comme toujours dans le traitement de l'hystérie, ce n'est pas l'isolement qui agit seul par lui-même. Il faut que le médecin soit là pour en tirer parti. J'ai eu à traiter des cas soumis à l'isolement dans des maisons de santé sans médecin traitant à demeure, et où les malades sont confiées seulement à des sœurs garde-malades. Aucun résultat n'avait été obtenu, alors que, traitée rationnellement, et sous l'autorité directe du médecin, toute anorexie hystérique guérit. Sur près de 120 cas que j'ai eus entre les mains, il n'en est pas un où, dès le premier jour, les sujets n'aient été soumis à l'alimentation complète nécessaire, et n'aient plus ou moins rapidement repris un poids normal.

Mais pour arriver à ce résultat, *il faut que le médecin agisse par lui-même* et ne confie à personne le soin de faire manger l'anorexique, tant qu'elle ne le fait pas sans difficultés.

Pour décrire le traitement de l'anorexie je prendrai un cas grave quelconque, avec refus complet d'alimentation, émaciation considérable, spasmes de la déglutition, vomissements, ou régurgitations par spasmes de l'estomac ou de l'œsophage.

L'isolement ayant été décidé, la malade est immédiatement placée au lit dès son arrivée à l'établissement. Après examen de son état, au cours duquel on peut la prévenir qu'elle devra manger tout ce qu'on lui prescrira, et que c'est le médecin lui-même qui le lui administrera, on la laisse seule avec une garde-malade expérimentée et habituée à ce genre de malades. Elle ne manque pas de lui adresser des questions sur ce qu'on va lui faire. Le mieux est de la laisser dans le doute, tout en lui faisant entendre qu'elle devra se soumettre de bon gré, et ne pas forcer le médecin à user de procédés de rigueur pour l'alimenter.

A l'heure du repas le médecin vient *lui-même faire manger* sa malade. J'insiste sur ce point qu'il doit la faire manger lui-même. Lui seul, en effet, a l'autorité nécessaire pour passer outre à ses récriminations et réfuter toutes les objections qu'elle soulève pour refuser tel ou tel aliment, invoquant les ordonnances des autres médecins qui l'ont traitée pour une maladie de l'estomac, annonçant des accidents graves si elle mange trop ou de tel ou tel aliment, cherchant par tous les moyens possibles, en un mot, à ébranler la décision du médecin de lui faire prendre tout ce qu'il lui ordonne.

Il faut que, *dès le premier repas*, la malade obéisse et mange tout ce qu'on lui a prescrit. On parle quelquefois de l'emploi de la sonde œsophagienne. Avec de l'autorité, et en faisant soi-même manger la malade, la sonde n'a jamais besoin d'être employée. On peut en menacer la malade, mais il faut se garder de s'en servir. La raison en est simple : d'une part, l'anesthésie pharyngée et œsophagienne en supprime tout le désagrément, et les malades, l'avalant sans difficulté, s'y habituent facilement ; d'autre part, le fait d'y recourir montre à la malade que son obstination est plus forte que la volonté et l'autorité du médecin.

Il n'y a plus dès lors de raison qu'elle cède à l'avenir. Il ne faut pas confondre ces deux choses : *alimenter* et *faire manger*. On alimente avec la sonde, mais on ne fait pas manger, et l'anorexique ne peut guérir que lorsqu'elle mange. Le même raisonnement s'applique à l'emploi du régime lacté.

Si on devait recourir à l'emploi d'une sonde, ce ne serait en tout cas pas à celui de la sonde œsophagienne simple mais de la sonde naso-œsophagienne. Mais, je le répète, sur près de 120 cas d'anorexie, dont la plupart graves et tenaces, je n'ai jamais eu besoin d'y recourir.

Quels aliments donner à ce premier repas ? J'ai déjà dit que le régime lacté devait être rejeté. Non seulement il ne réveille pas l'appétit des malades, mais je l'ai vu souvent, dans des cas où il y avait encore de l'appétit d'une façon intermittente, le faire disparaître. Or, tout dépend précisément de l'absence d'appétit, et celle-ci de l'anesthésie stomacale. Dès que cette dernière est rétablie l'appétit revient, et, d'elle-même, la malade mange.

Ceci établi, comment procéder ? Pour bien marquer aux yeux de la malade que son estomac n'est pas en cause, le médecin prescrit devant elle d'apporter le menu du jour des autres malades, après avoir donné, bien entendu, ses ordres auparavant : un potage, une tranche de viande saignante, des légumes en purée, un fruit ou une crème, avec 200 grammes de pain au moins sont apportés ; comme boisson, lait ou bière. La malade jette les hauts cris ; « elle aime mieux mourir que de manger tout cela ; elle va étouffer ; on va la tuer ; elle ne mangera pas ;

tout ce qu'on lui apporte lui est justement interdit, ou lui fait mal, ou elle n'en a jamais mangé. »

Le médecin oppose un calme absolu à ces récriminations, et, placé d'un côté du lit avec l'infirmière de l'autre, il s'apprête à administrer lui-même le repas.

Quand elle voit que ses protestations n'émeuvent ni le médecin, ni l'infirmière, qui paraissent fort habitués à ces attitudes et montrent qu'ils sont décidés à passer outre, elle consent à prendre quelques cuillerées de potage. Il faut les administrer soi-même, comme d'ailleurs tout le repas, et tant que la malade ne mange pas de bonne volonté il faut lui donner soi-même « la becquée ». Autrement elle met un temps considérable entre chaque bouchée, coupe et recoupe en petits morceaux ses aliments et cherche par tous les moyens possibles à les réduire, et aussi à lasser la patience du médecin, à lui faire abandonner la partie, et la laisser livrée à elle-même sur la foi de ses promesses.

Il n'est pas de supercheries, d'arguments, qu'elle n'essaie pour arriver à ses fins, usant tantôt des pleurs, tantôt des menaces, ou affectant des douleurs intolérables, ou opposant une obstination plus vive en serrant les mâchoires, en déclarant qu'elle n'en peut plus, qu'elle ne veut pas aller plus loin, qu'on la martyrise, etc., etc., en promettant de manger tout au repas suivant, si on lui fait grâce de ceci ou de cela maintenant.

Il faut passer outre et ne faire aucune concession, sous quelque prétexte que ce soit, et moins aux premiers repas que plus tard, si jamais on avait à en faire.

On donne donc soi-même les bouchées à la malade. Là les premières difficultés commencent : elle ne sait plus mâcher, et surtout déglutir. Le bol alimentaire revient sans cesse sur le devant ou sur les côtés de la bouche, et la langue, au lieu de le chasser vers le pharynx, se contracte à la base et l'empêche de passer. Au bout de quelque temps la malade veut rejeter ce bol alimentaire. Il faut, par occlusion de la bouche, injonction énergique, ou abaissement de la base de la langue, provoquer le mouvement de déglutition. Une fois qu'un bol a passé, la déglu-

tition des autres devient de plus en plus facile. S'il y a
du spasme de l'œsophage ou du pharynx, on emploie les
procédés indiqués plus haut, l'extension forcée du cou.
Mais c'est rare.

On doit ainsi administrer tout le repas dès le premier
jour, et continuer à l'administrer soi-même les jours suivants, *jusqu'à ce que la malade mange de bonne volonté
et dans un temps raisonnable.*

*Il faut se garder de donner aucun régime alimentaire
spécial :* l'estomac étant indemne, plus l'alimentation est
substantielle, plus elle est capable d'exciter la fonction endormie de l'estomac. On a vu plus haut l'influence de la
sensibilité de l'estomac sur le chimisme gastrique. Ce
chimisme variant ainsi, c'est un leurre que de s'en rapporter à lui pour instituer un régime. J'ai toujours vu
les anorexiques traitées comme des hypo ou des hyper-
chlorhydriques s'en trouver aggravées.

Parmi les aliments, il en est un auquel j'attache une
grande importance, c'est le pain. Il est de mode aujour-
d'hui, dans une certaine école, de le supprimer de l'alimentation. On a découvert qu'il était indigeste à moins
de le manger grillé. J'ai essayé comparativement les deux
systèmes chez les anorexiques : pain ordinaire ou pain
grillé. J'ai toujours vu les anorexiques soumises au premier régime engraisser beaucoup plus que les autres.

Quand on réfléchit qu'on peut vivre avec du pain et de
l'eau, ce résultat n'était pas difficile à prévoir ni que le
pain avait une valeur nutritive non négligeable.

J'insiste d'autant plus sur le pain que les malades cherchent davantage à le supprimer de leur alimentation, où
d'instinct elles suppriment toujours tout ce qui peut leur
être le plus utile, alors qu'on les voit accepter des aliments qu'elles savent peu nutritifs ou croient tels.

Pour résister à l'alimentation qu'on lui impose ainsi,
la malade cherche souvent à régurgiter et à vomir.

Tantôt le *vomissement* tend à se produire au cours du
repas, tantôt peu après, dès que la malade croit que le
médecin n'est plus là pour intervenir. Au cours du repas,

l'occlusion du nez et de la bouche et l'extension du cou, suffisent pour enrayer les régurgitations, volontaires et provoquées, ou non. Si, profitant d'un moment d'inattention, elle rejette une partie de son repas, il n'y a pas à hésiter, il faut renvoyer chercher immédiatement un autre repas et l'administrer en la prévenant qu'autant de fois elle rejettera, si peu que ce soit, autant de fois on lui redonnera à manger.

Il ne faut naturellement pas manquer d'agir ainsi, au cas où le vomissement se produit peu de temps après le repas. Quand on a affaire à une vomisseuse, il ne faut pas la laisser seule une minute, et il est nécessaire que la personne qui la garde soit très expérimentée et sache comment faire pour empêcher mécaniquement les vomissements de se produire. Mais ce qui est surtout efficace, c'est de savoir que le médecin est tout près de là et, au premier signal, viendra administrer un nouveau repas complet, si le premier est vomi. J'ai vu ainsi des vomissements datant de dix ans céder dès les premiers repas, après isolement.

Au bout de quelques jours la malade commence à manger *elle-même* sous la surveillance du médecin, puis de sa garde, le médecin ne faisant plus que passer à l'improviste voir comment cela marche. Dans les premiers temps, il faut la prévenir qu'elle aura des pesanteurs à l'estomac, ou des crampes, des brûlures, et que bien loin d'être un signe mauvais, c'est au contraire un indice de la reprise de l'activité stomacale, que bien loin d'être un empêchement à l'alimentation, c'est au contraire une indication pour l'activer encore.

Le repos au lit ne doit être suspendu que lorsque le sujet a repris un poids assez raisonnable, et surtout que le sommeil revient, que l'automatisme, le besoin de locomotion qu'il avait, a cessé. Il survient souvent alors un grand besoin de repos, et, après avoir protesté contre le séjour au lit, les malades sont les premières à s'y plaire.

Que l'anorexie, avec ou sans complications de spasmes et de vomissements, soit primitive ou secondaire, la façon de procéder est la même. Quand elle existe d'une façon prédominante, c'est le premier des accidents dont il faille s'inquiéter. Car c'est le seul qui soit de nature à causer la mort dans l'hystérie. Sans aller jusque-là elle entraîne des troubles trophiques plus ou moins sérieux et en particulier, chez les vomisseuses, on voit survenir une altération particulière des dents qui perdent leur émail, se désagrègent et sont réduites à l'état de chicots qu'il faut enlever, tant à cause de la douleur qu'ils provoquent que de la difficulté nouvelle que cela crée pour l'alimentation. Sa disparition, quand elle est secondaire, et le relèvement général de la nutrition qui en résulte, suffisent quelquefois à faire disparaître les autres phénomènes qui l'accompagnaient. Il y a donc toutes les raisons pour la traiter énergiquement avant tout autre trouble.

J'ai à peine besoin de rappeler que la restauration de la sensibilité de l'estomac dans l'hypnose fait disparaître l'anorexie avec une grande facilité. Mais c'est là un moyen qu'il vaut mieux réserver pour les cas combinés.

Quand l'anorexie est primitive, il n'est pas besoin d'y recourir, et c'est certainement l'alimentation forcée, avec isolement préalable, qui est la méthode de choix.

Au point de vue de la gravité, et de la difficulté du traitement par conséquent, ce sont les formes d'anorexie avec vomissements, et plus encore celles avec mérycisme, qui sont les plus tenaces et les plus rebelles.

Le *mérycisme*, qui succède quelquefois aux vomissements est en effet très difficile à attaquer et à empêcher, à cause de sa brusquerie et de sa répétition.

Aussi l'isolement doit-il être maintenu très rigoureusement dans les cas d'anorexie, plus que dans toute autre forme peut-être. J'ai vu maintes fois des anorexiques, qui reprenaient régulièrement un à deux kilogs par semaine pendant l'isolement, cesser brusquement d'augmenter, ou même diminuer légèrement, dès que l'on rétablissait la correspondance ou qu'elles avaient la perspective d'une visite de leur famille. La suppression de ces faveurs déterminait d'ailleurs en général la reprise immédiate de la progression.

De toutes les hystériques, ce sont les anorexiques dont il faut le plus se défier sous tous rapports : fraudes, ostentation de guérison, promesses fallacieuses, dissimulation de leurs sensations véritables. En règle générale, quand elles affectent d'avoir très faim; quand elles harcèlent le médecin pour savoir combien de temps durera leur traitement, quand elles ne cessent de se dire guéries puisqu'elles mangent bien, et que c'est ce qu'on leur demandait, on peut être certain qu'elles sont toutes prêtes à retomber dès qu'elles seront livrées à elles-mêmes. Il y a, dans l'appréciation de leur guérison réelle, une question de nuances que l'habitude de ces malades peut seule donner au médecin. Mais on peut se baser sur deux critériums objectifs que j'ai déjà signalés, et qui sont d'une importance extrême : le *retour du sommeil* d'abord, et ensuite *le poids* qui doit être celui que le sujet devrait avoir, étant donnés sa taille et son âge.

Les règles du traitement des anorexiques peuvent donc se résumer ainsi : les faire manger et non pas seulement les alimenter; le médecin doit lui-même les faire manger tant qu'elles ne le font pas de bonne volonté; aucun régime alimentaire spécial ne doit être institué, sauf lésion organique certaine; on ne doit faire aucune concession sur la quantité des aliments et sur la manière de les prendre; tout aliment vomi doit être immédiatement remplacé dans le repas; l'isolement et la surveillance étroite doivent être plus rigoureux et plus prolongés que dans toute autre manifestation hystérique; l'autorité du médecin doit s'imposer dès le début.

Hématémèse. — Ulcère de l'estomac.

Des hémorragies spontanées peuvent se produire à la muqueuse stomacale de même que sur la peau ou d'autres muqueuses. D'après Gilles de la Tourette, un très grand nombre d'ulcères de l'estomac seraient d'origine hystérique. Je crois que c'est là une observation exacte et qui a une grande importance au point de vue thérapeutique. Tout en prenant les précautions alimentaires que commande l'ulcère, il est donc indispensable de traiter l'état hystérique grâce auquel il a pu se développer. Mais il ne faut pas se dissimuler que l'existence d'un ulcère de l'estomac, c'est-à-dire d'une lésion organique, et non plus seulement fonctionnelle, aggrave singulièrement le pronostic et oblige à de sérieuses réserves sur les résultats du traitement général. Mais l'éventualité même de tels accidents montre la nécessité de ne pas laisser traîner, sans les soigner énergiquement les anorexiques, les seules hystériques pouvant mourir de leur hystérie en dehors de celles qu'on opère d'une façon injustifiée et injustifiable.

Troubles hépatiques.

Les spasmes des canaux biliaires peuvent donner lieu à de l'ictère et à des douleurs comparables à des douleurs hépatiques. Ces phénomènes sont très rares, et surviennent à titre accessoire. On ne peut guère que les traiter comme des coliques hépatiques ou un ictère ordinaire.

Troubles intestinaux.

L'intestin frappé d'anesthésie présente, comme tout organe musculaire, une atonie plus ou moins marquée. Cette atonie provoque le *météorisme* de l'abdomen, la *tympanite* ou des *borborygmes* dûs aux gaz chassés par les ondulations spasmodiques de l'intestin. Ces divers troubles sont d'ordre très secondaires et ne méritent guère de traitement spécial.

Il n'en est pas de même de la *constipation*, résultat, elle aussi, de l'atonie intestinale, et du défaut de sensibilité qui amène la perte du sentiment de plénitude de l'intestin et du besoin de la défécation. Il faut y veiller, et la combattre soigneusement par les moyens ordinaires. Du reste, quand elle accompagne l'anorexie, comme c'est la règle, il suffit généralement que les malades soient soumis au régime alimentaire normal pour que les fonctions intestinales reparaissent spontanément.

La constipation peut entraîner chez les hystériques, comme chez d'autres, des accidents tels que l'*iléus*. Mais c'est très rare, et il peut être provoqué aussi par une véritable *contracture de l'intestin*. Les lavements électriques trouvent ici leur indication.

Ce qui est beaucoup plus important que ces phénomènes exceptionnels, c'est l'*entéro-colite muco-membraneuse*. Dans l'immense majorité des cas, elle est de nature hystérique, et due à un trouble trophique de la muqueuse intestinale. Elle s'accompagne alors de douleurs entéralgiques, qui surviennent par crises et simulent parfois l'appendicite au point qu'on intervient chirurgicalement. Un signe peut cependant mettre en garde contre cette erreur, c'est l'existence de troubles de la sensibilité au niveau de la région douloureuse de l'intestin.

Quand l'entéro-colite s'accompagne d'anorexie et de troubles plus ou moins profonds de la nutrition, il faut s'occuper avant tout de l'anorexie et ne faire aucun régime pour l'entéro-colite. On facilitera seulement l'évacuation des glaires et des fausses membranes par l'administration quotidienne de l'huile de ricin à la dose de une ou deux cuillerées à café seulement. Les grands lavages intestinaux, les lavements au nitrate d'argent, le massage de l'abdomen, sont sans effet dans l'entéro-colite hystérique. Il en est de même des eaux minérales de Plombières, de Ragatz ou autres, qu'on recommande quelquefois et qui m'ont paru fréquemment l'aggraver.

J'ai retiré dans certains cas, où l'entéro-colite avec crises douloureuses à forme appendiculaire était le phénomène principal, de bons résultats de la gymnastique suédoise. Du reste, sous l'influence du relèvement de la nutrition générale, les troubles trophiques de l'intestin disparaissent, et avec eux les manifestations d'entéro-colite muco-membraneuse qui en étaient la conséquence.

La *diarrhée* peut être un phénomène hystérique d'ordre vaso-moteur, lié souvent à l'entérite muco-membraneuse. Elle est donc justiciable des mêmes procédés. Mais elle est souvent très rebelle et c'est alors au traitement général qu'il faut avoir recours. Ce n'est d'ailleurs jamais une manifestation isolée, et je ne la cite que pour mémoire.

Au tympanisme abdominal avec entéro-colite ou entéralgie combinées, se rattachent les phénomènes décrits sous le nom de *pseudo-péritonite* hystérique. Des applications froides sur l'abdomen amènent souvent une réaction suffisante pour la faire disparaître. On ne saurait d'ailleurs dire d'aucun procédé particulier qu'il réussit plus qu'un autre, en présence de phénomènes assez fugaces en général et qui, comme celui-là, disparaissent souvent subitement, comme ils sont venus, sans cause appréciable. Le mieux est souvent de ne pas y prêter attention.

Appareil génito-urinaire.

Troubles vésicaux.

Les troubles vésicaux tels que l'*incontinence* ou la *rétention* d'urine sont assez rares. Elles tiennent à des troubles de la sensibilité, mis en évidence par ce fait que les malades n'ont plus le sentiment de plénitude ou de vacuité de la vessie. La rééducation de cette sensibilité ou son réveil se font assez facilement. Il faut en tout cas s'abstenir de procédés locaux, et en particulier de l'électrisation. Par contre le *ténesme vésical*, la *cystalgie*, sont fréquents ; l'*hématurie* peut s'y joindre, sans présenter plus de gravité que les autres hémorragies hystériques. Ces troubles vésicaux disparaissent quelquefois avec le valérianate d'ammoniaque ou des antispasmodiques comme le camphre. Mais il ne faut pas faire grand fond sur le traitement médicamenteux, comme dans toutes les autres manifestations de l'hystérie. Certaines influences morales suffisent parfois à supprimer une rétention d'urine, telles que la menace d'un sondage. Mais à propos de ces manifestations on peut presque dire qu'à chaque cas convient, suivant les circonstances qui l'ont produit, un procédé particulier. Ce ne sont d'ailleurs guère que des manifestations épisodiques qui ne méritent pas qu'on s'en occupe spécialement et sur lesquelles même il vaut mieux ne pas attirer l'attention du sujet.

Troubles de la sécrétion urinaire.

Il en est de même des modifications dans la sécrétion : *oligurie, ischurie, anurie, polyurie,* qui tiennent sans doute à des troubles vaso-moteurs. Il faut s'assurer de la composition des urines et ne pas oublier en effet que, pour hystérique qu'on soit, on n'en est pas moins exposé à des affections rénales.

Troubles de la menstruation.

Les troubles de la menstruation sont presque de règle dans l'hystérie : tantôt il y a arrêt, ou amoindrissement considérable des règles, tantôt il y a au contraire fréquence et abondance anormales. Ces troubles sont toujours sous l'influence de l'état général, et c'est au relèvement de l'état général qu'il faut par conséquent veiller avant tout. Contre l'*aménorrhée* et les *retards des règles,* il n'y a évidemment rien à faire. La *dysménorrhée,* souvent extrêmement douloureuse, est justiciable des mêmes moyens palliatifs que la dysménorrhée ordinaire : cataplasmes laudanisés sur le bas ventre, sinapismes aux cuisses, apiol, etc.

Les *métrorrhagies,* ou les règles trop fréquentes, sont plus dangereuses : d'une part, à cause de l'affaiblissement qui en résulte pour les malades, et, d'autre part, à cause de la tentation des interventions chirurgicales. Quand on constate des métrorrhagies chez une grande hystérique à manifestations viscérales et autres, il *faut s'abstenir de toute opération,* si légère qu'elle soit. On commence par des cautérisations, on continue par un curetage, on finit par l'hystérectomie. Et à chaque fois l'hystérie augmente. On fait alors ce par quoi on aurait dû commencer, on traite l'hystérie elle-même. Elle peut guérir encore, mais plus difficilement, en raison du déséquilibre causé par la castration.

On peut d'ailleurs, comme dans n'importe quelles autres métrorrhagies, chercher à y remédier par l'ergotine ou l'hydrastine.

Il y a lieu aussi de signaler l'*hydrorrhée*, trouble d'origine probablement vaso-motrice, rare d'ailleurs, et contre lequel le traitement général seul est à employer.

L'aménorrhée est souvent l'occasion d'un phénomène hystérique curieux : la *grossesse nerveuse*. Elle peut se produire d'une manière isolée, et dans ce cas elle cesse généralement du jour où le terme est dépassé, de celui où la malade a la certitude qu'elle n'est pas enceinte. Il n'y a donc guère qu'à attendre, à moins que cette manifestation ne soit secondaire et accompagnée d'autres troubles plus ou moins sérieux, nécessitant alors le traitement général.

Le *vaginisme* est un phénomène extrêmement rebelle à toute espèce de traitement. Tout a été essayé contre lui : dilatation forcée, section du constricteur de la vulve, anesthésiques locaux. Il s'accompagne fréquemment d'hypersécrétion vulvaire, d'irritation clitoridienne et de sensations génésiques irritantes, conduisant souvent à l'onanisme qui ne fait que l'augmenter. Quand il survient à titre secondaire, comme c'est un cas fréquent, il disparaît généralement avec les autres troubles hystériques. Isolé il est, au contraire, presque incurable. L'hydrothérapie générale, les injections vaginales chaudes, sont en tout cas indiquées. Si l'hypnotisme est possible, on pourra en tirer de bons résultats.

Ovaralgie. — Testicule hystérique.
Sein hystérique.

Je ne reviendrai pas sur l'ovaralgie et les points ovariens, qui ne nécessitent pas plus de traitement spécial que tous les autres points douloureux de l'hystérie. Il est même bon d'indiquer qu'il faut s'abstenir d'y toucher, en rappelant que, d'ailleurs, leur véritable siège est loin d'être toujours les ovaires.

Les points douloureux testiculaires, pour être moins fréquents, n'en existent pas moins, surtout chez les jeunes garçons plutôt que chez les hommes. Les mêmes remarques, au point de vue thérapeutique, s'y appliquent aux points ovariens.

Il est enfin une manifestation qui se rencontre dans les deux sexes, mais surtout chez les femmes, et particulièrement dans les cas de grossesse nerveuse, c'est le *sein hystérique*, phénomène rare, et pour lequel il n'existe pas de procédé particulier à indiquer. Les causes qui l'ont produit doivent entrer ici surtout en ligne de compte. Comme pour toutes les manifestations hystériques locales il y a toujours lieu de considérer s'il est isolé ou combiné à d'autres troubles nécessitant le traitement général.

Appareil circulatoire.

Nous avons vu précédemment les troubles vaso-moteurs si généralisés, si importants dans l'hystérie. Je ne veux signaler ici maintenant que deux troubles qu'on rencontre au niveau du cœur lui-même, à savoir les *palpitations* et la *pseudo-angine de poitrine*.

Contre les *palpitations*, provoquées le plus souvent par une trop grande émotivité, ce n'est qu'en agissant sur l'état général, en régularisant la circulation et la thermogenèse par les moyens généraux que nous avons examinés, en fortifiant la volonté, le moral du malade, qu'on a quelques chances d'agir sur elles. Il faut en tout cas se garder des médicaments cardiaques.

Quant à la *pseudo-angine de poitrine* j'ai pu, au cours de mes recherches sur la nature de l'hystérie, mettre en évidence ce fait qu'elle est due à une perte momentanée de la sensibilité cardiaque suivie d'un retour plus ou moins complet, et s'accompagnant, comme tous les réveils de sensibilité, de douleur plus ou moins vive, qui revêt un caractère spécial suivant chaque organe considéré. Le procédé qui m'a paru donner les meilleurs résultats, c'est l'extension du bras gauche porté en haut et en arrière, en même temps qu'on fait faire au sujet des inspirations aussi profondes que possible. Au moment où se produit l'accès, la région cardiaque s'anesthésie en effet et le bras gauche se contracture fréquemment.

En réduisant cette contracture du bras, et de l'épaule souvent aussi, on provoque une douleur assez vive, il est vrai, mais le sujet se remet à sentir battre son cœur et ses suffocations disparaissent.

Le traitement général est ici tout particulièrement indiqué, en dehors des accès, dont on devra aussi s'assurer de la cause première, comme d'ailleurs dans toutes les manifestations hystériques.

Nous aurions voulu pouvoir à propos de beaucoup de manifestations localisées donner un *modus agendi* précis et applicable à tous les cas. Malheureusement, s'il est facile de parer à beaucoup de manifestations, lorsqu'elles se présentent d'une manière accessoire et épisodique au cours d'une grande hystérie et quand on est maître de la direction du traitement général dans l'isolement, cela devient au contraire extrêmement délicat et difficile quand il s'agit de troubles primitifs localisés, sur lesquels on n'a pas ou peu de prise, contre lesquels il vaut mieux souvent ne rien faire, pour ne pas renforcer l'attention du malade qui s'en inquiète, et dont le médecin est cependant obligé de s'occuper.

Dans bien des cas, d'ailleurs, en examinant avec soin toutes les fonctions, tant au point de vue objectif que subjectif, on s'apercevra souvent de troubles nets quoique légers, plus ou moins généralisés. En laissant alors de côté le trouble localisé qui a attiré l'attention, et en instituant un traitement général, on enrayera ce symptôme en apparence inaccessible. Mais ce n'est que par une connaissance très approfondie des troubles subjectifs de l'hystérie qu'on pourra procéder à cette reconnaissance des symptômes latents, ignorés même souvent des malades, et démontrer à ceux-ci le rôle réel du phénomène qui les préoccupe et la nécessité de s'adresser pour le traiter, non à lui directement, mais au terrain sur lequel il a pu se développer. Des plus limités, des plus légers, aux plus généralisés et aux plus graves symptômes de l'hystérie, c'est le principe qu'on doit appliquer dans leur traitement : *attaquer le terrain, la cause, pour détruire le phénomène, l'effet.* On ne saurait le faire rationnellement sans une conception nette de la nature réelle de l'hystérie et de la pathogénie de ses symptômes.

TABLE ANALYTIQUE DES MATIÈRES

ABOIEMENT, 281.

ABOULIE, conséquence de l'arrêt cérébral, 32 ; — son traitement, 218.

ACHROMATOPSIE, 258.

AÉROPHAGIE, 263.

AGENTS PHYSIQUES, dans le traitement de l'hystérie, 107.

AGRAPHIE, 260.

AGUSTIE, 131, 258.

AIMANTS, 129.

ALIMENTATION, son ralentissement dans l'hystérie, 102 ; — sa nécessité dans le traitement, 103 ; — et régime alimentaire, 103 ; — ses rapports avec la sensibilité gastrique, 104.

ALTITUDE, climat d' — , 109.

AMAUROSE, 132, 258.

AMBLYOPIE, 132.

AMÉNORRHÉE, 280.

AMNÉSIE, paralysie par — , 23 ; — conséquence de l'arrêt cérébral, 32 ; — et anesthésie frontale, 135 ; — son traitement, 216.

AMYOSTHÉNIE, 222.

ANESTHÉSIE, hystérique et vasomotricité, 17 ; — au prorata du sommeil cérébral, 45 ; — locale et générale, cause d'hystérie, 50 ; — son traitement, 234.

ANGINE DE POITRINE (pseudo), 282.

ANOREXIE, son explication physiologique, 14 ; — son mécanisme, 153 ; — son traitement,
267 ; — régime dans l' — , 268 , — isolement dans l' — 269.

ANOSMIE, 131, 259.

ANURIE, 280.

APHASIE, 260.

APHONIE, 261.

ARRÊT, le trouble hystérique est un phénomène d' — , 29.

ARTHRALGIE, 239, 254.

ASPHYXIE DES EXTRÉMITÉS, 243.

ASTASIE-ABASIE, 250.

ASTHME, 263.

ATAXIE, 224.

ATHÉTOSE, 224.

ATROPHIE MUSCULAIRE, 244.

ATTAQUE, phénomène physique, 7 ; — mécanisme des — , 41 ; — traitement des — , 203 ; — épileptiforme, 206 ; — syncopale, apoplectiforme, 206.

ATTENTION, son éducation, 137.

AUDITION, traitement des troubles de l' — , 134, 258.

AUTOMATISME AMBULATOIRE, 216.

BAILLEMENT, 262.

BAINS, chauds, 126 ; — hydro-électriques, 127 ; — statique, 128.

BÉGAIEMENT, 260.

BLÉPHAROSPASME, 258.

BORBORYGMES, 277.

BOURDONNEMENTS d'oreilles, 258.

CARACTÈRE, direction du — , 145.

CENTRES, viscéraux, 25, 43.

CÉPHALÉE, 209.

CERVEAU, organique, 25, 27; — psychique, 25, 26; — fonctionnement général psychologique, 25, 28; — localisation dans le — des troubles hystériques, 42.

CHIMISME gastrique, ses rapports avec la sensibilité de l'estomac, 104.

CHORÉE, 224.

CONJONCTIVITE (pseudo), 258.

CONSCIENCE, rétrécissement du champ de la — cause de l'hystérie, 12; — explication physiologique du rétrécissement de la — , 30; — des fonctions organiques dans le réveil cérébral, 39; — son réveil, 140.

CONSTIPATION, 277.

CONTRACTURES, 226; — diathèse de — , 227; — moyens de les provoquer, 228; — douloureuses, 232; — des muscles du tronc et de l'abdomen, 256; — de l'intestin, 278.

CONTRARIÉTÉS, 62.

CONVALESCENCE, précautions à prendre, 97; — 148.

COXALGIE (pseudo). 252.

CYANOSE, 243.

DÉLIRE, ses rapports avec l'hystérie et la folie, 221.

DÉSAGRÉGATION MENTALE, cause de l'hystérie, 22; — son explication physiologique, 31.

DISTRACTION, paralysie par — 23; — conséquence de l'arrêt cérébral, 33.

DISTRACTIONS, comme moyen de traitement, 148.

DOUCHE, froide, 122; — écossaise invertie, 124; — chaude, 124.

DOULEUR, liée au retour des fonctions, 87; — liée à la restauration de la sensibilité, 186.

DYSCHROMATOPSIE, 258.

DYSMÉNORRHÉE, 280.

DYSPNÉE, 262.

ÉLECTRICITÉ, faradique, 127; — galvanique, 127; — statique, 127; — Courants de haute fréquence, 128.

ÉMOTIONS, cause du sommeil cérébral, 50, 170.

ENTÉRO-COLITE PSEUDO-MEMBRANEUSE, 276.

ÉPISTAXIS, 259.

ÉTATS SECONDS, 216.

ÉTERNUEMENTS, 259.

FIÈVRE, 212.

FOIE, troubles du — , 277.

FONCTIONS, douleur liée au retour des — , 67.

GASTRALGIE, 267.

GOÛT, troubles du — , 131.

GROSSESSE NERVEUSE, 281.

GUÉRISON, trop rapide, 67; — spontanée, 68.

GYMNASTIQUE, suédoise, 111; — spéciale dans l'hystérie, 112; — viscérale, 114; — de l'appareil respiratoire, 114; — du tube digestif, 115; — exercices généraux, 118.

HALLUCINATIONS, 220.

HÉMATÉMÈSE, 276.

HÉMATURIE, 279.

HÉMIANESTHÉSIE, 235.

HÉMIOPIE, 258.

HÉMIPLÉGIE, 250.

HÉMOPTYSIE, 264.

HÉMORRHAGIES, 242.

HOQUET, 263.

HYDRORRHÉE, 281.

HYDROTHÉRAPIE, froide, 122; — écossaise, 124; — chaude, 124; — suppression de l' — chez les grandes hystériques, 125; — drap mouillé, 125; — tub. 126; — bains chauds, 126; — su valeur dans le traitement de l'hystérie, 126.

HYPERACOUSIE, 258.

HYPERESTHÉSIE, 46, 235.

HYPOCHONDRIE, 218.

HYPNOTISME, ses rapports avec l'état hystérique, 158 ; — procédés pour le provoquer, 159 ; — réveil, 160 ; — besoin d' —, 161 ; — ses indications, 162 ; — précautions à prendre, 162 ; — prolongé, 167 ; — dans la dissociation de l'idée fixe, 167.

HYSTÉRIE, sa nature, 156 ; — théorie psychologique, 3 ; — désaccord de ses partisans, 4 ; — opinion de Charcot, 5 ; — maladie par représentation, Möbius, Strümpell, 6 ; — son explication physiologique, 29 ; — opinions de Oppenheim, Jolly, Janet, 7 ; — dédoublement de la personnalité, cause de l' —, 8 ; — son explication physiologique, 30 ; — idés fixes, cause de l' —, 9 ; — son explication physiologique, 30 ; — rétrécissement du champ de la conscience, cause de l' —, 12 ; — son explication physiologique, 31 ; — théorie de M. Bernheim, auto-suggestion, 16 ; — théorie physiologique, 20 ; — siège cortical des troubles de l' —, 21 ; — l' — phénomène d'arrêt, 20 ; — son explication physiologique, 29 ; — l' — maladie mentale ; son explication physiologique, 31 ; — due au sommeil cérébral, 36 ; — réveil cérébral, 37 ; — restauration de la sensibilité, 38 ; — sa nature, 45 ; — objections à la théorie du sommeil cérébral, 46 ; — causes du sommeil cérébral, 49 ; — acquise, 51 ; — d'évolution, 51 ; — d'emblée et par propagation, 52 ; —

sa caractéristique, 54 ; — généralisée et localisée, 55 ; — sa définition, 55 ; — analogie avec la vie latente, 57 ; — son traitement général, 58 ; — difficulté de préciser son début, 65 ; — son traitement spécial, 203.

HYSTÉRO-NEURASTHÉNIE, 47.

HYSTÉRO-TRAUMATISME, 202.

IDÉES FIXÉS, subconscientes, cause du dédoublement de la personnalité, 9 ; — leur rôle dans le développement de l'hystérie, 14, 24 ; — leur lien avec l'état organique, 15, 214 ; — leur traitement, 141 ; — hypnotisme dans leur dissociation, 168 ; — dissociation des — par la méthode de Janet, 171 ; — guérison par substitution, 172 ; — leur disparition par la restauration de la sensibilité, 186 ; — mécanisme des —, 214 ; — leur traitement physiologique, 214.

INCONTINENCE D'URINE, 279.

INSOMNIE, due à un sommeil pathologique, 36 ; — sa disparition avec celle des stigmates, 45 ; — et anesthésie, 46 ; — son traitement, 207.

INTIMIDATION, dans le traitement de l'hystérie, 146.

ISCHURIE, 280.

ISOLEMENT définition, 74 ; — son action physiologique, 75 ; — son action psychologique, 77 ; — son action morale, 77 ; — dans quelles conditions le pratiquer, 81 ; — sa durée est subordonnée à l'état du malade, 80, 96 ; — l' — permet d'appliquer le traitement, 80 ; — objections des parents, 81 ; — concessions à la famille, au malade, 83 ; — où pratiquer l' —, 85 ; — comment pratiquer l' —, 93 ;

— premiers effets de l' —, 94 ; — précautions pour le suspendre, 97 ; — maisons de santé, 87 ; — rôle du médecin consultant, 88, 95 ; — craintes de contagion des accidents, 91 ; — objections morales, sociales, 92 ; — rôle du médecin traitant, 94 ; — convalescence, 97.

Larmes de sang, 258.

Maisons de santé, leurs différents genres, 86 ; — leur organisation intérieure, 89 ; — rôle du médecin traitant, 89 ; — discipline, 92.
Mal de Pott, (pseudo), 251.
Mariage des hystériques, 199.
Massage, 122.
Mécanothérapie, 110 ; — mouvements forcés, 111 ; — leur rôle et leur action, 112 ; — suédoise, 111 ; — mouvements d'opposition active, 113 ; — viscérale, 114 ; — de l'appareil respiratoire, 114 ; — du tube digestif, 115 ; — exercices généraux de —, 118 ; — lit spécial pour la —, 121.
Médicaments, calmants, 69 ; — abstention absolue de cocaïne et de morphine, 70 ; — excitants, 71 ; — tonifiants, 71 ; — leur inutilité ou leur danger, 72.
Méningite, (pseudo), 210.
Métallothérapie, 128 ; — son insuffisance, 129.
Météorisme, 277.
Métrorrhagies, 280.
Mérycisme, 267.
Monoplégie brachiale, 240.
Mouvements, rééducation des —, 121.
Mutisme, 260.

Névralgies, 240 ; — faciale, 255.

Odorat, troubles de l' —, 131.

OEdème, bleu, 243 ; — ordinaire, 243.
OEil, paralysies et contractures des muscles de l' —, 258.
Oligurie, 280.
Os, troubles trophiques des —, 244.
Otorrhagie, 258.
Ovaralgie, 281.

Palpitations, 282.
Paraplégie, pseudo, — par douleur, 240, 249 ; — des membres inférieurs, 248 ; — spasmodique, 249 ; — des quatre membres, 250.
Paralysie, par représentation, 23 ; — par distraction, 23 ; — par amnésie, 23 ; — traitement des —, 233 ; — faciale, 254 ; — des muscles du tronc et de l'abdomen, 256.
Péritonite, (pseudo), 279.
Personnalité, sa constitution, 31 ; — régression de la — par réveil de la sensibilité, 36 ; — reconstitution de la — par réveil cérébral, 44 ; — ses modifications par le traitement moral, 141 ; régression de la — par le réveil cérébral, 174 ; — progression de la —, 188 ; — dédoublement de la — cause de l'hystérie, 8 ; — par idées fixes subconscientes, 9 ; — son insuffisance comme explication pathogénique, 10 ; — son explication physiologique, 30 ; — son traitement, 215.
Perversions sensitivo-sensorielles, 238.
Phtisie, (fausse), 265.
Points douloureux, 237 ; — ovariens, 281.
Polyopie, 258.
Polyurie, 280.
Promesses, comme moyen d'action dans le traitement, 147.

Régime alimentaire, 193 ; — 268.

Reniflement, 259.

Repos au lit, son utilité morale, 99 ; — sa durée, 101 ; — son rôle physiologique, 102.

Représentation, hystérie, maladie par —, 6, 29 ; — paralysie par —, 23 ; — perte de la — visuelle dans l'isolement, 94.

Rétention d'urine, 279.

Rétractions, fibro-tendineuses, 244.

Réveil cérébral, sensibilité et —, 37 ; — conscience des fonctions organiques dans le —, 39 ; — action de la volonté sur les fonctions involontaires dans le —, 39, 41 ; — réactions liées au —, 43 ; — rire dans le —, 44 ; — reconstitution de la personnalité par le —, 44 ; — méthode du — pour la cure de l'hystérie, 173 ; — régression de la personnalité dans le —, 174 ; — moyens de le provoquer, 176 ; — simple, 178 ; — par restaurations partielles de la sensibilité, 180 ; — manière de procéder, 182 ; — critérium du — complet, 190 ; — action personnelle du malade dans le —, 192 ; — travail provocateur du —, 193 ; — sa durée, 195.

Réviviscence, et souvenir, 27.

Rhinorrhée, 259.

Rire, comme signe de réveil cérébral complet, 44 ; — accès de —, 263.

Sacrodynie, 256.

Sein hystérique, 282.

Sens musculaire, troubles du —, 235.

Sensibilité, réveil et —, 37 ; — réaction dans la restauration de la —, 38 ; — échelles de — des organes, 40 ; — troubles objectifs de la —, 130 ; —

troubles subjectifs de la —, 130 ; — réveil cérébral par restaurations partielles de la —, 180 ; — douleur liée au retour de la —, 186 ; — restauration de la — par le travail, 193.

Sommeil, troubles du —, 207 ; — pathologiques, 208 ; — cérébral cause de l'hystérie, 36 ; — objections à cette théorie, 46 ; — au prorata de l'anesthésie, 45 ; — sa nature, 45 ; — ses causes, 49.

Somnambulisme, 208 ; — besoin du — provoqué, 161.

Souvenir, et réviviscence, 27.

Spasmes, 224 ; — leur mécanisme, 225 ; — de la face, 254 ; — du larynx, 263 ; — du pharynx et de l'œsophage, 266 ; — de l'estomac, 267.

Sueurs, 243.

Suggestibilité, son mécanisme, 34 ; — sa disparition avec la guérison de l'hystérie, 34.

Suggestion, théorie de l'auto — comme cause de l'hystérie, 16 ; — son insuffisance, 18 ; — et suggestibilité, 33 ; — interprétation de la — par des faits nouveaux, 40 ; — directe, 151 ; — inconvénients de la —, 153 ; indirecte, 155 ; — dialectique, 157.

Surdité, 253.

Tabes, (pseudo), 250.

Temps, emploi du — pour les hystériques, 101.

Ténesme vésical, 279.

Testicule hystérique, 282.

Torticolis, 255.

Toux, 261.

Traitement, général, 58 ; — spécial, 203 ; — sa durée, 64, 195 ; — psychologique, 136 ; — moral, 141 ; — prophylactique, 198 ; — chez les enfants, les hommes et les vieillards, 201.

TRANSFERT, explication physiologique du —, 33; — comme procédé thérapeutique, 129.
TRANSPORT des malades, 211.
TRAVAIL, provocateur du réveil cérébral, 193; — pour restaurer soi-même la sensibilité, 193.
TREMBLEMENTS, 222; — ses rapports avec le spasme, 223.
TROPHIQUES, troubles, 241.
TUB, 126.
TYMPANITE, 277.

ULCÈRE DE L'ESTOMAC, 277.

VAGINISME, 281.
VASO-MOTEURS, anesthésie hystérique et —, 17; — troubles — comme cause d'hystérie, 156; — traitement des troubles —, 241.
VERTIGES, 209.
VIE LATENTE, analogie avec l'état hystérique, 57.
VIGILAMBULISME, et sommeil cérébral, 36; — sa disparition amène le retour du sommeil normal, 45; — ses rapports avec l'anesthésie, 45.
VISION, troubles de la —, 131, 238; — interne, 190.
VOMISSEMENTS, 267.
VOYAGES, dans le traitement de l'hystérie, 149.

TABLE DES CHAPITRES

Avant-Propos   1

PREMIÈRE PARTIE
NATURE DE L'HYSTÉRIE

Théories psychologiques de l'hystérie.   3
Théories physiologiques de l'hystérie. 20

DEUXIÈME PARTIE
TRAITEMENT GÉNÉRAL DE L'HYSTÉRIE

Considérations générales. 60
Médicaments. 69
  Médicaments calmants. 69
  Médicaments excitants 71
  Médicaments tonifiants 71
Intervention chirurgicale. 72
Isolement. 74
  L'isolement a une action physiologique 75
  L'isolement a une action psychologique 77
  L'isolement a une action morale. 77
  Dans quelles conditions doit-on pratiquer l'isolement . . . 81
  Où pratiquer l'isolement. 85
  Comment pratiquer l'isolement. 93
Excitations fonctionnelles générales 99
  Repos au lit 99
  Alimentation 102
  Agents physiques 105

Excitations sensitives 110
  Mécanothérapie 110
  Hydrothérapie. 122
  Électricité. 127
  Métallothérapie. 128
  Aimants. Transfert 129
Excitations sensorielles 130
  Goût et odorat 131
  Vision. 131
  Audition 134
Excitations psychiques. 135
  Traitement psychologique. 136
  Traitement moral. 141
Suggestion. 150
  Suggestion directe. 151
  Suggestion indirecte. 155
Hypnotisme. 158
  Précautions à prendre. 162
Méthode du réveil cérébral. 173
  Réveil simple. 178
  Réveil par restaurations partielles de la sensibilité 180
Traitement prophylactique. 198
Traitement de l'hystérie chez les enfants, les hommes et les
  vieillards 201
  Hystéro-traumatisme et hystéro-neurasthénie. 202

TROISIÈME PARTIE

TRAITEMENT SPÉCIAL DE L'HYSTÉRIE

I. Troubles généraux non localisables. 203
  A. *Troubles généraux physiques.* 203
    Attaques 203
    Troubles du sommeil 206
    Sommeils pathologiques. 208
    Vertiges. 209
    Céphalée 209
    Fièvre. 212
  B. *Troubles généraux psychiques.* 212
    Idées fixes 212
    Dédoublement de la personnalité 215
    États seconds. — Automatisme ambulatoire 216
    Amnésie. Aboulie. 216
    Hypochondrie 219
    Hallucinations, délire, folie 220

II. Troubles généraux localisables   222

  A. *Troubles moteurs.*   222
    Amyosthénie   222
    Tremblement   222
    Athétose. Ataxie. Chorée.   224
    Spasmes   224
    Contractures   226
    Paralysies.   233

  B. *Troubles sensitifs*   234
    Anesthésie. Hémianesthésie.   234
    Troubles du sens musculaire.   235
    Hyperesthésie. Points douloureux.   235
    Perversions sensitivo-sensorielles   238
    Arthralgies   239

  C. *Troubles vaso-moteurs et trophiques.*   241

III. Troubles localisés   245

  A. *Fonctions motrices. — Membres*   246
    Monoplégie brachiale.   246
    Paraplégie des membres inférieurs.   248
    Hémiplégie. Paraplégie des quatre membres. . . .   250
    Astasie. Abasie. Pseudo-tabès   250
    Pseudo-mal de Pott   251
    Coxalgie.   252
    Arthralgie.   254

  Troubles moteurs de la face   254
    Paralysie faciale.   254
    Spasmes de la face   254
    Névralgie faciale   255

  Troubles moteurs du cou.   255
    Torticolis.   255

  Troubles moteurs du tronc   256
    Contracture et paralysie des muscles du tronc et de
      l'abdomen.   256
    Sacrodynie   256

  B. *Fonctions sensorielles.*   257
    Vision.   258
    Audition. Gustation   258
    Olfaction   259

  Appareil phonateur et respiratoire.   260
    Bégaiement   260
    Mutisme. Aphasie. Agraphie.   260
    Aphonie.   261
    Toux. Aboiement.   261
    Bâillement. Asthme. Dyspnée.   262
    Spasmes du larynx. Hoquet. Rire. Aérophagie . . .   263
    Hémoptysie. Fausse phtisie   264

Appareil digestif 266
　Spasmes du pharynx et de l'œsophage 266
　Anorexie 267
　Hématémèse. Ulcère de l'estomac 276
　Troubles hépatiques 277
　Troubles intestinaux 277
Appareil génito-urinaire 279
　Troubles vésicaux 279
　Troubles de la sécrétion urinaire 279
　Troubles de la menstruation 279
　Ovaralgie. Testicule hystérique. Sein hystérique 281
Appareil circulatoire 282

Table analytique des matières 285

très carrément en face de la théorie idéogène ; de dire une fois
pour toutes, à propos des processus mentaux hystérogènes que
« tous ces phénomènes sont des conséquences et non des causes ».

... Nous croyons fermement que les faits relatés par M. Sollier
deviendront le point de départ d'une orientation nouvelle en matière
de théorie hystérique. Ils nous ramèneront vers une compréhension
plus physiologique de la névrose. »

Professeur DALLEMAGNE.
De l'Université de Bruxelles.

(*Journal médical de Bruxelles.*)

« L'auteur, dont le nom est connu en Allemagne, traite dans ces
deux volumes, d'une manière détaillée et remarquable, la genèse et
la nature de l'hystérie. L'ouvrage contient une série de faits nouveaux et encore peu connus, et devrait être de première nécessité
pour tout médecin qui s'occupe particulièrement de l'hystérie. Il est
basé sur la grande expérience de l'auteur lui-même.

« Ajouter à cet ouvrage des mots de recommandation serait
superflu. Il serait à désirer que par la traduction en allemand, l'ouvrage devint accessible à nos compatriotes. »

Dr RASCH

(*Reichs. Medizinal. Anzeiger.*)

...« Telle est, trop rapidement résumée, cette œuvre considérable,
étayée de nombreuses observations coordonnées et mises en valeur
par un clinicien. Son importance ne saurait échapper : déduite de
la clinique, elle comporte avec elle une prophylaxie et une thérapeutique de l'hystérie. S'il reste encore à décrire les modifications
histologiques caractérisant cet engourdissement cérébral, il n'en
reste pas moins que l'auteur a su faire progresser considérablement
l'état de la question et en avancer singulièrement la solution. Qui-
conque s'intéresse à l'étude des maladies du système nerveux sera
séduit par les aperçus neufs et originaux dont fourmille l'ouvrage,
qui fait le plus grand honneur à qui l'a conçu et écrit. »

Docteur MIRALLIÉ.

(*Progrès Médical.*)

« J'aurais plaisir à continuer l'exposition de la fine analyse psychologique à laquelle se livre M. Sollier, mais il faut me borner et
je préfère renvoyer le lecteur à son livre fort suggestif. On peut le
résumer d'un mot : *l'hystérie n'est qu'un sommeil local du cerveau,
plus ou moins généralisé.* Je suis, pour ma part, fort enclin à adopter
cette manière de voir. Comme une infinité de centres peuvent être
atteints, et à des degrés différents, la variabilité infinie de l'hystérie
est expliquée. »

Professeur LÉPINE.
De l'Université de Lyon.

(*Revue de Médecine.*)

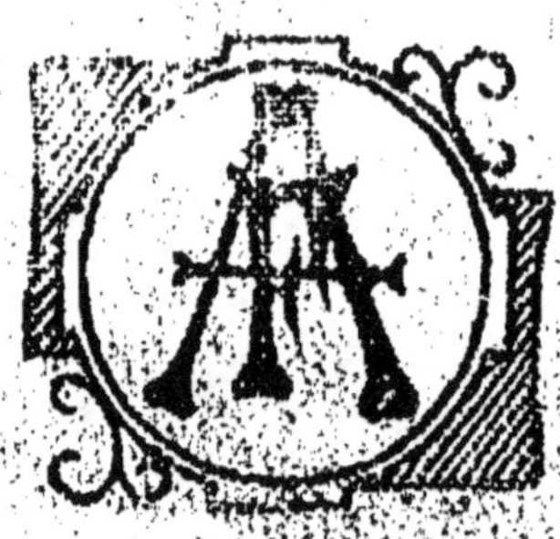